SANTO REMEDIO

X para mujeres

DOCTOR JUAN RIVERA

SANTO REMEDIO

Rx *para mujeres*

LOS REMEDIOS CASEROS
QUE EL DOCTOR JUAN RECOMIENDA
A LAS MUJERES DE SU FAMILIA

AGUILAR

Para las mujeres hispanas, que son las CEO de nuestros hogares y nuestras vidas… Y para las mujeres de mi familia, que me han nutrido de amor y me han convertido en un hombre hecho y derecho. ¡Gracias totales!

ÍNDICE

ÍNDICE POR SÍNTOMAS Y TRASTORNOS

déficit
cognitivo 139
motor 149

deformación de los dedos de las manos y los pies 191

degeneración de las células cerebrales 134

demencia 128, 129, 132, 135, 137, 138, 140-142, 144-147, 165
con cuerpos de Lewy 130
frontotemporal 129
mixta 130
senil 138
vascular 129

depresión 33, 34, 52, 58, 80, 87-111, 121, 130, 134, 136, 138, 140, 142, 143, 147, 148, 152, 154, 155, 159-161, 165, 169, 235
clínica o trastorno depresivo 90, 101

dermatitis 59
atópica 72
seborreica 69

desánimo 90

descamación 65, 73

descontrol emocional vinculado al SPM 167

deseo sexual
cambios en el, 57
disminución del, 155

desequilibrio hormonal 60, 62, 162

desgano 36, 44, 235

deshidratación 113

desinterés 33, 44, 152

diabetes 31-34, 47, 50, 60, 74, 155, 166, 194, 200, 205, 220, 265

diarrea 28, 42, 152, 228, 232, 242-244, 248, 249, 264, 268

dificultades para dormir 174

disentería 42, 268, 269

disfunción
eréctil 44
sexual 161, 162
tiroidea 199
vasomotora 163

dislipidemia aterogénica 32

dismenorrea o calambres abdominales 152, 153, 156, 168-171

disminución del calcio 192, 194

distensión intestinal 235

diverticulitis 244

dolor, dolores 21, 48, 93-95, 100, 120, 122, 146, 152, 156, 159, 160, 169, 175, 181, 224, 228, 232
abdominal 213, 236
al defecar (*ver* defecación)
al orinar 218, 224
de cabeza (*ver* cefalea)
de estómago 118, 122, 146, 242, 264
de garganta (*ver* garganta)
de muelas 122, 200, 224, 266
de oídos 42
de útero 178, 179, 181
en el tracto digestivo 244
en el vientre 152, 158
en la cintura 89
en la columna vertebral 192
en la espalda 89, 152, 175, 213
en la pelvis 192, 213
en las articulaciones (*ver* articulaciones)
en las piernas 192
en los hombros 89
en los huesos (*ver* huesos)
en los senos (*ver* mastalgia)
en los tendones 70
en un costado 213
menstruales (*ver* menstruación)
muscular (*ver* músculos)
posoperatorio 120

-E-

eczema 72-75, 236

embarazo
malestares durante el, 42

endometriosis 215

energía 31-55
falta de, 26, 27, 33-35, 44, 45, 51, 52, 54, 160

enfermedad, enfermedades
alérgicas 265
asociadas con el deterioro cognitivo 135
autoinmunes 191, 254, 273
cardiacas 240
cardiovasculares 32, 33, 182, 203, 208
causadas por el peso 31
celiaca 193
cerebrales 139
coronaria 32
crónicas 33, 44, 203
de Addison (*ver* Addison)
de Alzheimer (*ver* Alzheimer)

grasa
    acumulación de, 33, 51
    exceso de, 34, 46
    niveles altos de, 39
    tapando las arterias 54
gripe 113, 254, 258, 260, 264-266, 270, 272
gusanos intestinales 42

-H-

hemorragia irregular 162
hemorroides 158, 228, 240, 244, 246, 247
heridas 21, 69, 121, 124, 224, 228, 232, 236
herpes 68, 214
hinchazón 117, 159, 224, 231, 238, 239, 242
hipermotilidad intestinal 232
hipersensibilidad 116, 152, 155, 158, 174
hipolipidemia 265
hipomotilidad intestinal 232
hipotiroidismo 130
hipovitaminosis D 26, 192, 193, 199, 206, 207
histeria 98, 100
hueso, huesos 189-209
    cáncer de, (*ver* cáncer)
    debilitamiento de los, 191, 193, 206
    deformación de los, 191
    descalcificación de los, 156
    dolor en los, 155, 191
    lesiones en los, 205
    más anchos de lo normal 191
    pérdida de, (*ver* masa o densidad mineral ósea)

-I-

inapetencia 90
incontinencia temporal 218
indigestión 28, 239, 244, 264
inestabilidad emocional 87
infección, infecciones 21, 34, 134, 222, 224, 228, 252, 253, 263, 266-268, 271-273
    bacterianas 69
    causadas por *Escherichia coli* 212, 214, 215, 219, 221, 226
    causadas por *Staphylococcus saprophyticus* 212, 215
    con COVID-19 262
    de garganta (*ver* garganta)
    de la boca 228
    de las zonas genitales 222
    de transmisión sexual 214
    en el cerebro (*ver* cerebro)
    en la uretra (*ver* uretritis)
    en la vejiga (*ver* cistitis)
    en los conductos de la leche 174
    en los riñones 212, 213
    en los uréteres 212
    fúngicas 69
    gastrointestinales 215
    intestinal 254
    por VIH 211
    protozoarias 69
    recurrentes 212
    respiratorias 254, 260, 261, 266-268, 270, 272, 273
    sistémicas 273
    urinarias (*ver* infecciones del tracto urinario)
    urogenitales 223
    viral 191
infecciones del tracto urinario (ITU) 155, 211-229
infertilidad 122, 161-163
inflamación 21, 48, 55, 64, 121, 125, 132, 134, 140, 142, 146, 155, 156, 158, 169, 178, 180, 191, 194, 207, 222, 226, 228, 262, 270
    crónica 132, 150
    de la uretra (*ver* uretritis)
    de la vejiga (*ver* cistitis)
    de la vesícula biliar 200
    de los riñones 227
    de los senos (*ver* senos)
    del tracto urinario 224, 226, 227
    del vientre 158, 170
    en las articulaciones (*ver* articulaciones)
influenza 254, 258, 268
inquietud 94, 100, 102, 108, 110
insomnio 92-94, 102, 107-111, 148, 256
intranquilidad 98
irritabilidad 110, 138, 147, 155, 159, 160, 164
irritación 42, 75, 155, 200, 224
insuficiencia cardíaca 36, 87

-L-

lagunas mentales 96, 129
lepra 271

de minerales y vitaminas 246
de movilidad 128
de neuronas 149
perimenopausia
cambios vinculados a la, 59, 60, 117, 130, 131, 154, 155, 157, 158, 169, 202, 214
peso corporal 31-55
aumento del, 33, 39, 51, 138, 155, 166, 167, 174
exceso de, (*ver* sobrepeso)
picaduras de insectos 68, 122
picazón 73
piel 57-75
arrugas y manchas de la, 59
áspera 65, 71
bacterias y gérmenes de la, 68
cáncer de, (*ver* cáncer)
daño de los rayos UV en la, 65, 70, 71
descamación de la, 65, 73
enfermedad inflamatoria crónica de la, 73
enrojecimiento de la, 75
envejecimiento de la, 70
erupciones en la, 59, 64
heridas de la, 124
infecciones que afectan la, 69
irritación de la, 75, 200
lesiones de la, 68, 69
opaca 234
quemaduras de la, 236
reseca 59
trastornos inflamatorios de la, 72
posmenopausia
cambios vinculados a la, 136, 215
premenopausia
cambios vinculados a la, 27, 136, 174
presión en la pelvis 213
presión arterial o sanguínea
alta 32, 89, 155, 170, 255
baja 170
progesterona
cambios en los niveles de, 153
disminución de los niveles de, 27, 59
se deja de producir, 154
psoriasis 72, 73, 122
punzadas 114

-Q-
quistes 155, 175-177, 186

-R-
radicales libres
daño que causan los, 23, 37, 75, 80, 134, 184
raquitismo (*ver* osteomalacia)
reacción al gluten 193
resfriado, resfrío 113, 224, 254, 258, 260, 261, 264-272
resistencia a la insulina o intolerancia a la glucosa 32, 39
resistencia a los antibióticos 215, 222
resorción ósea 194
respiración acelerada 89
retención
de excesos 234
de líquido 27, 152, 159, 170
retraso en el crecimiento 192
reumatismo 42, 200, 201, 228
rinitis alérgica 125

-S-
sangrado uterino 163
sarna 68
secreciones 176, 213
senos 173-187
ardor en los, 174
calcificaciones en los, 155, 176, 177
cambios (de textura, tamaño o forma) en los, 174-176
cáncer en los, (*ver* cáncer)
células cancerosas en los, 178
dolor en los, (*ver* mastalgia)
inflamados 174, 178, 181, 183
lesiones en los, 176
quistes en los, 155, 175-176, 186
quísticos dolorosos 177
rígidos 174
sensibilidad en los, 158, 159, 174, 175, 182
sequedad e irritación vaginal 155
síndrome
coronario agudo 90, 106
de colon irritable 94
de fatiga crónica 50
de ovario poliquístico 50, 168
del intestino irritable 215, 234, 242-244, 246, 248, 249
gastroenterológico 47
metabólico 32, 33, 47
posmenopáusico 203

GLOSARIO

Aceites poliinsaturados: son parecidos a una cadena, la cual, mientras más larga, más difícil es que el organismo la rompa para producir energía en su beneficio. Muchas veces, esas cadenas no pueden ser rotas y se quedan en el cuerpo, se almacenan en la cintura o en la sangre. Si sucede esto último, como no se disuelven con facilidad, se acumulan en las paredes de las venas y arterias o se enrollan sobre sí mismas y pueden transformarse en coágulos o tapones en las arterias.

Antiinflamatorio: la acción principal de un medicamento antiinflamatorio es evitar que los vasos sanguíneos se dilaten y corra más volumen de sangre, ya que, cuando hay una infección o una lesión, se genera dolor e inflamación. Ante esto, el sistema inmunitario actúa y produce anticuerpos en mayor cantidad, los cuales viajan por la sangre para atender la urgencia.

Antioxidante: es una sustancia producida por el organismo para limitar o eliminar los desechos celulares después de usar el oxígeno para generar la energía que necesitan los órganos del cuerpo. Para evitar que suba el grado de concentración de esos desechos (o radicales libres) en el cuerpo, nuestro organismo cuenta con los antioxidantes, que no son otros que las vitaminas y los minerales, principalmente.

Antiséptico: es un producto químico que aniquila o impide la reproducción de diferentes tipos de microorganismos que atacan al cuerpo, pero sin lesionar las células o tejidos donde es aplicado, ya sea en una herida o en alguna parte de la piel con una afección. Incluso puede ser aplicado como cuidado activo o preventivo.

Control clínico: durante un estudio clínico o de validación de medicamentos, los científicos dividen a los voluntarios que sufren una enfermedad específica en dos grupos. En el primero, están aquellos a quienes se les administrará una sustancia distinta a la de experimentación y en el segundo, los que recibirán el posible nuevo medicamento. En este caso, a quienes NO se les administra la sustancia en experimentación conforman el grupo de control clínico, pues es a partir de sus resultados que se comprobará si el nuevo medicamento funciona o no y en qué medida lo hace.

Diurético: es una sustancia farmacológica sintética o de extracción natural, generalmente de plantas y flores, para aumentar el volumen y concentración de sales y otros líquidos que se expulsan a través de la orina. Es un tratamiento con fines médicos para hacer frente a una patología crónica o una enfermedad en un órgano específico.

Ensayo clínico: es un experimento médico o farmacológico en el que se tiene como meta establecer parámetros terapéuticos en humanos, así como posibles reacciones secundarias y los grados de seguridad de la medicación.

Ensayo cruzado: en una investigación clínica o farmacológica, a un grupo de voluntarios se les administra dos o más tratamientos sucesivos de medicamentos o extractos herbales que se estén probando contra una enfermedad o un conjunto de padecimientos.

Ensayo doble ciego: es un estudio clínico o de validación de medicamentos en el que tanto los investigadores como los voluntarios, divididos en dos o más grupos, desconocen qué tipo de tratamiento se está suministrando. Es decir, el participante no sabe si se le está administrando el medicamento en investigación o un placebo; pero tampoco los investigadores saben a qué participante se le suministra la sustancia en estudio. Es, pues, otro grupo de investigadores, que no participan directamente en la investigación de campo, quienes recibirán los resultados y los evaluarán, en comparación con los resultados del grupo de placebo, luego de saber a qué participante se le administró el medicamento en investigación.

Enzima: es un compuesto orgánico producido por el cuerpo humano, principalmente, para realizar en las células las tareas de creación o destrucción de sustancias esenciales para la vida. Ayudan a producir energía para que el organismo realice sus tareas al degradar los azúcares, descomponen los desechos tóxicos de las células y hacen posible la copia genética del ADN, entre muchas otras funciones.

Extractos estandarizados: son sustancias extraídas de las plantas, tanto de sus hojas como de sus frutos, semillas, raíz y/o flor. A dichas sustancias se les denomina principios activos, ya que en el organismo humano tienen efectos benéficos frente a malestares o enfermedades. Para ser parte de un tratamiento médico, se debe saber qué cantidad de una planta se requiere para producir, digamos, una libra de dicho extracto, así como su concentración. Solo de esta manera pueden ser incluidos en ensayos clínicos y, de ser el caso, ser aprobados como parte de las terapias médicas.

Grupo aleatorizado: en un estudio clínico, los participantes se dividen al azar en dos grupos: 1) quienes recibirán un medicamento ya conocido y 2) a quienes se les suministrará la sustancia examinada. Dado que solo los investigadores saben a quiénes se les suministró el posible fármaco, los resultados del estudio tendrán utilidad por el hecho de que no hubo preferencia médica sobre uno u otro grupo de participantes.

Hormonas: destacan por ser el cimiento del desarrollo, funcionamiento y estabilidad de todo nuestro organismo, ya que hacen posible el crecimiento, la función sexual, la reproducción y el buen equilibrio del estado de ánimo, entre muchas más funciones. Su presencia y viaje a través de la sangre es esencial, pues si se presenta un desbalance en su grado de concentración, el cuerpo lo resiente y empiezan a aparecer enfermedades graves o se inicia el deterioro continuo del cuerpo en general.

Oxidación, radicales libres: es mediante la oxidación, o uso del oxígeno, como las células y los órganos de nuestro cuerpo generan energía para llevar a cabo sus tareas: sus desechos son los radicales libres. Estos, al ser arrojados al torrente sanguíneo, causan estragos en otras células u órganos al crear inestabilidad y lesiones en su funcionamiento, lo que prepara la base para el surgimiento de dolencias o enfermedades. Además, deprimen el sistema inmunitario y abren la puerta a microorganismos que barrerán con las defensas del cuerpo. A todo ello pueden sumarse agentes externos como la contaminación, drogas o rayos ultravioleta.

Placebo: es una sustancia que no tiene efecto farmacológico alguno, pero en el paciente se crea una sugestión de cura inminente al ser administrada por alguien con conocimiento médico o herbolario. En investigaciones médicas, por lo regular, se divide a los voluntarios con una enfermedad específica en dos o más grupos; a uno de esos se le suministra una sustancia inactiva, el placebo. Los resultados obtenidos en los voluntarios a los que se les administró el medicamento en investigación se comparan con los resultados obtenidos en el grupo al que se le suministró el placebo para comparar el efecto terapéutico de la sustancia en estudio.

Suplementación: es un producto natural (extractos herbales) o farmacológico (vitaminas, minerales) que se suma a la alimentación cotidiana con la meta de fortalecer las funciones de un órgano o un conjunto de estos, tanto para prevenir una enfermedad como para ayudar a superarla.

Uso tópico: es recomendado para medicamentos o preparaciones herbolarias que se aplican principalmente en la piel, en una o varias partes específicas del cuerpo. Pueden ser cremas, lociones o compresas.

INTRODUCCIÓN

Cuando comencé con la idea de compartir los "remedios de la abuela" o esas soluciones caseras de nuestra mamá para resolver desde un dolor de cabeza hasta el insomnio, ¡jamás imaginé hasta dónde me llevaría esa aventura! Hemos caminado un largo trecho desde entonces y la razón es la necesidad tan imperiosa que todos tenemos de voltear la mirada hacia lo natural. No se trata de ignorar al doctor o, incluso, llegar a creer que la medicina tradicional no funciona; se trata de encontrar un balance entre los elementos naturales que nos rodean que pueden llegar a beneficiar a nuestro cuerpo y las terapias innovadoras que nos brinda la ciencia.

Recuerdo perfectamente que muchos de mis seguidores en las redes sociales y algunas amistades pensaban que me había vuelto loco por querer, siendo médico, dar opciones que estaban en la propia naturaleza. Con el tiempo, esos mismos incrédulos se han ido sumando a los fanáticos de *Santo remedio*, pues han podido comprobar que esas opciones no solo funcionan para resolver los malestares que menciono, sino que pueden convertirse en un aporte para mejorar la salud en general, controlar el peso, elevar el sistema inmunitario y prevenir enfermedades.

Mi primer intento de compartir consejos acerca de los alimentos y productos con ustedes estaba dirigido a todos los miembros de la familia en general. Sin embargo, debo reconocer y agradecer a las mujeres, pues forman la base de quienes me siguen y han sido tremendamente fieles. Ustedes son el ejército que está detrás de las familias, velando por que cada integrante esté saludable, bien alimentando y feliz. Son quienes buscan los mejores productos de entre los miles de ofertas que hay en el mercado y escogen los que les proporcionan mayor confianza. Además, han convertido en favoritos mis libros *Mejora tu salud de poquito a poco* y *Santo remedio*, ven mi programa en Univision y me bombardean con preguntas a través de mi página y por las redes sociales. Se los agradezco de corazón, pues se han convertido en pacientes virtuales permanentes y exigentes, a la vez que me han inspirado y motivado a ir por más. Precisamente para ustedes, las guerreras que siempre están detrás de su clan familiar solucionando la vida y los problemas de cada integrante, es que he preparado estas páginas, pues normalmente se preocupan por todos y se olvidan de cuidarse a sí mismas.

A lo largo de toda mi carrera he podido constatar que suelen ser las mujeres las que llegan en peores condiciones a mi consulta y a las de otros colegas. Lo hacen cuando ya el malestar ha dejado de ser una molestia o un dolor que va y viene para convertirse en un problema constante, mucho más grave, y que ya es imposible ignorar. Lamentablemente, esa falta de responsabilidad consigo mismas suele pasarles factura, pues lo que pudo tratarse a tiempo con un procedimiento o una cirugía mínimamente invasiva, se convierte en un problema mayor, más complejo, costoso y, a veces, fatal.

Este libro también tiene la intención de motivarlas a tomarse un tiempo para sí mismas, a asumir el control de su cuerpo y de su salud, y a darse la importancia que merecen. Ustedes no solo son las jefas del hogar, las enfermeras, las que organizan y lo dan todo por los demás, ¡son las reinas y, como tal, deben darse su lugar! No queremos una reina enferma, deprimida, descuidada o cansada, ¿verdad?

Por eso, para darles ese "empujoncito" de manera natural, escuché y leí sus preguntas a través de las redes sociales y de mi página, así como los cientos de consultas que me llegan al programa en Univision e, incluso, las que me realizan directamente cuando nos encontramos en la calle, en alguna tienda o ¡hasta en el cine! Me da mucho gusto comprobar una y otra vez que confían en mi experiencia clínica de más de 20 años y que siguen mis sugerencias.

Gracias a toda esa retroalimentación, pude conocer cuáles son sus principales inquietudes, los temas que más les preocupan y afectan, y sus necesidades más urgentes e investigué al respecto.

Una de las preguntas más recurrentes que me hacen, por ejemplo, tiene que ver con la falta de energía. Como ya explicaré con detalle más adelante, son muchas las causas que pueden hacer que el nivel de energía de una persona disminuya, como el exceso de actividad, cambios en el patrón de sueño, una alimentación incompleta o inadecuada, la falta de vitaminas como la D o B12 o de minerales como el zinc, entre muchas otras causas. Pero en el caso de ustedes, las mujeres, hay motivos también relacionados con los cambios hormonales. La mayoría de las mujeres se queja de agotamiento prolongado o que se incrementa en algunas semanas del mes. Por supuesto, hay otros factores que intervienen, como enfermedades que se estén manifestando, actividades específicas que realizan o antecedentes hereditarios. Lo que pocas toman en cuenta es, por ejemplo, la etapa de la vida en que se encuentran y el bendito síndrome premenstrual o SPM (PMS, por sus siglas en inglés). ¡Sí! Recién hoy estamos comenzando a aceptar —hombres y mujeres— que el famoso SPM tiene mucho que ver con gran parte de la actitud, peso, humor, reacciones y todo lo que realiza una mujer.

Como ya he explicado en otras ocasiones, las hormonas son como las "palomas mensajeras" de nuestro cuerpo, encargadas de llevar los diferentes químicos que requerimos para los distintos procesos hacia cada órgano y tejido a través de la sangre. Suelen ser subestimadas, pero tienen un enorme poder, especialmente el estrógeno y la progesterona, y basta que se modifique levemente la cantidad, ya sea aumentando o disminuyendo, para que se sienta el efecto en el organismo. Por eso, se pueden ver cambios en determinados períodos del mes debido a la menstruación o en etapas de la vida como el embarazo, la premenopausia y la menopausia.

El cuerpo entero puede sufrir consecuencias a partir de esos cambios hormonales, pues todo está relacionado. Por ejemplo, en los días previos al período, muchas mujeres sienten el cuerpo inflamado y notan que la dieta no les funciona porque lejos de adelgazar, ¡engordan! Esto se debe, por lo general, a la retención de líquido que se produce durante el ciclo hormonal. Además, durante la primera semana de ovulación, es muy común que el organismo esté más sensible y que incluso disminuyan las defensas y la energía.

Aunque no lo crean, muchas veces los cambios hormonales también influyen en la caída del cabello y en la calidad de las uñas o de la piel. Por ejemplo, si disminuyen el estrógeno y la progesterona, pero hay, en cambio, un aumento de andrógeno y testosterona, es muy probable que noten que el cabello se seca, se daña con facilidad o se cae. Esos cambios en los niveles hormonales se pueden producir por diversas circunstancias, desde problemas en la glándula tiroides hasta estragos causados por alguna enfermedad o cirugía, estrés o mala alimentación, entre otras razones.

Sin embargo, en general, tanto la falta de energía temporal como la caída del cabello o los problemas de la piel pueden ser tratados con algunas medidas sencillas. Y eso es precisamente lo que tendrán en estas páginas. Aquí he querido reunir las mejores sugerencias que he encontrado —como siempre, corroboradas por estudios serios— que puedan ayudarlas a incrementar la energía, a perder o mantener el peso, mejorar la calidad del cabello y las uñas, ayudar a controlar y disminuir el dolor durante el ciclo premenstrual y menstrual, y a mantener la densidad de sus huesos, que es muy importante para evitar lesiones a medida que los años van pasando. También he incorporado en este libro sugerencias para ayudar a disminuir la ansiedad, así como algunos consejos para mantener el cerebro en las mejores condiciones posibles, incluyendo una memoria activa.

Igualmente, encontrarán productos que las ayudarán a prevenir el cáncer de seno, uno de los grandes problemas médicos y un verdadero fantasma que siempre está rondándolas, pues cada año arrebata la vida de miles de mujeres y, tristemente, cada vez las afectadas son más jóvenes. De acuerdo con datos aprobados por la Junta Editorial de Cancer.Net, se estima que, en

2019, más de 271 mil mujeres fueron diagnosticadas con cáncer de mama invasivo en Estados Unidos y se cree que cerca de 41 760 mujeres morirán por esa causa.

También me preocupa el cáncer de piel, ya que, de acuerdo con la Sociedad Americana contra el Cáncer, en 2019 se diagnosticaron más de 96 mil nuevos casos. Aunque no es el de mayor mortalidad, sí se ha convertido en uno de los más comunes en el país, pues, aunque los médicos no nos cansamos de advertirles sobre los peligros del exceso de sol, todavía el bronceado sigue siendo una obsesión para muchas de ustedes: no en vano, destaca como otra de las preguntas recurrentes que me hacen. Por esa razón, orientarlas acerca de cómo prevenir esta enfermedad se ha convertido en una batalla personal para mí.

Asimismo, he considerado remedios naturales para ayudarlas a mejorar el sistema digestivo y evitar malestares y problemas muy comunes como la indigestión, la diarrea, la acidez y, algo que a muchas les preocupa, el estreñimiento y el tránsito lento que suelen afectarlas también durante los cambios hormonales. Para que no se sientan solas frente a este problema, les puedo contar que más del 80 % de las mujeres del mundo sufre de algún problema gastrointestinal. Cifra que es mucho más alta en algunos países. Y aunque no lo crean, la mala digestión es la puerta de entrada para una infinidad de otros problemas que abarcan, incluso, el estado anímico, lo cual afecta la calidad de vida de quien la padece.

De la misma manera, compartiré con ustedes otros remedios que son excelentes para ayudar a evitar o disminuir los dolores de cabeza, un problema en el que inciden diferentes factores, como la edad o los antecedentes familiares, pero en el que muchas veces también influyen las hormonas. Recuerda, casi siempre se pueden apoyar en elementos naturales para disminuir las posibilidades de que dichos factores las afecten tanto.

Les daré, además, opciones para cuidar el sistema urinario, una parte que normalmente suelen dejar de lado y que se puede reforzar con algunos productos naturales que permiten evitar problemas como la cistitis o la vejiga hiperactiva.

Después de vivir juntos la experiencia del COVID-19, no podía dejar de considerarla, pues es la crisis sanitaria más desafiante que podíamos haber experimentado los profesionales de la salud y, en el ámbito personal, la más compleja para todos nosotros. Nos ha puesto cara a cara con la realidad en cuanto a nuestro estado de salud, pues nos hemos visto enfrentados a poner todo de nuestra parte para protegernos, evitar contagiarnos y, en caso de estar enfermos, dar la batalla para sobrevivir al virus. Por eso, les comparto también mis sugerencias para ayudar al sistema inmunitario y tener las defensas lo mejor preparadas posible.

Como siempre, les recomiendo que antes de usar cualesquiera de estos productos, consulten a su médico de cabecera para estar seguras de que no sufren ninguna complicación mayor o alguna enfermedad; o bien, que no haya contraindicaciones con su tratamiento regular. Nunca abandonen el tratamiento que les ha indicado su médico. Si su doctor comprueba que no hay contraindicación con la medicina o terapia que ha indicado, sumen los productos naturales para apoyar su tratamiento.

Tampoco opten por los productos naturales si están embarazadas o amamantando a su bebé.

Santo remedio está escrito para ayudarlas a mejorar de la manera más natural posible; para eso, acude a las soluciones que han pasado de generación en generación, así como a otras que recientemente comienzan a ser descubiertas o "redescubiertas" gracias a la ciencia, pues se ha comprobado su eficacia.

Lo más importante es que ustedes, mis lectoras y fieles pacientes femeninas, sean conscientes de que es hora de cuidarse. Es el momento de tomar las riendas de su salud de manera integral. A partir de hoy, dediquen un tiempo exclusivamente para ustedes. Comiencen leyendo estas sugerencias y aprendiendo para qué pueden ayudarlas. Pero, además, conviertan el ejercicio de preparar los remedios en parte de su rutina de cuidado y prevención personal.

Hoy en día, cuando tanto se habla de mujeres empoderadas, sean parte de ellas cuidando de sí mismas. Espero ayudarlas en ese camino que, les aseguro, brindará grandes recompensas en el ámbito físico y emocional, pero, sobre todo, en la salud.

Las animo a convertirse en las mejores asistentes en su propio cuidado. Ya son parte de mi equipo. Cuento con ustedes.

Cada uno de los santos remedios recomendados
en estas páginas está respaldado por estudios científicos.
Para consultar la bibliografía pertinente visite
\<www.santoremedioparamujeresbibliografia.com\>.

1

¿CÓMO PERDER PESO Y OBTENER MÁS ENERGÍA?

La ecuación del millón

Uno de los grandes retos que tenemos los hispanos, especialmente los que vivimos en Estados Unidos, es controlar nuestro peso. Es increíble cómo, a partir del sobrepeso, se generan una serie de problemas que van apareciendo como un efecto dominó; los cuales, una vez que empiezan a producirse, parecen imparable. De hecho, uno de los enormes desafíos que hemos tenido que enfrentar durante la pandemia del COVID-19 ha sido el caudal de enfermedades causadas por el peso o relacionadas con este, como la diabetes, hipertensión, colesterol y triglicéridos, completamente fuera de control, ya que la mayor cantidad de víctimas mortales de ese virus pertenecían a grupos de personas con estos males. No imaginas cuántos pacientes lamentaron con el alma no haber actuado a tiempo para enfrentar el problema del virus con un organismo en mejores condiciones, más sanos y con defensas más fuertes.

Lo he dicho desde que comencé en esta tarea de compartir mi experiencia con ustedes a través de los medios y no me cansaré de hacerlo, porque son precisamente los hechos comprobables los que demuestran que no existen medicinas mágicas ni procedimientos quirúrgicos infalibles: todo lo que un doctor puede hacer en la oficina es ayudarte, darte una mano sobre la base de su conocimiento, pero la responsabilidad real es del propio paciente y quien tiene el poder de generar cambios ¡eres tú!

LIBRAS MÁS, LIBRAS MENOS…

El sobrepeso no es una cuestión de talla, de superficialidad, de querer ponerse un vestido bonito y lucir bien. Al menos no es así desde mi punto de vista médico. Si bien los cambios tienen consecuencias impresionantes en la autoestima, no es solo eso lo que me motiva a animarte permanentemente a actuar para transformar tu vida. Es un problema de salud y de salud pública, porque cada vez que uno de nosotros sufre consecuencias médicas, el sistema completo siente las repercusiones. Imagino que después de la experiencia de la pandemia te habrás dado cuenta de que, cuando la salud se afecta de manera colectiva, no hay cómo garantizar el acceso a los hospitales y centros de emergencia de manera justa y equitativa.

Las personas suelen quejarse de la falta de consideración y de cuidados por parte del sistema, del que sea, de los gobiernos de uno u otro bando, de los médicos y del mundo en general. Pero pocos se atreven a ser honestos consigo mismos. Hoy en día, la mayor cantidad de personas muere a consecuencia del exceso de peso y de sus efectos. Esa es una realidad irrefutable, nos guste o no.

Todos los datos que te presento a continuación son obtenidos de estudios internacionales hechos por universidades y centros de salud respetables. No están sacados al azar. Por eso puedo decir, con tristeza, que el nivel de obesidad ha aumentado en el mundo, en especial durante las últimas tres décadas. Según los datos de la Organización Mundial de la Salud, más de mil millones de adultos en todo el planeta tienen sobrepeso, lo cual representa un mayor riesgo de desarrollar enfermedades cardiovasculares, diabetes, asma y una gran variedad de padecimientos que se vuelven crónicos.

En Estados Unidos, por ejemplo, las cifras indican que un tercio de la población tiene sobrepeso. De ellos, según datos del reporte *The State of Obesity*, los hispanos ocupamos el segundo lugar como grupo con mayor incidencia de este problema, superados solo por los afroamericanos, quienes tienen seis puntos porcentuales más que nosotros (un 48 % versus el 42 %). En verdad, no son datos alentadores.

De acuerdo con informes médicos, más de 50 millones de personas en este país padecen el síndrome metabólico: un conjunto de factores de riesgo que sufre una persona y la hacen más propensa a que cualquier tipo de problema de salud pueda convertirse en grave, ya que presenta obesidad abdominal, dislipidemia aterogénica —o lo que comúnmente conocemos como alteraciones de los lípidos—, concentraciones elevadas de triglicéridos, niveles bajos de colesterol bueno (HDL) y aumento normal o discretamente elevado de colesterol malo (LDL); así como presión sanguínea alta y resistencia a la insulina o intolerancia a la glucosa.

Los pacientes con síndrome metabólico, a la vez, tienen un mayor riesgo de padecer de enfermedad coronaria, accidente cerebrovascular y enfermedad vascular periférica, así como de diabetes mellitus tipo 2.

Cada vez que veo estos datos, me alarmo, porque tristemente puedo constatarlos a diario en mi consulta y a través de mis redes sociales. Esa es la realidad que tenemos como comunidad a nivel de salud. Pero no nos podemos quedar de brazos cruzados.

¿POR QUÉ LA URGENCIA DE ACTUAR?

Para los cardiólogos como yo, es vital controlar el síndrome metabólico para poder bajar de alguna manera el riesgo de que nuestros pacientes desarrollen enfermedades cardiovasculares y diabetes tipo 2. Según la Asociación Americana del Corazón, dejar de fumar y reducir el colesterol malo, la presión arterial, el índice de masa corporal y la glucosa a los niveles recomendados son los primeros pasos para lograrlo. Y estoy de acuerdo con eso, el problema es que no es tan fácil lograr revertir los marcadores.

A lo largo de este libro, en distintas secciones, hablamos acerca de cómo los cambios hormonales afectan a las mujeres, en especial durante la menopausia. Con relación al aumento de peso, las predispone a acumular grasa en la zona abdominal, en las caderas y en los muslos. Pero ojo, digo *predispone*, lo cual no significa que no se pueda evitar o trabajar para controlarlo.

COMBATIR LA FALTA DE ENERGÍA, EL PRIMER PASO

En este capítulo, quiero hablarte del peso y de la energía porque veo que, sobre todo en el caso de las mujeres, comenzar un tratamiento y cambiar el estilo de vida están estrechamente ligados.

Las personas que padecen enfermedades crónicas sufren de fatiga. Es un síntoma común, complejo y que puede tener diversas causas, cuyo efecto siempre es afectar la cotidianidad y, sobre todo, la calidad de vida. Por ejemplo, de acuerdo con un estudio realizado en 2016 por el Centro Nacional de Cáncer de Corea, la fatiga —la falta de energía y motivación— puede ser una respuesta normal e importante frente al exceso de actividad física, el estrés emocional, el aburrimiento o la falta de sueño. Cuando queremos y necesitamos bajar de peso, contar con esa motivación y energía para rendir físicamente y completar ciertas tareas físicas, es indispensable poder tener ese impulso para lograrlo.

Suele ser difícil iniciar esos primeros pequeños pasos que, a la larga, hacen la gran diferencia, pero no sentimos la motivación ni la energía para lograrlo. Por supuesto, en muchas ocasiones hay efectos de los problemas de salud que se padecen, los cuales repercuten en el buen desempeño y rendimiento, como la menopausia, la cual, además de ayudarte a ganar más peso, genera alteraciones en el patrón de sueño y en el metabolismo en general.

Durante la época del climaterio y la menopausia, por ejemplo, la falta de energía se hace bastante común, debido fundamentalmente a la disminución de la hormona estrógeno, que funciona como un semáforo "antifatiga" en el cerebro. Y no se trata solo de cansancio físico, de no sentirse capaz de realizar las mismas actividades que antes se hacían de manera regular, sino que también hay un cansancio intelectual y un desinterés social y, a menudo, sexual. Incluso, suele ocurrir que de la mano de este síntoma aparezca la depresión;

por eso es importante mantenerse alerta e intentar evitar que se manifieste o, al menos, sea sutil.

Para evitarlo, es muy importante acudir cuanto antes a tu médico de cabecera o a un ginecólogo que pueda recetarte alguna terapia hormonal, idealmente con vitamina B. También puedes hacer pequeños cambios en tu rutina, como mejorar los hábitos de sueño, ejercitarte más a menudo, disminuir la ingesta de café y de té, entre otros.

LA GRASA Y LA FALTA DE ENERGÍA

Sin lugar a duda, el sobrepeso y el cansancio generan un círculo vicioso, pues necesitamos activarnos para perder peso y mejorar la salud, pero cuando tenemos exceso de grasa, ¡nos falta precisamente esa energía! Es cierto que parte de esa energía se genera a partir de la grasa, pero ello ocurre cuando los niveles son los normales o "promedio" para que el organismo funcione. Cuando se exceden, ya no existe ese balance.

Los científicos se han dado cuenta de que las células grasas pueden liberar citocinas, producidas por las células blancas de la sangre para combatir las infecciones. Han visto que este proceso puede generar mayor fatiga, ya que la energía se concentra en este "ejercicio defensivo". Otra causa de cansancio a raíz del exceso de grasa en el organismo se debe a la leptina. Esta es una hormona que libera la grasa y que, entre otras cosas, le envía al cerebro la señal de que hay suficiente energía. Algunos estudios se han percatado de que cuando hay mayor concentración de leptina, tiende a haber fatiga.

Lo mismo ocurre con las alteraciones en los índices de glucosa en la sangre que padecen las personas con diabetes, pues también generan fatiga y cansancio. Y qué decir si tienes problemas de presión u otros, como asma. El cansancio por la falta de adecuada oxigenación, por supuesto, será un piedra de tope "inicial". Lo importante es hacer hasta lo imposible para quitar esa piedra de allí y comenzar a avanzar. No importa cuán lento o poquito hagamos, ese diminuto porcentaje siempre será mejor que no hacer nada al respecto.

Otra consecuencia de la obesidad es la apnea de sueño, de la cual hablé en mi libro *Mejora tu salud de poquito a poco*. Este es un trastorno que ocurre durante el ciclo del sueño, en el que se descontrola el proceso y las paredes de la garganta se relajan y estrechan al dormir. Por supuesto, si esto se repite más de una vez en la noche y a diario, genera cansancio y fatiga.

La falta de sueño desencadena, a la vez, un sinnúmero de otros problemas, como la ansiedad, la falta de concentración, los cambios de ánimo, el mal carácter, reacciones descontroladas y violentas o irritables, depresión, etc. Repito, un problema como el sobrepeso puede ser el detonador de otros, al igual que sucede con la menopausia o la diabetes. Somos una máquina compleja en la que cada área está conectada a otra y funcionamos sinérgicamente; es decir, una cosa potencia a la otra…, ya sea para bien o para mal. El punto es hacer todo lo posible para que la balanza se incline a favor y comience a modificar uno a uno los demás aspectos para mejorar nuestra calidad de vida. Y para eso estamos aquí.

ENTONCES, ¿QUÉ HACEMOS AL RESPECTO?

*A medida que el número de personas obesas y con sobrepeso sigue aumentando, se suman las opciones de productos, soluciones, cirugías, tratamientos y un sinfín de ofertas que podemos ver a diario para ayudarnos a combatir este problema y todos los trastornos ligados al mismo. Como siempre indico, soy partidario de recurrir a lo natural y de cambiar nuestros hábitos, algo que depende de nosotros conforme a nuestra fuerza de voluntad y disciplina. Esto (lo he comprobado conmigo mismo, mi familia y mis pacientes, una y otra vez) es lo ÚNICO QUE FUNCIONA Y PERDURA A TRAVÉS DEL TIEMPO. No hay soluciones mágicas. Quien te las ofrezca, miente. La salud, tanto física como mental, tiene mucho más que ver con nuestra convicción, actitud y modificaciones de los hábitos que con sustancias, ya sean naturales o químicas. Todo lo demás, si tiene el respaldo adecuado, ayuda y suma, pero el 99 % **depende exclusivamente de ti, de tu actitud y compromiso con tu propia salud**.

*La experiencia me ha enseñado que la mejor forma de dar el primer paso es buscando descartar los problemas "reales" y serios de salud. Por ejemplo, **realizando un análisis completo de lípidos, azúcar y niveles de vitaminas y minerales en la sangre**. En ocasiones, la falta de energía se debe a deficiencia de hierro, por ejemplo, que es la razón del 30 % de la anemia según la Organización Mundial de la Salud. La anemia se produce cuando hay menos glóbulos rojos o menos hemoglobina —la sustancia encargada de transportar el oxígeno a través del cuerpo— dentro de ellos. Sin suficiente oxígeno no hay energía. Pero no es solo el hierro el que se necesita para que funcione bien este proceso, también es necesaria la vitamina B12 o ácido fólico.

*Hay muchos productos que aseguran "derretir la grasa". Hasta ahora no conozco ninguno que sea así de mágico. Y los que químicamente pueden hacer algo, tienen consecuencias graves y peligrosas, especialmente para el corazón.

La pérdida de peso es básicamente una combinación permanente de buena nutrición, actividad física y descanso adecuado. No se puede descuidar ninguno de estos aspectos. Por supuesto que hay algunos productos que pueden darte una mano de forma natural y apoyar la activación de tu metabolismo al generar mayor energía que te ayude a enfocarte y a ejecutar las actividades y ejercicios, a mantener la disciplina y a disminuir la ansiedad por comer más. De eso hablaremos a continuación en estos **santos remedios** que pueden apoyarte, siempre y cuando sean parte de tus nuevos hábitos. Recuerda, en esto NO hay fórmula mágica mientras no pongas de tu parte.

CoQ10
coenzima Q10, ubidecarenona, vitamina Q10, ubiquinona

PARA QUÉ SIRVE:
- ✔ Aumentar la energía y combatir la fatiga.
- ✔ Mejorar la energía en personas con fibromialgia, fatiga relacionada con estatinas, esclerosis múltiple o insuficiencia cardiaca.
- ✔ Mejorar el rendimiento físico en personas sanas y activas.
- ✔ Combatir la oxidación del cuerpo y el envejecimiento de las células.

CUÁNDO USARLA:
- ✔ Diariamente, si hay baja energía, fatiga y desgano.

CÓMO CONSUMIRLA:
- ✔ A través de la dieta, incluyendo alimentos como pescados azules (salmón, sardinas, arenques, jureles, caballa, atún), vísceras (hígado de res), granos enteros, nueces, maní, semillas de sésamo, brócoli, tofu, espinacas, naranjas y fresas.
- ✔ Como suplemento, en gel, espray o cápsulas, en dosis de 100 a 200 mg diarios. Se recomienda consumir con comidas altas en grasas.
- ✔ Idealmente, tomarla junto con vitamina E.

Es una quinona natural, lo que significa que es un compuesto orgánico contenido en la mayoría de los organismos aeróbicos, desde bacterias hasta mamíferos. Es decir, a diferencia de la mayoría de los productos que están disponibles en la naturaleza, esta se encuentra en nosotros. Se identificó por primera vez en 1940 y se halla prácticamente en todos los tejidos humanos, aunque su nivel es variable y hay mayor concentración en los órganos que tienen intercambio energético, especialmente en el corazón. Por su papel para generar energía es considerada una vitamina; además, posee propiedades antioxidantes.

Con la edad, a causa de algunas enfermedades o condiciones y debido al uso de ciertos medicamentos, en especial aquellos que contienen estatinas, como los que reducen el colesterol, se genera una disminución en la producción de CoQ10. Y aunque hay ciertos alimentos que la contienen, sobre todo cuando pasan los años, además de sumarla a la dieta, es recomendable suplementarla para nivelar la energía y revitalizarnos. De hecho, en las últimas décadas, ha destacado como apoyo complementario junto a la L-carnitina y otros antioxidantes naturales que mejoran el sistema inmunitario en pacientes con enfermedades como cáncer y VIH.

Por qué sí funciona

- La publicación especializada *Journal of Pharmacy & BioAllied Sciences* publicó en 2011 un artículo científico realizado por el Rural Dental College, en India, en el que se explica el funcionamiento de la CoQ10 y sus niveles

Fresas untadas con crema de avellanas para aumentar la energía
PARA 1 O 2 PERSONAS

INGREDIENTES:

2 tazas de avellanas tostadas

2 cucharadas de cacao en polvo sin azúcar

1 cucharadita de miel o sirope de arce (opcional)

1 taza de fresas grandes, lavadas y enteras

1 frasco limpio

PREPARACIÓN:

Pon las avellanas en el procesador de alimentos y procésalas unos segundos hasta que se pulvericen. Detente unos segundos y vuelve a procesarlas. Poco a poco, el polvo se va mezclando y sacando su aceite natural. Agrégale el cacao y la miel o sirope, si gustas. También puedes dejarlas solas y mezclar solo la porción que vas a comer. Sigue haciéndolo hasta obtener una consistencia cremosa. Ponla en el frasco limpio. Unta las fresas con una o dos cucharaditas de la crema. Guarda el resto en la nevera.

más concentrados en los órganos con altas tasas de metabolismo, como el corazón, los riñones y el hígado, donde funciona como una molécula de transferencia de energía. En este se explica también cómo la CoQ10 aumenta la energía, mejora el sistema inmunológico y actúa como antioxidante. El artículo afirma que el uso potencial de suplementos de coenzima Q10, solos o en combinación con otras terapias farmacológicas y suplementos nutricionales, puede ayudar a prevenir o tratar diversas condiciones y enfermedades. La CoQ10 desempeña un papel importante en el aumento del sistema inmunológico y el rendimiento físico, ya que los tejidos y las células implicados en la función inmune dependen en gran medida de la energía y, por lo tanto, requieren un suministro adecuado de CoQ10 para funcionar de manera óptima.

- *Current Drug Metabolism* publicó en 2016 una revisión sistemática realizada por la Universidad de Granada, en España, sobre la influencia y los efectos de la suplementación de CoQ10 en los parámetros relacionados con el ejercicio en humanos sanos. En esta se señala que la coenzima Q10 funciona como un portador de electrones en la cadena de transporte de estos, presente en todos los tejidos y órganos humanos, aunque se sintetiza y concentra principalmente en tejidos con alta rotación de energía. Después del análisis de 13 estudios, concluyeron que la CoQ10 tiene propiedades relacionadas con la actividad bioenergética y antioxidante; así, está íntimamente involucrada en la producción de energía y en la prevención del daño oxidativo inducido por radicales libres.

Cetona de frambuesa
raspberry ketone (*Rubus idaeus*)

PARA QUÉ SIRVE:
- ✔ Quemar grasa y perder peso.
- ✔ Activar la hormona adiponectina, acelerando el metabolismo para quemar grasa.
- ✔ Ayudar a reducir el apetito.

CUÁNDO USARLA:
- ✔ Cuando hay sobrepeso u obesidad.

CÓMO CONSUMIRLA:
- ✔ En té, sumado a la dieta como fruta y como suplemento. Idealmente, parece mejorar los resultados si se toma junto con vitamina C o en suplementos que incluyan también cafeína, durante al menos 8 semanas.

Hace menos de una década que comenzó el *boom* de la cetona de frambuesa, cuando apareció recomendada para perder peso en programas de televisión de Estados Unidos, aunque todavía no estaba muy bien estudiada. De ahí a la fama bastaron cinco minutos. Sin embargo, las frambuesas han estado disponibles desde siempre; la cetona fue descubierta en 1903 y su estructura química se conoce desde 1951. La cetona es responsable, en gran parte, del aroma tan particular de este fruto, e incluso, de otros como el kiwi, la uva, el durazno, la manzana, otras bayas y algunos vegetales. Además, también está presente en la corteza de árboles como el arce y el pino, entre otros.

Aunque proviene de la fruta, debes saber que, en la actualidad, debido a su gran popularidad, la mayoría de la que se vende con el propósito de quemar grasa y perder peso se produce de manera sintética para suplementos dietéticos. También se ha comenzado a difundir popularmente para otros fines, como evitar la caída del cabello, y para algunos usos cosméticos, pero no existe suficiente evidencia al respecto.

Por qué sí funciona

- Cuatro entidades académicas de Ohio, Nueva Jersey, Kansas y Arkansas, Estados Unidos, realizaron una investigación conjunta que fue publicada en la *Journal of the International Society of Sports Nutrition* en 2013. Durante 8 semanas, suplementaron a hombres y mujeres con sobrepeso con un producto de pérdida de peso con múltiples ingredientes, principalmente cetona de frambuesa, cafeína, capsaicina, ajo, jengibre y *Citrus aurantium*, para probar la mejora de la composición corporal, la circunferencia de las caderas y la cintura, y los niveles de energía. Usando un diseño aleatorizado, controlado con placebo, doble ciego, 70 personas obesas, pero sanas, fueron asignadas aleatoriamente al producto o a un placebo, más una dieta restringida en calorías y entrenamiento físico. Los 45 sujetos que completaron el estudio demostraron que la mezcla es un complemento seguro y efectivo para

Batido de frambuesa y frutas cítricas para apoyar la pérdida de peso
PARA 1 PERSONA

INGREDIENTES:
1 taza de frambuesas congeladas
   o naturales
1 kiwi
Zumo de una lima
8 onzas de agua fría

PREPARACIÓN:
Licua todos los ingredientes y luego bébelo de una vez.

un programa de pérdida de peso de dieta y ejercicio al aumentar las mejoras en la composición corporal, la cintura y la circunferencia de la cadera.

- El Departamento de Ciencias Humanas de la Facultad de Educación y Ecología Humana de la Universidad Estatal de Ohio realizó un estudio, publicado en la revista *Food & Function* en 2017, con el objetivo de investigar el efecto de la cetona de frambuesa sobre la acumulación de masa adiposa, el almacenamiento de lípidos hepáticos y los niveles de la hormona adiponectina en plasma en ratones alimentados con una dieta alta en grasas. Después de 5 semanas de alimentación, los ratones que recibieron dietas altas en grasas y cetona de frambuesa mostraron una ingesta reducida de alimentos y peso corporal en comparación con los ratones mantenidos solo con dieta. Los hallazgos demuestran que la suplementación con cetona de frambuesa tiene un beneficio limitado para la pérdida adiposa.

- La obesidad constituye un importante problema mundial en el que la hiperlipidemia (alta cantidad de grasa) y la resistencia a la insulina representan consecuencias metabólicas adversas. Por eso, un estudio realizado en Egipto, publicado por la *European Journal of Pharmacology* en 2018, trató de dilucidar el papel de la cetona de frambuesa en el control del aumento de peso corporal, la hiperlipidemia y la resistencia a la insulina en ratas obesas. La administración de cetona eliminó efectivamente los niveles altos de grasa y la carga oxidativa, además de mejorar la sensibilidad a la insulina. También mejoró el tejido adiposo y los índices hepáticos, entre otros efectos.

Extracto de frijol blanco
white kidney bean extract (*Phaseolus vulgaris*)

PARA QUÉ SIRVE:

✔ Perder peso.

✔ Bloquear la absorción de los carbohidratos y almidones.

✔ Mejorar los niveles de glucosa gracias al cromo que contiene.

✔ Reducir el colesterol total como efecto de sus altos niveles de saponinas.

✔ Antifúngico y antibacteriano.

CUÁNDO USARLO:

✔ A diario, por al menos 8 semanas, cuando hay sobrepeso y obesidad.

CÓMO CONSUMIRLO:

✔ Como suplemento, en dosis de 445 mg a 1000 mg, 2 veces al día, media hora antes de las comidas principales.

El frijol blanco o *cannellini* es una de las maravillas culinarias que le debemos a nuestros ancestros mesoamericanos. A diferencia de muchos productos que fueron traídos por europeos u otras migraciones, este ya era parte de la dieta de los nativos más antiguos de América Central y del Sur, y era muy valorado por su alta calidad nutritiva. De hecho, era uno de los productos favoritos de los guerreros cuando debían enfrentar largas travesías, ya que genera energía durante horas, la cual proviene no solo de los carbohidratos complejos, sino de la proteína que contiene, así como fibra —tiene más que las lentejas—, hierro, potasio, selenio, molibdeno, tiamina, vitamina B6, cromo y ácido fólico.

Curiosamente, no es tan valorado como debería, pues su aporte a la dieta es importante, en especial para aquellas personas que quieran permanecer sanas, ya que no solo ayuda en la pérdida de peso —algo que está ampliamente respaldado—, sino también a controlar la glucosa en la sangre. Incluso, se ha estudiado como apoyo en dietas que previenen el desarrollo de cáncer, especialmente el colorrectal.

Por qué sí funciona

• Una práctica privada de California realizó una completa revisión de estudios, publicada en la revista *Foods* en 2018, con el objetivo de examinar la evidencia de la efectividad de un inhibidor de alfa-amilasa de suplementación de frijol blanco en humanos sobre la modificación del peso corporal y la masa grasa. Se seleccionaron 11 estudios para el metanálisis de pérdida de peso (un total de 573 sujetos) y 3 estudios para el metanálisis de reducción de grasa corporal (un total de 110 sujetos). Se identificaron también 165 artículos y 54 estudios en humanos. El metanálisis general reveló una diferencia significativa en el cambio del peso y la grasa corporal. La suplementación con este extracto mostró un efecto promedio sobre la diferencia de pérdida de peso de al menos un kilo o dos libras y un promedio de

Ensalada de frijoles blancos
PARA 1 O 2 PERSONAS

INGREDIENTES:

1 taza de frijoles blancos *cannellini*
⅓ de taza de pepino cortado en trocitos
⅓ de taza de tomates picados en cuadritos
⅓ de taza de cebolla morada picada finamente
⅓ de taza de aguacate picado finamente
¼ de taza de cilantro o perejil fresco picado finamente
¼ de taza de albahaca fresca picada finamente
1 ajo picado finamente
Aceite de oliva extra virgen
Zumo de limón
Sal

PREPARACIÓN:

Mezcla todos los ingredientes en una fuente y aliña. Mezcla muy bien y sirve en dos porciones, ya sea para dos personas o para dos comidas.

---

disminución de grasa corporal de 3.26 kg o 7 libras. El mecanismo de acción del frijol blanco parece ser la absorción de carbohidratos mediante el uso de ingredientes bioactivos que bloquean o disminuyen la absorción en el tracto gastrointestinal al inhibir las enzimas necesarias, como amilasa y glucosidasa. La amilasa descompone los carbohidratos complejos, como el almidón, evitando que se absorban en el intestino.

• De acuerdo con un estudio publicado en 2007 por la *International Journal of Medical Sciences*, realizado por la Universidad Católica de Roma, en Italia, junto con el Centro Médico de la Universidad de Georgetown, en Washington DC, los llamados "bloqueadores de almidón" figuran entre los suplementos naturales para perder peso, debido a que, en teoría, pueden promover la pérdida de peso al interferir con la descomposición de los carbohidratos complejos, reduciendo así, o al menos desacelerando, la disponibilidad de calorías derivadas de carbohidratos y almidones. Por esa razón, investigaron un suplemento dietético que contiene 445 mg de extracto de *Phaseolus vulgaris* derivado del frijol blanco, previamente demostrado que inhibe la actividad de la enzima digestiva alfa amilasa en la composición corporal de personas con sobrepeso. El estudio aleatorizado, doble ciego y controlado con placebo consideró 60 voluntarios preseleccionados. Las personas que recibieron extracto de *Phaseolus vulgaris* con una dieta rica en carbohidratos de 2000 a 2200 calorías tuvieron una reducción significativamente mayor del peso corporal, de índice de masa corporal, masa grasa, grosor del tejido adiposo y cintura, y circunferencias de cadera y muslo en comparación con los que recibieron placebo.

Garcinia

tamarindo malabar, *kokum*, *brindle berry* (*Garcinia cambogia*)

PARA QUÉ SIRVE:
- ✔ Bajar de peso y eliminar grasa corporal.
- ✔ Suprimir el apetito.
- ✔ Combatir el estreñimiento.
- ✔ Disminuir la insulina y mejorar la respuesta a esta.
- ✔ Aumentar la serotonina.

CUÁNDO USARLA:
- ✔ A diario, cuando hay sobrepeso u obesidad.

CÓMO CONSUMIRLA:
- ✔ En té, cápsulas, extractos o tabletas.
- ✔ En dosis de 500 mg, 30 minutos antes de la comida.

Es una planta originaria de India y del sudeste asiático, muy popular en la comida de esos países, especialmente por su cáscara, que se usa para darle sabor al pescado y para conservar los alimentos. En realidad, en este caso sucede como con muchos frutos que son propios de Oriente, de los cuales solo conocemos una parte, ya que han sido utilizados durante miles de años y en infinidad de tratamientos medicinales, pero específicamente dentro del sistema médico ayurvédico tradicional.

Se usan todas sus partes: como purgante para eliminar gusanos intestinales; para tratar disentería, reumatismo, tumores, angina, raquitismo, agrandamiento del bazo, tos, dolor de oídos e irritación de la garganta; y para malestares durante el embarazo. Su fruto seco se ha utilizado para mejorar la circulación, como laxante y expectorante. El jugo de esta fruta se utiliza para curar los problemas de bilis y, algunas veces, se hace una especie de mermelada o mantequilla con la que se trata la diarrea y otros malestares. De manera tópica, se ha usado para tratar todo tipo de problemas de la piel.

Por qué sí funciona

- La publicación *BMC Complementary Medicine and Therapies* dio a conocer en 2018 un estudio realizado por la Universidad de Córdoba, en España, en el que se evaluó el uso de *Garcinia cambogia* (GC) y glucomanano (GNN) en la pérdida de peso a largo plazo en personas con sobrepeso u obesidad. Se realizó un ensayo prospectivo no aleatorizado de intervención controlada con 214 personas, usando GC y GNN (500 mg, 2 veces al día, cada uno) durante 6 meses, y se evaluó el peso, la masa, la grasa visceral, la tasa metabólica basal y los perfiles sanguíneos de lípidos y glucosa para compararlos con los valores basales. La administración de GC y GNN redujo el peso y mejoró los perfiles sanguíneos de lípidos y glucosa en personas con sobrepeso u obesidad.

Té de garcinia y frambuesas para disminuir el apetito y bajar de peso

PARA 1 PERSONA

INGREDIENTES:

4 tazas de agua hervida
2 bolsitas de té de garcinia
½ taza de frambuesas congeladas

PREPARACIÓN:

En un jarro resistente al calor, prepara el té con el agua hervida. Deja que repose y se entibie. Luego, agrega las frambuesas congeladas. Déjalo reposar unos diez minutos y bebe una taza o vaso media hora antes de comer. Guarda el jarro en la nevera y bebe el resto durante el día.

- La *Journal of Obesity* publicó en 2011 una revisión sistemática de estudios realizada por la Escuela de Medicina Península de la Universidad de Exeter, en Inglaterra, que examinó la eficacia del extracto de garcinia o ácido hidroxicítrico como agente reductor de peso, utilizando datos de ensayos clínicos aleatorios. Se identificaron 23 ensayos elegibles y se incluyeron 12. Los resultados, en general, mostraron una diferencia estadísticamente significativa en la pérdida de peso a corto plazo.

- Cuatro entidades universitarias de Malasia realizaron, en conjunto, una revisión de los agentes fitoquímicos de la garcinia, incluidos los flavonoides y el ácido orgánico de esta planta, la cual fue publicada en *Evidence Based Complementary and Alternative Medicine* en 2013. De acuerdo con ese estudio, de todos los componentes que posee la planta, el ácido hidroxicítrico se ha identificado como un suplemento potencial para el control del peso y como agente antiobesidad por su regulación del nivel de serotonina y la absorción de glucosa. Señala que, además, ayuda a mejorar la oxidación de las grasas al tiempo que reduce la formación de estas.

- La Facultad de Medicina de la Universidad de Mahidol, en Tailandia, realizó un estudio con 50 mujeres obesas con un índice de masa corporal superior a los 25 kg/m, en el cual usó garcinia y placebo para un tratamiento de pérdida de peso, con una dieta similar en ambos casos. Los resultados de la investigación, publicados por la *Asia Pacific Journal of Clinical Nutrition* en 2007, mostraron que las que fueron sometidas al suplemento de garcinia perdieron significativamente más peso (2.8 frente a 1.4 kg, $p < 0.05$) y la disminución en su peso corporal se debió a una pérdida de almacenamiento de grasa.

Ginseng
(*Panax ginseng/Panax quinquefolius*)

PARA QUÉ SIRVE:
- ✔ Combatir la fatiga física y mental.
- ✔ Mejorar el rendimiento y el ánimo.
- ✔ Lograr mayor concentración.
- ✔ Apoyar el sistema inmunitario.

CUÁNDO USARLO:
- ✔ Diariamente, cuando hay desgano, falta de interés y de energía.

CÓMO CONSUMIRLO:
- ✔ En té.
- ✔ Como líquido concentrado (*shot*).
- ✔ Como suplemento, en dosis de 200 mg diarios.

La medicina china tiene miles de años de historia y uso empírico. Muchos líderes antiguos de ese país se dedicaron a investigar por ellos mismos las diferentes plantas y productos naturales disponibles. Uno de ellos, quizá el más importante, fue el emperador Shen-Nung, el segundo de los emperadores míticos de esa nación, quien vivió entre los años 3500 y 2600 antes de la era cristiana. A él se le considera el padre de la medicina china, puesto que clasificó cerca de 365 especies de plantas medicinales que probó personalmente y cuyo registro quedó plasmado en *Shen Nung Benchau Jing* o *El libro de medicina del Emperador Shen-Nung*.

El *ginseng* fue una de las plantas consideradas por este naturalista, quien afirmaba que después de masticar su raíz se sentía una sensación de placer. De hecho, uno de los primeros usos que recomendó fue para la disfunción eréctil y para exacerbar el apetito sexual. También le asignó propiedades rejuvenecedoras y estimulantes de la energía y el ánimo, entre una larga lista de beneficios que siguieron pasando de boca en boca entre médicos del mundo entero a lo largo de los siglos.

Por qué sí funciona

- La *Journal of Alternative and Complementary Medicine* publicó en 2018 una completa revisión sistemática de estudios realizada por la Clínica Mayo de Phoenix y la sede de Scottsdale, ambas en Arizona, junto con la Universidad de Salud y Ciencia de Oregón, en Portland, en la que analizaron el uso del *ginseng* como tratamiento para la fatiga. En esta se señala que el *ginseng* es uno de los productos más utilizados porque se cree que mejora la energía, la salud física, emocional y el bienestar. Se consideró la evidencia publicada para evaluar la seguridad y efectividad del *Panax ginseng* y del *Panax quinquefolius*, asiático y americano, respectivamente. De 149 artículos, 10 estudios fueron revisados y se concluyó que tanto el *ginseng* americano como el asiático pueden ser tratamientos viables para la fatiga en personas con enfermedades crónicas.

Bebida energizante de *ginseng*, jalea real y canela para aumentar la energía
PARA 1 PERSONA

INGREDIENTES:

⅓ de taza de raíz de *ginseng* en trocitos o rallada

¼ de taza de jengibre fresco, rallado o congelado

2 ramitas de canela

1 clavo de olor

1 cucharadita de jalea real

4 tazas de agua

Miel cruda

Leche de coco, almendra o soya

PREPARACIÓN:

En una olla mediana, pon a hervir el agua, *ginseng*, jengibre, canela y clavo. Déjala hervir por al menos diez minutos a fuego medio-bajo. Apágala y déjala reposar unos minutos. Agrégale la jalea y la miel. Al momento de servir, agrega ¾ del líquido colado a la leche. Bébela tibia o fría.

- La publicación *Herbal Medicine: Biomolecular and Clinical Aspects,* en su segunda edición, contiene un capítulo dedicado completamente a las actividades biológicas del *ginseng* y sus aplicaciones en la salud humana. En este se explican los posibles mecanismos de acción de los compuestos del *ginseng* para combatir, entre otras cosas, la fatiga y falta de energía, tanto física como mental. Esto se debe a que, entre los efectos farmacológicos de esta raíz, se ha comprobado que interviene en el sistema nervioso central, aliviando el estrés y estimulando el organismo con sus actividades antioxidantes. También se destaca que es considerada una fuente de longevidad, así como de fuerza física y resistencia. Sus principales componentes bioactivos son sus casi 50 ginsenósidos y un grupo de saponinas; además de que se siguen identificando nuevas estructuras, particularmente del *Panax quinquefolius* (*ginseng* americano) y del *Panax japonica* (*ginseng* japonés), así como de sus bayas. Entre las características farmacológicas y clínicas de los ginsenósidos hay funciones anticancerígenas, antidiabéticas, inmunomoduladoras y de mejora de las funciones del sistema nervioso central, incluidas el aprendizaje y la memoria; así como de las enfermedades neurodegenerativas.
- La publicación *PLOS One* dio a conocer en 2013 un estudio realizado por el Hospital Oriental de la Universidad Daejeon y el Instituto de Investigación del Centro Médico del Pacífico de California, en Estados Unidos. En este se investigaron los efectos antifatiga del *Panax ginseng* en 90 sujetos, 21 hombres y 69 mujeres, con fatiga crónica idiopática. Los resultados proporcionan evidencia de los efectos antifatiga del *Panax ginseng* en pacientes con fatiga crónica idiopática y propiedades antioxidantes que contribuyen, en parte, a su mecanismo de acción.

Glucomanano
glucomannan (*Amorphophallus konjac*)

PARA QUÉ SIRVE:
- ✔ Ayudar a perder peso.
- ✔ Dar sensación de saciedad.
- ✔ Reducir el colesterol, los triglicéridos y el azúcar en la sangre.
- ✔ Acelerar el metabolismo.

CUÁNDO USARLO:
- ✔ Cuando hay sobrepeso u obesidad.

CÓMO CONSUMIRLO:
- ✔ Como suplemento, en dosis de 1 g, 3 veces al día.

Esta fibra se obtiene del tubérculo de una planta típica de India y China llamada *Amorphophallus konjac*. Y aunque en Occidente se conoce desde hace unas dos décadas, en Oriente su uso se remonta a unos mil años.

Su mayor beneficio es que se trata de pura fibra, con menos de veinte calorías por porción, pero que puede llegar a aumentar hasta cien veces su volumen al entrar en contacto con el agua. Es decir, apenas una mínima cantidad puede darnos la sensación de saciedad, igual que una comida completa. Por eso se ha convertido en un producto muy famoso cuando se quiere bajar de peso. Pero no se usa solo para eso, en Asia se utiliza como espesante para preparar tofu, esa especie de quesillo hecho de soya, y para algunos fideos, como los *shirataki*.

Su popularidad se debe a que interviene de manera positiva en prácticamente todo el sistema digestivo al aumentar la cantidad de heces, además de generar una especie de barrido con el exceso de grasas y toxinas del cuerpo.

Por qué sí funciona

- Una investigación realizada por la Universidad Médica de Varsovia, en Polonia, y publicada en 2015 en la revista *Nutrition*, realizó una revisión sistemática de los efectos del glucomanano sobre el peso corporal y el índice de masa corporal, tanto en niños como en adultos obesos o con sobrepeso. Se evaluaron seis ensayos controlados aleatorios, realizados hasta junio de 2014, del producto versus placebo, solo uno de los cuales se realizó en niños. Los resultados mostraron que, en adultos con sobrepeso u obesidad sanos, existe alguna evidencia de que, a corto plazo, el glucomanano puede ayudar a reducir el peso corporal, pero no el índice de masa corporal. Los datos en niños son demasiado limitados para sacar conclusiones.
- La Facultad de Medicina de la Universidad de Connecticut y el Hospital Hartford realizaron una revisión sistemática y metanálisis de ensayos controlados aleatorios —publicada en 2008— para analizar el efecto del glucomanano en las concentraciones plasmáticas de lípidos y glucosa, el peso corporal y la

Gel de glucomanano antes de comer para saciar el hambre y perder peso
PARA 1 PERSONA

INGREDIENTES:
1 vaso grande de agua
1 cucharadita de glucomanano
en polvo

PREPARACIÓN:
Disuelve el glucomanano en el agua y bébelo de una vez, media hora antes de almorzar o cenar.

presión arterial. La muestra consideró catorce estudios y los resultados mostraron que el glucomanano parece afectar beneficiosamente el colesterol total, el colesterol LDL, los triglicéridos, el peso corporal y la glucosa en la sangre.

- En 1984, se realizó un ensayo doble ciego de 8 semanas, publicado por la *International Journal of Obesity,* para evaluar la fibra de glucomanano purificada como suplemento alimenticio en sujetos obesos. Se administró fibra de glucomanano (de raíz de *konjac*) o placebo en dosis de 1 g (dos cápsulas de 500 mg) con 8 onzas de agua, una hora antes de cada una de las tres comidas diarias. Los sujetos recibieron instrucciones de no cambiar sus patrones de alimentación o ejercicio. Los resultados mostraron una pérdida de peso significativa (5.5 libras en promedio) al usar glucomanano durante el período de prueba. También se redujeron significativamente el colesterol sérico y el colesterol de lipoproteínas de baja densidad en el grupo tratado con glucomanano. No se informaron reacciones adversas.

- La publicación *Frontiers in Pharmacology* dio a conocer una completa revisión de estudios realizada por tres entidades académicas de China sobre el uso del glucomanano en la medicina tradicional china como el ingrediente activo de la raíz de *konjac*. En esta investigación, que explora fundamentalmente su actividad anticancerígena y mecanismos de acción, se mencionan, además, sus amplias propiedades en la función reguladora del síndrome gastroenterológico y metabólico. De ahí su avalado uso como un suplemento dietético, aplicado extensamente a nivel clínico para reducir el peso corporal, el nivel de colesterol en la sangre y para tratar el estreñimiento, la diabetes y la esclerosis arterial; todos relacionados a la obesidad y sobrepeso.

- Un estudio realizado por el Centro Médico de la Universidad de Georgetown, de Washington D. C., publicado en 2015 por la *Journal of the American College of Nutrition*, comparó los cambios en la composición corporal y química de la sangre entre sujetos adultos con sobrepeso. Se escogieron 83 adultos con sobrepeso (66 mujeres y 17 hombres) para completar un protocolo aleatorizado, doble ciego, controlado con placebo, en el que recibieron un suplemento de 3 g de glucomanano, 300 mg de carbonato de calcio o placebo durante 60 días.

Quitosano
chitosán, *chitosan*

PARA QUÉ SIRVE:
- ✔ Perder peso y prevenir la obesidad.
- ✔ Mejorar el tránsito intestinal.
- ✔ Ayudar a desintoxicar el cuerpo.
- ✔ Controlar el colesterol.
- ✔ Reducir la inflamación y el dolor.

CUÁNDO USARLO:
- ✔ Cuando hay sobrepeso u obesidad.

CÓMO CONSUMIRLO:
- ✔ Como suplemento, en dosis de 3 a 6 g diarios por al menos 12 semanas. Dividir en 3 dosis diarias, 15 minutos antes de cada comida, con un vaso grande de agua.

Algunos dicen que esta sustancia ya se conocía desde 1799; otros consideran que fue descubierta recién en 1811 en algunos crustáceos como la langosta, los camarones y los cangrejos. Su descubrimiento se debe a un profesor de historia natural francés que investigaba los hongos, pero casualmente descubrió la quitina, un polisacárido o hidrato de carbono complejo, del cual se deriva el quitosano. Aunque no fue en ese momento cuando se le identificó como tal, sino muchos años después, en 1894, cuando otro investigador le dio ese nombre.

No fue un producto muy investigado ni popularizado sino hasta 1960, cuando se descubrió que era una sustancia que podía unirse a los glóbulos rojos para ayudar a cicatrizar. Posteriormente, se utilizó en plantas de purificación de agua, ya que posee la capacidad de absorber la grasa, los aceites y algunas toxinas. Precisamente por esas propiedades, en Asia y Europa, durante las últimas décadas, se ha convertido en un producto muy popular para ayudar a bajar de peso. También tiene propiedades anticoagulantes, antibacterianas y antifúngicas.

Por qué sí funciona

- El Hospital Popular Dongguan Shilong de la Universidad Médica del Sur, en Guangdong, y la Universidad Médica de Guangdong, en Dongguan, ambas en China, realizaron una evaluación de ensayos controlados aleatorios del consumo de quitosán en participantes adultos con sobrepeso. Los resultados fueron publicados en *Critical Reviews in Food Science and Nutrition* en 2019. En general, se incluyeron 15 ensayos elegibles con 1130 sujetos, con un consumo promedio mayor de 2.4 g de esta sustancia al día durante 12 semanas. Los hallazgos proporcionaron evidencia de que su consumo podría ser una herramienta terapéutica farmacológica útil para el control del peso corporal, particularmente en personas con sobrepeso u obesidad.
- Dos universidades de Rumania lideraron una revisión completa de estudios —publicada en la revista *Medicina (Kaunas)* en 2018— con el propósito de

Jugo de manzana, té rojo y chitosán para ayudar a bajar de peso
PARA 1 PERSONA

INGREDIENTES:
8 onzas de agua hervida
1 bolsita de té rojo (*rooibos*)
⅓ de cucharadita de chitosán
    en polvo
1 manzana
2 cubos de hielo
Miel o endulzante

PREPARACIÓN:
Prepara el té como de costumbre. Déjalo reposar y enfriarse. Cuando esté frío, ponlo en la licuadora junto con la manzana en trozos, la miel, el hielo y el chitosán en polvo. Licua todo y bébelo como merienda.

analizar los efectos del suplemento dietético quitosán utilizado como remedio complementario para disminuir el peso corporal de las personas con sobrepeso y obesidad. Los artículos publicados mencionan como posibles beneficios secundarios de su uso la mejora de la presión arterial y el estado de los lípidos en suero. Por eso, en este caso, se realizó un metanálisis para evaluar el peso corporal, el índice de masa corporal, el colesterol total, el colesterol de lipoproteínas de alta densidad, el colesterol de lipoproteínas de baja densidad, los triglicéridos y la presión arterial sistólica y diastólica en pacientes con sobrepeso y obesidad. Se utilizaron 14 ensayos de control aleatorio hasta 2017 para evaluar su efecto. Los resultados mostraron que su uso como suplemento dietético por un período de hasta 52 semanas parece reducir ligeramente el peso corporal (al menos 1 kg). Teniendo en cuenta los otros parámetros estudiados, la mejoría más significativa se observó en la presión arterial sistólica y diastólica en favor del quitosano versus placebo. Las conclusiones mostraron que su uso como suplemento dietético puede conducir a un ligero efecto a corto y mediano plazo en la pérdida de peso y a la mejora del perfil de lípidos en suero y factores cardiovasculares.

• De acuerdo con una revisión de estudios realizada por la Unidad de Investigación de Ensayos Clínicos de la Universidad de Auckland, en Nueva Zelanda, publicada en la *Cochrane Database of Systematic Reviews* en 2008, el quitosano es un suplemento dietético que disminuye el peso corporal, ampliamente disponible sin receta en todo el mundo. Los ensayos que se incluyeron en la revisión fueron controlados y aleatorizados durante un mínimo de 4 semanas en adultos con sobrepeso u obesidad. Los análisis indicaron que las preparaciones de quitosano provocan una pérdida de peso significativamente mayor del 95 %, una disminución del colesterol total y una disminución en la presión arterial sistólica y diastólica en comparación con el placebo.

Raíz de regaliz
licorice root (*Glycyrrhiza glabra*)

PARA QUÉ SIRVE:
- ✔ Promover mayor energía y combatir la fatiga.
- ✔ Ayudar a perder peso.
- ✔ Aumentar el cortisol.
- ✔ Ayudar a digerir los alimentos.
- ✔ Proteger el cerebro.

CUÁNDO USARLA:
- ✔ A diario, cuando hay decaimiento o fatiga. Con precaución, cuando hay estrés prolongado.

CÓMO CONSUMIRLA:
- ✔ Como suplemento, en dosis de 2 g, 2 veces al día.

Hay registros que mencionan esta planta unos 2300 años antes de la era cristiana, especialmente en la antigua China. De hecho, cuenta la mitología local que el emperador Yan o Shennong —conocido como el Divino Granjero—, quien habría traspasado los conocimientos de la agricultura y usos medicinales de algunas plantas, la mencionó en sus escritos como una de las que consideraba "mágicas", capaz de "rejuvenecer a un ser humano". También se encontró entre las ofrendas y regalos que estaban en la tumba del faraón egipcio Tutankamón y en restos de la antigua Grecia, donde se le daba uso medicinal.

Desde hace miles de años, el jugo que se obtiene de la raíz se utiliza para diferentes dolencias, sobre todo para el dolor de garganta, como expectorante y para detener la tos. En la actualidad, se estudia por sus múltiples actividades biológicas y farmacológicas, incluida la antiinflamatoria y antiandrógena, similar al estrógeno, especialmente útil en el tratamiento del síndrome del ovario poliquístico.

Por qué sí funciona

- Un estudio publicado por *The New Zealand Medical Journal* analizó el uso del regaliz en el tratamiento del síndrome de fatiga crónica. Este estudio también fue mencionado en una amplia revisión de investigaciones y usos terapéuticos realizada por la Universidad de Padua, en Italia, publicada en *Frontiers in Endocrinology* en 2019. Allí se mencionan todos los usos que se le ha dado a la planta y la raíz de manera tradicional por más de 2500 años y las investigaciones científicas modernas que avalan su uso; por ejemplo, sus actividades antivirales y antimicrobianas, como ayuda en el tratamiento contra la diabetes, para estimular la respuesta inmune y tratar la enfermedad de Addison; así como sus efectos en la reducción de la inactivación del cortisol, entre otros. En los últimos años se ha usado el regaliz para disminuir la secreción de testosterona, tanto en hombres como en mujeres.

Bebida de raíz de regaliz para ayudar a perder peso y tener energía
PARA 1 PERSONA

INGREDIENTES:
2 tazas de agua
Raíz de regaliz (1 trocito)
Raíz de *ginseng* (1 trocito)
1 rodaja de limón

PREPARACIÓN:
Pon a calentar el agua hasta que hierva. Apágala y pon las raíces dentro. Déjalas reposar y agrega luego el limón. Bébelo de inmediato. Puedes preparar más y tomar durante el día.

- Una investigación realizada por tres universidades chinas, más una asociación de científicos farmacéuticos de Maryland, Estados Unidos, publicada en la *African Journal of Traditional, Complementary and Alternative Medicines*, en 2009, estudió el efecto inhibidor de la glabridina del regaliz sobre la fatiga en ratones. Los roedores se dividieron en 4 grupos experimentales: con dosis de 5, 10, 20 mg/kg y placebo durante 28 días consecutivos. Los resultados mostraron que el suplemento de regaliz inhibió significativamente la fatiga, lo que extendió el tiempo de ejercicio exhaustivo de los ratones, retrasó la elevación del ácido láctico en la sangre y aumentó el almacenamiento de glucógeno en el hígado y los músculos.

- Los primeros intentos por probar el posible efecto del regaliz para tratar a largo plazo los problemas como el sobrepeso y la falta de energía en mujeres menopáusicas se realizaron en una investigación llevada a cabo por la Universidad de Illinois, en Urbana-Champaign, junto con la Universidad Estatal de Oregón y otros dos centros académicos de Estados Unidos, y publicada en *Molecular Nutrition & Food Research* en 2016. Esta analizó el impacto de la suplementación dietética de raíz de regaliz en la obesidad inducida por la dieta, la acumulación de grasa y la esteatosis hepática en ratones C57BL/6 ovariectomizados como modelo de menopausia. Se utilizaron la raíz en polvo y un extracto compuesto aislado. Aunque el extracto compuesto también tuvo efecto, fue más efectivo el polvo de raíz para reducir el aumento de peso corporal, la deposición general de grasa, la esteatosis hepática y la expresión de genes de síntesis de lípidos hepáticos después de la ovariectomía. Los datos demuestran que la raíz de regaliz proporcionó la mejora de múltiples parámetros metabólicos en condiciones de dietas bajas en estrógenos y grasas sin estimular los tejidos reproductivos.

Rodiola
roseroot (Rhodiola rosea)

PARA QUÉ SIRVE:

✔ Combatir el cansancio y la fatiga.

✔ Mejorar el rendimiento físico y mental.

✔ Disminuir el estrés.

CUÁNDO USARLA:

✔ A diario, cuando hay fatiga crónica y falta de energía.

CÓMO CONSUMIRLA:

✔ En té o infusión.

✔ Como suplemento, en dosis de 200 mg, 2 veces al día.

Es una planta pequeña y fragante de la cual existen unas 200 especies. Se da muy bien en las alturas, por eso es muy conocida en las zonas montañosas de Europa y Asia. Se dice que ya los antiguos griegos sabían de sus maravillosas propiedades para apoyar la salud; de hecho, el médico griego Dioscórides analizó esta planta en sus escritos. Los vikingos, por su parte, la utilizaban en sus largas travesías para mejorar la resistencia mental y física; con ese mismo objetivo, era y es usada aún por los sherpas en el Himalaya.

Durante siglos, sus extractos se han recomendado contra las afecciones relacionadas con la edad y la depresión debido a sus propiedades como un adaptógeno, que ayudan a combatir los efectos del estrés y la oxidación, así como problemas relacionados con el sistema neuroendocrino e inmunitario. Asimismo, existe información de su uso entre astronautas y atletas rusos que suelen consumirla para prevenir la fatiga y mejorar el rendimiento, ya que es un producto local permitido.

Por qué sí funciona

• La publicación *BMC Complementary Medicine and Therapies* dio a conocer en 2012 una revisión sistemática realizada en Canadá sobre el uso de *Rhodiola rosea* para tratar la fatiga física y mental. En esta se señala que, debido a sus propiedades adaptógenas, se ha estudiado por sus capacidades para mejorar el rendimiento en personas sanas y sus propiedades terapéuticas en varias poblaciones clínicas. De 206 artículos identificados en la búsqueda, 11 cumplieron los criterios de inclusión para esta revisión. Por otra parte, 2 de los 6 ensayos que examinaron la fatiga física en poblaciones sanas informaron que esta raíz fue efectiva, al igual que 3 de los 5 que la evaluaron para la fatiga mental.

• En 2000, la publicación *Phytomedicine* dio a conocer un estudio realizado por la Universidad Estatal de Medicina de Armenia que investigó el efecto del tratamiento repetido, en dosis bajas, con un extracto estandarizado

Bebida de rodiola y té de bayas para aumentar la energía
PARA 1 PERSONA

INGREDIENTES:
4 tazas de agua recién hervida
2 cucharaditas de rodiola seca
1 difusor de té
1 bolsita de té de bayas (también
   puede ser hibisco o un té
   blanco)
Zumo de mandarina (opcional)
Miel cruda o endulzante
   (opcional)

PREPARACIÓN:
Pon la rodiola en un difusor de té y coloca este en un contenedor resistente al calor. Agrega el té de bayas, hibisco o blanco. Si no tienes, puedes usar un puñado de arándanos negros o rojos secos. Vierte el agua encima. Deja reposar unos diez minutos. Al momento de servir, agrega un poco de zumo de mandarina y miel o endulzante, si gustas. La rodiola puede ser un poco amarga. Guarda el resto en la nevera con zumo de mandarina o agrega más arándanos. Bebe el resto durante el día, temprano.

de *Rhodiola rosea* L. sobre la fatiga durante el servicio nocturno entre un grupo de 56 médicos jóvenes y sanos. Se observó una mejora estadísticamente significativa en las pruebas de concentración en el grupo de tratamiento con esta planta durante las primeras 2 semanas. No se informaron efectos secundarios para ninguno de los tratamientos observados. Estos resultados sugieren que la *Rhodiola rosea* puede reducir la fatiga general en ciertas condiciones estresantes.

• La *Journal of Sports Medicine and Physical Fitness* publicó en 2010 un estudio muy interesante realizado en el Laboratorio de Medicina Deportiva y Nutrición de la Universidad de Roma, en Italia, sobre la capacidad de la *Rhodiola rosea* como una planta adaptógena que promueve la utilización de ácidos grasos y mejora la función antioxidante y la resistencia del cuerpo a los esfuerzos físicos intensos en un grupo de atletas. Después de una suplementación crónica con *Rhodiola rosea* durante 4 semanas, 14 atletas entrenados se sometieron a una prueba de agotamiento cardiopulmonar y muestras de sangre para evaluar su estado antioxidante y otros parámetros bioquímicos. Los resultados mostraron que puede reducir los parámetros del daño al músculo esquelético después de una sesión exhaustiva de ejercicio. Además, parece mejorar el consumo de ácidos grasos, confirmando que puede aumentar la capacidad de los adaptógenos para hacer ejercicio físico.

Yerba mate
(*Ilex paraguariensis*)

PARA QUÉ SIRVE:
- ✔ Bajar de peso.
- ✔ Impedir que la grasa tape las arterias (propiedades antiaterogénicas).
- ✔ Estimular la energía, debido a su concentración de cafeína, y mejorar el rendimiento físico y mental.
- ✔ Activar el metabolismo.
- ✔ Disminuir el colesterol y los triglicéridos.
- ✔ Controlar la glucosa en la sangre.
- ✔ Mejorar el sistema de defensas.

CUÁNDO USARLA:
- ✔ Diariamente, cuando hay sobrepeso, obesidad o falta de energía.

CÓMO CONSUMIRLA:
- ✔ En té, hasta 3 tazas al día.
- ✔ Como suplemento, hasta 3 g diarios. Idealmente, 1 g antes de cada comida o de realizar ejercicio. No tomar después de las cinco de la tarde.

Caá es el nombre guaraní de esta hierba amarga, y significa "planta y bosque". Según estos nativos, cuyo territorio formó parte del Virreinato del Río de la Plata, es el regalo que los dioses les dejaron para mantenerlos energizados y saludables. Por eso, durante siglos le rindieron culto al árbol que la genera y la convirtieron en una bebida venerada; sus hojas llegaron a ser tan valiosas como el dinero y las intercambiaban por víveres y bienes materiales.

Posteriormente, los jesuitas la cultivaron y popularizaron en Europa. Hasta hoy, beber y compartir un mate en varios países del sur del continente es un momento sagrado, que tiene que ver con cultura y salud. Es una tradición que se ha vuelto una moda entre los *millennials* sureños y de países tan lejanos como Kuwait y Siria. Esto se debe a recientes investigaciones que han comprobado las propiedades de esta hierba, que no solo contiene una gran cantidad de cafeína, sino antioxidantes, efectos vasodilatadores y una larga lista de beneficios. Se ha comprobado que 1 g puede mejorar en un 20 % el rendimiento físico y ayudar a perder peso. ¡Mata dos pájaros de un tiro!

Por qué sí funciona

- La revista *Nutrients* publicó en 2017 un estudio sobre el uso de la yerba mate realizado en Kuwait. Debido a que esta hierba ha ganado popularidad como una opción para mejorar la salud metabólica y los resultados de pérdida de peso, se probó si su ingestión afecta la oxidación de ácidos grasos, el perfil del estado de ánimo y la escala subjetiva de apetito durante el ejercicio moderado prolongado. Doce mujeres activas sanas tomaron 2 g de yerba mate o placebo en un diseño de medidas repetidas. Los participantes descansaron durante 120 minutos antes de realizar un ejercicio

Yerba mate, té verde y menta para activar la energía y bajar de peso
PARA 1 PERSONA

INGREDIENTES:
4 tazas de agua hervida
3 cucharaditas de yerba mate
1 bolsita de té verde
Hojas de menta fresca
1 difusor de té

PREPARACIÓN:
Pon la yerba mate en el difusor de té. Colócalo dentro de un contenedor resistente al calor y agrega el agua recién hervida. Añade las hojas de menta. Déjalo reposar unos diez minutos. Luego agrega el té verde. Sirve una taza y bébela temprano, por la mañana, o antes de ejercitarte. Bebe el resto durante el día, frío o caliente. No lo tomes después de las cinco o seis de la tarde para no interferir con tu horario de sueño.

de ciclismo de 30 minutos. La combinación de la ingesta de yerba mate con ejercicio prolongado a intensidades específicas de "pérdida de grasa" aumenta la oxidación de ácidos grasos y mejora las medidas de saciedad y estado de ánimo. Se determinó que tales efectos positivos combinados —tanto metabólicos como de saciedad y psicomotores— pueden jugar un papel importante en el diseño de futuras intervenciones de estilo de vida para la pérdida de peso y grasa.

- También la revista *Nutrients* publicó en 2015 una revisión de varios estudios que han identificado a la yerba mate como una excelente candidata para combatir la obesidad y la inflamación relacionada con esta. La misma fue realizada por la Escuela de Medicina de la Universidad de San Francisco, en Brasil. Los estudios celulares demuestran que la yerba mate suprime la acumulación de triglicéridos y reduce la inflamación. Los estudios en animales muestran que modula las vías de señalización que regulan las respuestas de adipogénesis, antioxidantes, antiinflamatorias y de señalización de insulina. Además, esta yerba interviene en distintos aspectos y factores relacionados con la obesidad al ayudar a controlarla.

- Conforme a un estudio realizado por la Escuela de Medicina de la Universidad Nacional de Chonbuk, en Corea, publicado por *BMC Complementary Alternative Medicine* en 2015, la yerba mate puede ser útil para reducir el peso corporal y la grasa. Esta institución investigó la eficacia y seguridad de la suplementación con yerba mate en hombres y mujeres con obesidad en un ensayo aleatorizado, doble ciego y controlado con placebo. Los pacientes tomaron tres cápsulas de yerba mate por cada comida, 3 veces al día (3 g/día). Los resultados, después de 12 semanas, mostraron que la suplementación con yerba mate disminuyó la masa de grasa corporal, el porcentaje de grasa corporal y el ancho de cintura.

2

PIEL Y CABELLO

Cómo cuidar las "tarjetas de presentación"

Bien se dice que la piel es nuestro órgano más extenso, pues aparte de esta capa viva que cubre todo nuestro organismo, también el cabello, las uñas y las glándulas sebáceas y sudoríparas forman parte de ella. Constituye, asimismo, nuestra primera línea de defensa contra las amenazas externas y para proteger nuestros órganos internos. Es, además, la manera en que nos mostramos al mundo.

Mis colegas dermatólogos suelen decir que, así como cuidamos el corazón o nuestro sistema digestivo, debemos preocuparnos de nutrir, apapachar y consentir a nuestra piel, desde la punta del cabello hasta nuestros pies, ya que también lo necesitan.

Me consta que ustedes, las mujeres, en general, son bastante más detallistas que nosotros para cuidar de la piel y el cabello. Recurren a cremas, tratamientos y ungüentos para mantenerlos bien. Sin embargo, muchas veces olvidan lo básico: alimentarlos e hidratarlos desde adentro. Para ello es necesario entender cuáles son los procesos de cambios que reflejan. Por ejemplo, durante el período, no solo hay cambios en el deseo sexual o en el peso, también los hay en la piel y el cabello. Pero vamos por partes.

Por supuesto que hay problemas cutáneos que son genéticos y que deben ser tratados por un especialista a lo largo de toda tu vida. Sin embargo, los problemas relacionados con el paso del tiempo, la exposición ambiental o la alimentación insuficiente se pueden retardar de alguna manera o prevenir hasta cierto punto. Y de esos es de los que vamos a hablar.

NI POCO QUE NO CALIENTE, NI MUCHO QUE QUEME

La exposición al sol es un tema del que últimamente se habla con regularidad. Durante décadas, especialmente la de los ochenta y mediados de los noventa, lucir un tono bronceado fue símbolo de belleza y de llevar un estilo de vida ostentoso. Estar bronceado era como mostrar que se llevaba una vida relajada, haciendo surf sobre las olas o viajando constantemente en un yate. Pero con el aumento de los casos de cáncer de piel, esa percepción errónea empezó a cambiar… ¡Y nos fuimos al extremo! Dejamos de disfrutar del sol, empezamos a untarnos protector solar de pies a cabeza y evitamos a toda costa que un rayo de sol nos toque. Entonces comenzaron a aparecer otros problemas como la disminución de la vitamina D, que es igual o peor que el bronceado excesivo.

Durante los años que llevo hablando a través de los medios y en redes sociales, siempre he tratado de dejar claro que los excesos jamás son buenos. Si bien es cierto que exponernos al sol a la hora de mayor calor para disfrutar en un parque o una playa, en pleno verano y sin protección, seguramente nos va a pasar la cuenta; pero mantenernos alejados de una cuota diaria de luz solar también lo hará. Fíjate en los efectos que comenzaron a surgir entre la población después de estar encerrados durante la cuarentena. Aumentaron los casos de depresión y con el tiempo veremos otros efectos nocivos en la salud. Por eso, insisto: tomar sol en la justa medida es necesario no solo para la piel, sino para el organismo en general.

Mi recomendación siempre es atender las medidas de precaución, pero sin excederse. Por ejemplo, es muy saludable una caminata temprano en la mañana con los primeros rayos matutinos, o después de las cinco o seis de la tarde cuando baja un poco la temperatura, pero todavía hay luz natural. Aprovecha para hacer ejercicio, tomar aire puro y recibir esa energía que solo la luz solar provee.

Ahora, si eres una persona con una piel delicada o con antecedentes de cáncer u otros problemas, debes buscar ayuda profesional antes de iniciar cualquier actividad.

Pregúntale a tu dermatólogo o médico de cabecera por algunas recomendaciones de productos que sean lo más naturales posible, sin aluminio u otros componentes químicos que sean peligrosos. Afortunadamente, hoy en día existen muchas opciones que pueden protegerte sin correr otros riesgos.

LOS CAMBIOS HORMONALES Y LA PIEL

Seguramente, desde la adolescencia pudiste comprobar que las hormonas no son muy buenas amigas de la piel. Cada mes, las mujeres suelen sentir el efecto de esos días complicados porque, aunque hayan sido bendecidas con una piel espectacular, más de una vez pueden ver que aparecen granitos o acné precisamente antes de una ocasión especial. Y es que sumados a los cambios en los niveles de estrógeno y todo lo que ocurre dentro del organismo, el estrés tampoco ayuda a aclarar la dermis.

La explicación no es muy sencilla ni del todo clara, pero se sabe que las hormonas también están encargadas, en parte, de las células sebáceas. Durante la adolescencia, especialmente, se produce una maduración de testosterona, que, si bien es la hormona masculina, también está presente en menor grado en las mujeres porque, entre otras cosas, ayuda a que tengas más fuerza.

En el caso de los hombres, las hormonas se estabilizan alrededor de los 20 años. Algo que no ocurre con ustedes, pues mensualmente se están modificando. Por eso, a pesar de ser adultas, muchas mujeres sufren cuadros de acné a los 30 años, a los 40 o más. Suele ser temporal, pero puede ocurrir durante algunos ciclos hormonales, en el embarazo o en la menopausia, por ejemplo, con mayor intensidad.

Si te sucede, no te sientas mal, pues no eres la única. Se estima que alrededor del 60 % de las mujeres sufre cuadros de acné, al menos temporal, en algún momento de su vida adulta. Durante el embarazo, ocurre algo similar, pues alrededor del 50 % de las mujeres lo padece en algún momento de esos 9 meses debido a las fluctuaciones entre los niveles de andrógeno y estrógeno, y al aumento de la cantidad de grasa que producen.

LA MENOPAUSIA Y SUS MARCAS

Es un período al que muchas mujeres temen, no solo por los efectos internos, como los sofocos nocturnos, sino también porque se manifiesta a través de la piel y el cabello. Es muy común que, junto con la disminución de los niveles de estrógeno y progesterona, tanto en la perimenopausia como en la menopausia, comiencen a sufrir de erupciones cutáneas que nunca antes tuvieron, ni en la adolescencia ni en los embarazos. De hecho, tanto la piel como el cabello se resecan con mayor facilidad y lo mismo les ocurre a los ojos. Una de las consecuencias de estas fluctuaciones hormonales es que el cuerpo va perdiendo la capacidad para retener el agua, también por eso comienzan a aparecer con más frecuencia las marcas de expresión o arrugas, una palabra que a pocas les causa gracia.

Otro problema que aparece es la dermatitis, aunque no tiene relación con los cambios hormonales, sino con alergias ambientales o con el sistema inmunitario. Además, en ciertas ocasiones, se acelera o aparece con mayor intensidad en momentos de mucho estrés.

Sin lugar a duda, las mayores enemigas de las mujeres son las manchas y las arrugas de la piel a causa de la edad y los cambios hormonales. Por supuesto, contra el avance del reloj no es mucho lo que podemos hacer, pero sí hay maneras de colaborar para que ese paso del tiempo sea benevolente.

¿QUÉ PASA CON EL CABELLO?

Los niveles de estrógeno más bajos durante la perimenopausia y la menopausia también afectan al cabello. A algunas mujeres que antes solían tener abundante melena, de pronto, el cabello se les vuelve más frágil, opaco y comienzan a perderlo a diario. En algunos casos, más rápido de lo que pensaban: de un día para otro, empiezan a tener huecos o círculos sin cabello. De hecho, es la queja más común que se escucha en los consultorios médicos.

Ahora bien, es importante descartar otros problemas como, por ejemplo, la diabetes. Hay una estrecha relación entre la pérdida abrupta de cabello y el comienzo de esta enfermedad, por ejemplo. El metabolismo de la glucosa debe funcionar adecuadamente para que el cabello crezca de manera normal. En muchas ocasiones, en personas aparentemente saludables, la pérdida repentina de cabello es una señal temprana de que hay un inicio de diabetes, debido a que los folículos del cabello no se reemplazan a la velocidad normal, ya que hay problemas circulatorios y, generalmente, desequilibrio hormonal. Por tanto, si observas que comienzas a perder más cabello de lo habitual, es bueno un examen de rutina para saber si no está pasando algo más complicado con tu salud, como un problema de tiroides.

NIVELES BAJOS DE HORMONAS Y LA ALOPECIA

Si después de un examen médico no hay problemas como diabetes, tiroides u otros, lo más probable es que lo que te está generando la pérdida de cabello sea la disminución del estrógeno por la aproximación o llegada de la menopausia. La hormona dihidrotestosterona o DHT se vuelve dominante, lo que se refleja, entre otras cosas, en menos cabello en algunos lugares y el crecimiento en otros como, por ejemplo, el mentón.

La alopecia o pérdida de cabello es una condición bastante común en las mujeres alrededor de los 50 años.

¿CÓMO SOLUCIONARLO?

Por supuesto que la primera opción cuando el problema se hace mucho más difícil de controlar es acudir a un especialista, ya sea dermatólogo o endocrinólogo. Incluso, muchas veces debes acudir a ambos para trabajar en conjunto todos los síntomas. Ellos suelen recomendar anticonceptivos o tratamientos de reemplazo hormonal, que, si bien a algunas mujeres les funcionan de maravilla, a otras les causan más complicaciones y prefieren evitarlos.

Mi sugerencia, siempre, antes de indicar cualquier otra cosa, es acudir a la alimentación. La base del bienestar general sigue siendo básica: la dieta. Mientras más nutritivo, natural, crudo y completo sea el combustible que le ponemos a nuestro cuerpo, especialmente para enfrentar esos cambios, tanto mejor responderá. En eso funcionamos igual que un carro, mientras mejor gasolina y más cuidado le demos a la maquinaria, más tiempo durarán el motor y todo el engranaje, desde las luces a los frenos. De la misma forma, funciona tu cuerpo.

Fíjate en mujeres famosas como Jane Fonda, por ejemplo, que luce con orgullo cada año que carga en su cuerpo. No esconde sus canas ni sus líneas de expresión, pero es una mujer que desde hace décadas da cátedra de cómo llevar una excelente calidad de vida a través de la actividad física y la alimentación. Pues yo sigo apostando por lo mismo. Si cambias ciertos hábitos poco saludables, por más pequeños que sean, verás resultados en ti, en todo tu organismo, no solo sintiéndote renovada, sino luciendo de la misma forma la piel y el cabello.

No existe manera alguna de evitar el impacto de los años, pero se puede controlar o disminuir a través de la nutrición. De hecho, existen estudios, como uno realizado en Polonia, publicado en 2016, que se enfocó precisamente en cómo contrarrestar los efectos del cambio hormonal, especialmente la pérdida del cabello, durante la menopausia. Esta investigación señala que los ingredientes de la dieta contenidos en varios grupos de productos alimenticios tienen relación directa con la síntesis de hormonas esteroides y, por lo tanto, un impacto en la estructura, el crecimiento y el mantenimiento del cabello y la piel. Por eso, buscar mejorar la alimentación es vital.

El estudio asegura que durante este período de la vida de la mujer se hace aún más necesario incluir en la dieta:

- Proteínas que contengan aminoácidos de azufre, como la cisteína y la metionina, que están relacionadas con la síntesis de proteínas capilares —como la queratina, por ejemplo—, que son básicas para la construcción del cabello. Para obtener estos nutrientes, necesitas incorporar alimentos de origen animal como la carne, el pescado, los huevos y productos lácteos.
- La L-lisina exógena, presente principalmente en la parte interna de la raíz del cabello, es responsable de la forma y el volumen de este. La puedes adquirir a través de la leche, la soya y la carne.
- Las grasas participan en la síntesis de hormonas esteroides —a partir del colesterol—, por lo que influyen para mantener en buen estado el cabello y la piel. De hecho, para procesar los nutrientes, incluso el colágeno, necesitas los ácidos grasos esenciales que aportan algunos productos como las semillas de lino o linaza, la chía y el aguacate. Las semillas puedes agregarlas a tus postres, desayunos o ensaladas, al igual que el aguacate, el cual es absolutamente versátil y puedes comértelo en ensaladas, como el clásico guacamole o, incluso, en batidos.

- La dieta de las mujeres debe contener productos ricos en carbohidratos complejos, con bajo índice glucémico y carga que contenga fibra que regule el metabolismo de carbohidratos y lípidos del cuerpo.
- Las vitaminas también tienen un impacto en el estado del cabello. Estas son micronutrientes, elementos indispensables en el ciclo de formación y vida del folículo piloso. Me refiero a las vitaminas A, B, C, D y E, así como a minerales como hierro, selenio y zinc, que tienen relación directa con la prevención de la alopecia. En julio de 2018, se realizó una búsqueda bibliográfica amplia para compilar artículos publicados que estudian la relación entre vitaminas y minerales, y la pérdida de cabello. Se sabe que los micronutrientes como las vitaminas y los minerales juegan un papel importante, pero no está del todo claro cómo actúan en el desarrollo normal del folículo piloso y qué función tiene en las células inmunes. Por eso, una alimentación adecuada, balanceada y, sobre todo, basada en frutas, vegetales y pescados ricos en ácidos grasos parece ser la mejor opción para un cabello sano.

Además, te dejo estos otros consejos:

*Suma fitoestrógenos

A través de estas páginas, seguramente verás muchas veces esta palabra. Se trata de unos componentes similares a las hormonas, pero que están presentes en los vegetales. Los menciono en el capítulo relacionado con el SPM y la menopausia, ya que se ha demostrado que los alimentos ricos en fitoestrógenos ayudan a mantener en equilibrio las hormonas y, de esa forma, apoyan tu salud femenina interna y externa. Los siguientes alimentos son herramientas valiosas para ayudarte a responder a los efectos del desequilibrio hormonal: las frutas —como las manzanas, fresas, granadas, uvas—, los vegetales —como el ñame, repollo, ajo y zanahoria—, los cereales —como la avena, la cebada y el germen de trigo—, las almendras, el pistacho y el té verde, entre muchos otros. La mayor concentración de este compuesto se encuentra en la soya y sus derivados —como el tofu, la leche y la "carne" hecha con esta legumbre—, así como en la alfalfa y la linaza. El impacto de sus propiedades antioxidantes lo podrás ver reflejado en tu cabello y tu piel.

*Batidos de colágeno

El colágeno es una proteína que no solo te ayuda a cuidar la piel, sino también los tejidos, huesos y articulaciones. Pero los grandes beneficiados podrán ser tu cabello y tu piel. A medida que avanzamos en edad, vamos perdiendo la capacidad de sintetizar colágeno, que es el encargado de proporcionar la elasticidad y el relleno de la piel, ya que genera células dérmicas; es decir, de la segunda capa de la piel y tejidos. Es por esta razón que, durante nuestra juventud y primeros años como adultos, no mostramos arrugas. Podemos sonreír, tener expresiones, pero una vez que relajamos los músculos, desaparecen y no se quedan como marcas permanentes en la piel. Sin embargo, a partir de los 30 años, aproximadamente, esa producción natural de colágeno comienza a decaer.

El colágeno no solo sirve para disminuir las arrugas, las manchas y revitalizar tu apariencia completa, también mejora las articulaciones, ayuda a mantener la presión arterial y previene la osteoporosis, entre otras tareas.

Todas las cremas o mascarillas que lo contengan, por supuesto, ayudan a mejorar la apariencia de la piel en su capa externa; sin embargo, los mejores resultados en todo el organismo ocurren cuando el colágeno se suma a la alimentación. Muchos expertos en medicina antienvejecimiento promueven, entre otras cosas, dietas más ligeras en cuanto a calorías, pero más ricas en nutrientes: por ejemplo, sumando proteína de colágeno a los batidos, al té o al café de la mañana. Cuando se utiliza en polvo, es muy similar a la leche y, por tanto, es fácil agregarlo.

*Ácido hialurónico + MSM

El ácido hialurónico es tan importante como el colágeno para la hidratación de la piel y para mantener en buen estado las articulaciones, lo mismo sucede con el metilsulfonilmetano o MSM. El ácido hialurónico ayuda a la producción de colágeno en el cuerpo y evita el envejecimiento prematuro de las células, además de que contribuye a mantener el tejido. El MSM, por su parte, ayuda a desinflamar los tejidos. Esta sustancia se encuentra en algunos vegetales de hojas verde intenso, como las espinacas. Pero el mejor suplemento es el que combina MSM, ácido hialurónico y vitamina C. De esa forma, sintetizan y absorben mejor el colágeno.

*Hidrátate más

Lo habrás escuchado miles de veces, pero la hidratación del organismo es vital para mantener no solo una piel y cabello sanos, sino el cuerpo completo. Todos nuestros procesos requieren suficiente líquido, y no me refiero al té o jugos que puedas disfrutar durante el día. Esos suman, por supuesto, pero el agua pura y natural es básica. Puedes agregarle unas gotas de zumo de limón, naranja, toronja, fresas cortadas o arándanos para agregarle un poco de sabor suave y variar. Pero no agregues ningún tipo de endulzante.

*Agrega frutas y vegetales, abundantes en agua y vitamina

Hay productos que son mejor que un costoso tratamiento de belleza. Por ejemplo, la manzana. Esta fruta, siempre disponible, de cualquier color, aporta ácido tartárico, que es una sustancia esencial para mantener una piel saludable, ya que ayuda a deshacerse de toxinas y células muertas. La sandía es muy buena, ya que la mayor parte de su volumen es agua y posee prácticamente todas las vitaminas y minerales vitales para tu piel. La pera, por otro lado, es una fruta que ha sido subestimada, pero que tiene un impresionante valor nutritivo, especialmente, gracias a su contenido de silicio, que es importantísimo para la regeneración celular. No te olvides de los arándanos, que son, sin lugar a duda, una de las frutas más generosas para la salud completa, al igual que el kiwi; ambas protegen tu piel: son armas letales contra el paso del tiempo gracias a la impresionante cantidad de antioxidantes que poseen.

En el caso de los vegetales, el apio, la lechuga y el pepino son excelentes aliados, pues aparte de ser buenas fuentes de agua, son ligeros, económicos y absolutamente nutritivos. El apio, en especial, es una fuente importante de calcio, sodio y hierro. Otra excelente opción es la zanahoria. Un vaso diario de jugo de zanahoria y apio, por ejemplo, es ideal para ayudarte a bajar la inflamación del cuerpo —en especial, de las zonas alrededor de los ojos— y lucir una piel más lozana.

*Aprender a controlar el estrés

Si en este punto de tu vida todavía no sabes lidiar con el estrés, es momento de que hagas algo y aprendas a manejarlo a como dé lugar. Existen decenas de investigaciones que sostienen que el estrés, especialmente en la vida de la mujer adulta, es el detonante de una serie de enfermedades y tiene efectos que se relacionan con la oxidación y el envejecimiento de las células. No en vano, en culturas donde el manejo del estrés se realiza a temprana edad, aprendiendo técnicas de relajación en escuelas y centros de estudios, la vejez se lleva de otra manera en el ámbito comunitario, con menos problemas de salud y con un estilo de vida mucho más activo.

El estado del cabello y la piel es un reflejo del estrés. Recuerda momentos en que te hayas sentido abrumada por situaciones de trabajo o familiares, lo más probable es que hayas padecido de erupciones en la piel y pérdida repentina de cabello. Así que es hora de aprender a controlar ese enemigo que te saca más arrugas y canas de las que merece.

*El aromático romero

Te recomiendo esta hierba en el capítulo de salud del cerebro porque es excelente para ayudar a mantenerlo en buen estado. Pero también es un buen aliado de tu belleza, tanto para la piel, combatiendo problemas como el acné, como para el cabello. En el caso de la piel, se ha demostrado que inhibe la bacteria asociada con el desarrollo del acné; además, es rico en componentes antiinflamatorios que ayudan a reducir esos brotes. Y, por si fuera poco, se ha probado que ayuda a proteger las células de la piel contra los rayos ultravioleta, evitando el cáncer de esta.

El aceite esencial de romero, por su parte, cuando se aplica de manera tópica en el cuero cabelludo, promueve el crecimiento del cabello en tan solo

3 semanas de uso. Y si se combina con aceite de eucalipto, estimula los melanocitos del cabello y produce un pigmento mejorado. También aumenta el brillo de tu pelo, ya que produce mayor concentración de ceramida. Lo ideal es usarlo a diario y dejarlo actuar durante 30 minutos antes de lavar el cabello. También puede usarse en combinación con manteca de cerdo.

*Más cacao, mejor piel

Este producto, que es maravilloso para nuestro cerebro, protege la piel del daño de los rayos ultravioleta. También ayuda a reducir la piel áspera y la descamación. Por eso, una buena mascarilla de cacao, una vez por semana, te ayuda a mantener una piel de lujo.

*Té verde, a la hora que sea

Además de ayudar a despertarte por la mañana, de colaborar con el peso y la salud ósea, evita distintos tipos de cáncer, entre los que destaca el de la piel. Se ha comprobado que es una excelente ayuda para protegernos del daño al ADN, previniendo también la supresión inmune y el desarrollo de tumores.

*Bacopa, un as bajo la manga

Este producto no es solo bueno para tu sistema inmunitario, también colabora con tu cabellera. Esta hierba ayurvédica posee varios alcaloides, saponinas y esteroles que han demostrado restaurar el crecimiento del cabello. Así que si ya la usas para protegerte de virus y gérmenes, tiene otro punto a su favor.

A continuación, comparto contigo otros **santos remedios** para ayudarte a mantener una piel y un cabello como en tus mejores años.

Piel

Aceite de árbol del té
malaleuca, *tea tree oil* (*Melaleuca alternifolia*)

PARA QUÉ SIRVE:
- ✔ Prevenir y tratar lesiones de la piel como el acné.
- ✔ Antimicrobiano, antibacterial y antiinflamatorio de la piel y mucosas.
- ✔ Proteger la piel y evitar el cáncer de esta.
- ✔ Combatir la gingivitis.

CUÁNDO USARLO:
- ✔ A diario, cuando hay lesiones o brotes de acné.

CÓMO CONSUMIRLO:
- ✔ Uso tópico, directamente sobre la piel, especialmente en la noche. Comienza aplicando solo en las áreas afectadas.

No es el mismo arbusto que da las hojas de té que bebemos. Esta es una planta originaria de Oceanía, específicamente de Australia, donde los aborígenes locales le han dado uso medicinal desde hace miles de años. Sin embargo, en el resto del mundo, tiene poco más de un siglo de fama.

Es muy poderoso combatiendo bacterias y gérmenes de la piel, por lo que es muy apreciado y se ha convertido en un negocio millonario por servir como base para fabricar productos de belleza e higiene como jabones y lociones de limpieza facial o para su uso directo.

Se ha estudiado su utilidad como cicatrizante, para tratar la sarna y los problemas en la piel capilar, ya que se usa para combatir la caspa; también ayuda con el herpes, calma las picaduras de insectos y es excelente contra los hongos de las uñas. Incluso, es bueno para definir el cabello ondulado. Mezclado con agua, en gárgaras, ayuda a combatir el mal aliento, aunque no se puede beber, ya que su uso interno es tóxico.

Por qué sí funciona

- El Departamento de Dermatología de la Universidad de Ciencias Médicas Isfahán, en Irán, realizó un estudio con el objetivo de determinar la eficacia del aceite de árbol del té en el tratamiento del acné, publicado por la *Indian Journal of Dermatology, Venereology and Leprology* en 2007. El ensayo clínico aleatorizado doble ciego fue realizado en 60 pacientes con acné vulgar de leve a moderado. Se dividieron aleatoriamente en dos grupos y se trataron con gel de aceite de árbol del té al 5 % o placebo. La respuesta al tratamiento se evaluó mediante el recuento total de lesiones de acné y el índice de gravedad de estas. Los resultados confirmaron que el uso tópico del aceite de árbol del té es un tratamiento efectivo para tratar este problema de la piel.

- La *Australasian Journal of Dermatology*, por su parte, publicó en 2017 otro estudio realizado por varias escuelas de la Universidad de Australia Occidental. En este se verificó la eficacia, la tolerabilidad y la aceptabilidad de un gel

Enjuague facial para eliminar brotes de acné y cuidar la piel
PARA 1 PERSONA

INGREDIENTES:
4 gotas de aceite de árbol del té
4 cucharadas de hamamelis
   (*witch hazel*)
1 frasco con gotero
1 mota de algodón

PREPARACIÓN:
Mezcla el aceite de árbol del té y el hamamelis en el frasco. Pon unas gotas sobre el algodón y pásalo por tu cara limpia antes de maquillarte por la mañana y, en la noche, después de quitarte el maquillaje. Luego puedes ponerte una crema humectante.

de aceite de árbol del té (200 mg/g) y un lavado de cara (7 mg/g) para el tratamiento del acné facial de leve a moderado. En este estudio piloto, los participantes se aplicaron los productos en la cara 2 veces al día durante 12 semanas y fueron evaluados después de 4, 8 y 12 semanas. Los resultados mostraron que ambos productos fueron bien tolerados y su uso mejoró significativamente el acné de leve a moderado.

• La efectividad del aceite de árbol del té para tratar lesiones de la piel, como la dermatitis seborreica y, especialmente, las relacionadas con el acné, se debe a su contenido de terpinen-4-ol y 1,8-cineol. El terpinen-4-ol posee fuertes propiedades antimicrobianas y antiinflamatorias. El aceite de árbol del té ejerce actividad antioxidante y se ha informado que tiene una actividad antimicrobiana de amplio espectro contra infecciones bacterianas, virales, fúngicas y protozoarias que afectan la piel y la mucosa. Así lo comprobó una completa revisión de estudios realizada por el Departamento de Dermatología de la Universidad de Ciencias Médicas Jundishapur, en Ahvaz, Irán, publicada en la *International Journal of Dermatology* en 2013. Allí se menciona que estas propiedades de dicho aceite también son útiles para tratar la gingivitis crónica. Además, acelera el proceso de curación de heridas y exhibe actividad contra el cáncer de piel.

Astaxantina
astaxanthin

PARA QUÉ SIRVE:
- ✔ Proteger y regenerar la piel al estimular el colágeno, la fibrina y la elastina.
- ✔ Proteger contra el cáncer de piel al evitar el daño de los rayos ultravioleta.
- ✔ Proteger el corazón.
- ✔ Reforzar la vista.
- ✔ Reforzar el sistema inmunitario.
- ✔ Reforzar y reducir el dolor en tendones y articulaciones.

CUÁNDO USARLO:
- ✔ A diario.

CÓMO CONSUMIRLO:
- ✔ A través de la dieta, consumiendo salmón salvaje, camarones, trucha, cangrejos y langostinos.
- ✔ Como suplemento, en dosis de 10 a 20 mg diarios.

Su complicado nombre proviene del griego *Αστακός,* que significa "cangrejo", porque los mariscos y peces anaranjados, como los cangrejos, salmones silvestres o camarones, contienen esta sustancia, considerada un supernutriente marino, que les otorga ese pigmento.

Aunque siempre ha sido parte de nuestra dieta, desde que los científicos se dieron cuenta de su poder, su fama no ha hecho más que crecer, pues, en verdad, es uno de los antioxidantes más poderosos que se conozcan para combatir los radicales libres y frenar la oxidación de las células: es 14 veces más potente que la vitamina E, 54 veces más que el betacaroteno y 65 más que la vitamina C.

Diversas investigaciones han demostrado que, por vía oral, mejora la resistencia física y la capacidad cardiovascular, reduce los triglicéridos, protege la vista y es un arma letal contra el envejecimiento de la piel, que ayuda a recuperar su elasticidad y humedad natural, entre otros muchos beneficios.

Por qué sí funciona

- El Departamento de Medicina y Ciencias de la Salud de la Universidad de Molise, en Italia, realizó una completa revisión sobre el papel de la astaxantina en la fisiología de la piel. En ella describe sus posibles mecanismos de acción y destaca las implicaciones clínicas asociadas con su consumo. Esa investigación fue publicada en 2018. Debido a sus diversas funciones colectivas en la biología de la piel, existe una creciente evidencia de que la astaxantina posee varios beneficios para la salud y aplicaciones importantes en el campo de la dermatología. Se han propuesto una variedad de mecanismos potenciales a través de los cuales la astaxantina podría ejercer sus beneficios sobre la homeostasis de la piel, incluidos los efectos fotoprotectores, antioxidantes y antiinflamatorios.

Crema casera de astaxantina para proteger la piel
PARA 1 PERSONA

INGREDIENTES:
1 cápsula de astaxantina
10 cucharadas de aceite de coco (almendra o argán)
1 envase pequeño de vidrio o plástico, con tapa hermética
1 cuchara
Guantes plásticos

PREPARACIÓN:
Ponte los guantes para evitar que el aceite que contiene la cápsula te manche las manos. Pon el aceite de coco (o el que escojas) en el envase. Luego, abre la cápsula cuidadosamente con un pequeño orificio y vierte el contenido en el aceite. Mezcla bien con la cuchara y listo. Usa la mezcla por la mañana (si no tienes que salir) y por la noche, al menos una hora antes de irte a la cama, para darle tiempo a que se absorba. Si necesitas más aceite, úsalo. La cápsula tiene un color anaranjado intenso. Al principio tiñe un poco la piel, pero luego se absorbe. Puedes diluirlo en mayor cantidad de aceite para suavizar el color. Idealmente, debes usar la mezcla a diario además de tomar el suplemento.

- También en 2018, la revista *Nutrients* publicó los resultados de una investigación realizada en Japón en la que se evaluaron los efectos de la suplementación dietética de astaxantina sobre el deterioro de la piel inducido por los rayos UV. Veintitrés participantes japoneses sanos fueron reclutados para un estudio doble ciego controlado con placebo de 10 semanas. Fueron asignados al grupo suplementado con una cápsula que contenía 4 mg de astaxantina o al grupo placebo. Los resultados mostraron que mejora la piel áspera y ayuda, además, en la textura. Por lo tanto, la astaxantina protege contra el deterioro de la piel inducido por los rayos UV y ayuda a mantener la piel en personas sanas.

- En enero de 2020, la publicación *Journal of Cosmetic Dermatology* dio a conocer una revisión realizada por los Laboratorios Glenmark, en Mumbai, India, en la que se destacan el perfil y los efectos de la astaxantina en la mejora de la salud de la piel. También se mencionan los posibles mecanismos que generan esos efectos dermatológicos positivos y las posibles indicaciones de la molécula antioxidante que posee para su uso en cosmetología y dermatología. En esta revisión, también se menciona que la astaxantina ha demostrado tener propiedades antiinflamatorias, inmunomoduladoras y de reparación del ADN, lo que ha alentado aún más su uso para mantener la salud de la piel y abordar su daño.

Sándalo
sandalwood (Santalum)

PARA QUÉ SIRVE:
- ✔ Tratar problemas de la piel como acné, psoriasis, eczema y verrugas.
- ✔ Mejorar la calidad de la piel al proteger y renovar las células.
- ✔ Antiinflamatorio.
- ✔ Antimicrobiano.
- ✔ Relajante.

CUÁNDO USARLO:
- ✔ A diario, cuando hay problemas en la piel.

CÓMO CONSUMIRLO:
- ✔ De manera tópica, solo o combinado en alguna fórmula natural.
- ✔ Puedes usarlo como aceite o polvo.

Posee uno de los aromas más apreciados en el mundo. De hecho, en la antigua India, el *chandana*, como se le conoce en sánscrito, llegó a ser uno de los regalos más exquisitos y valorados. India destaca como uno de los lugares originarios del árbol del cual se destila el aceite o se obtiene el polvo. Además, Australia y Hawái poseen sus propias especies.

Fue la cultura religiosa de India la que dio a conocer su veneración por este producto, pues el sándalo formaba parte de innumerables rituales. En la actualidad, se sigue considerando un elemento sagrado. De hecho, con el duramen o parte central del tronco, se hace una pasta utilizada en varias ceremonias, así como en momentos de meditación y oración. También desde hace miles de años se utiliza de manera tópica en la medicina ayurvédica, así como en la medicina tradicional china, para una serie de dolencias. Se dice que potencia la belleza, calma la mente y mejora el alma.

Por qué sí funciona

- Se ha encontrado que el sándalo tiene diferentes efectos farmacológicos que incluyen propiedades antiinflamatorias, antioxidantes, antimicrobianas y antiproliferativas, las cuales apoyan la salud de la piel. En la edición de verano de 2019, la publicación *Indian Dermatology Online Journal* dio a conocer una exhaustiva revisión de estudios sobre las propiedades y mecanismos de acción de sus componentes para tratar diversas afecciones de la piel e incluso protegerla del cáncer. Se ha descubierto que el alfa-santalol, su componente principal, tiene efectos quimiopreventivos, además de que, posiblemente, no resulta tóxico para las células normales; también tiene efectos antiinflamatorios, lo cual explica su éxito en el tratamiento de trastornos inflamatorios de la piel como la psoriasis y la dermatitis atópica.
- La *Journal of Drugs in Dermatology* publicó en 2012 un estudio realizado por un centro dermatológico de Beverly Hills, California, en el que se usó una mezcla tópica patentada de aceite de sándalo altamente purificado de Australia y de ácido salicílico en adolescentes y adultos con acné facial

de leve a moderado. El régimen de investigación consistió en un limpiador espumoso, un suero para el acné, un tratamiento localizado y una mascarilla. Los pacientes se aplicaron el régimen de tratamiento según las indicaciones durante 8 semanas. Los resultados mostraron un 89 % de mejoría de la piel, con notable reducción en las lesiones, y no se informó picazón, descamación u otras reacciones adversas. El régimen de tratamiento fue bien tolerado por los pacientes. Por ello, se respalda el uso del sándalo para este tipo de problemas en la piel.

• De acuerdo con una revisión de estudios realizada por científicos de compañías farmacéuticas de California y Texas, publicada en la *Journal of Clinical and Aesthetic Dermatology* en 2017, el aceite de sándalo ha demostrado actividad biológica como agente antiinflamatorio, antimicrobiano y antiproliferativo. También ha mostrado ser prometedor en ensayos clínicos para el tratamiento del acné, la psoriasis, el eczema y las verrugas comunes. Posee, además, un perfil de seguridad favorable, es de fácil uso tópico y está disponible, lo cual respalda su uso tradicional.

• La revista Frontiers in Pharmacology publicó el 2017 otra investigación realizada entre universidades de Canadá, Estados Unidos y Australia, con colaboración de investigadores de México, Taiwán e Italia sobre las propiedades del aceite de sándalo de las Indias Orientales (EISO) para aliviar la psoriasis, una enfermedad inflamatoria crónica de la piel que afecta entre el 2 a 3% de la población mundial. Teniendo en cuenta que anteriormente estos expertos realizaron estudios que avalan las propiedades antiinflamatorias del aceite de sándalo en los modelos de piel, esta vez se plantearon la hipótesis de que el sándalo podría proporcionar un beneficio terapéutico a los pacientes con psoriasis debido a sus propiedades antiinflamatorias y antiproliferativas.

Té *rooibos*
té rojo (*Aspalathus linearis*)

PARA QUÉ SIRVE:

✔ Disminuir las arrugas gracias a la gran cantidad de antioxidantes que posee.

✔ Tratar problemas de la piel como eczema y acné, entre otros.

✔ Combatir el estrés oxidativo del cuerpo, desde el cerebro hasta la piel.

✔ Apoyar el sistema inmunitario.

✔ Apoyar la salud ósea y cardiaca, controlar la diabetes, entre otros.

CUÁNDO USARLO:

✔ Diariamente.

CÓMO CONSUMIRLO:

✔ En té, a diario o varias veces a la semana, máximo 2 veces al día.

✔ En productos de belleza y cosméticos que lo contengan.

Proviene de un arbusto originario de la costa occidental de Sudáfrica llamado *rooibos*, que en afrikáans significa "arbusto rojo", aunque también existe una versión verde, que es el mismo producto sin oxidar.

Para los nativos que lo han usado durante cientos de años, en realidad, no es considerado un té, sino una hierba. Lo cierto es que se trata de una planta extraordinaria con un sinfín de usos y propiedades para el organismo, en especial, a medida que avanzan los años.

En primer lugar, tiene la ventaja de que no contiene cafeína ni teína, por lo que no es estimulante. En segundo lugar, reúne una infinidad de minerales como calcio, zinc, magnesio y manganeso; aunque su mayor valor está en los antioxidantes y polifenoles. Por eso, su fama ha llegado a la industria cosmética y se ha convertido en una de las plantas más apetecidas por el sector de la belleza. De hecho, cada día aumentan los cosméticos y cremas que lo contienen por su amplio abanico de beneficios para la piel.

Por qué sí funciona

• La capacidad del *rooibos* para disminuir las arrugas se comprobó en un estudio realizado por una compañía de cosméticos en Tailandia, cuyos resultados fueron publicados por la *International Journal of Cosmetic Science* en 2010. Los cosméticos antiarrugas a base de hierbas usados en la prueba se formularon a partir de una mezcla de té y *rooibos* (*Camellia sinensis* y *Aspalathus linearis*), ginkgo (*Ginkgo biloba*) y soya (*Glycine soja*), y fueron comparados después de 28 días de aplicación. Estos extractos se incorporaron a una base de gel estable desarrollada preliminarmente. Los resultados dejaron ver que la fórmula que contiene té y *rooibos* tuvo la mejor eficacia en la reducción de arrugas: un 9.9 %. El té *rooibos* contiene ácido alfa hidroxi, que destaca como uno de los principales ingredientes de los tratamientos para la piel y que no es común en los alimentos. Este té también

Mascarilla de *rooibos* para atenuar arrugas y mejorar la piel

PARA 1 PERSONA

INGREDIENTES:

Té de *rooibos* (2 bolsitas o 2 cucharaditas de té)

1 taza de agua recién hervida

1 o 2 cucharaditas de harina de maíz

1 cucharadita de miel

1 mota de algodón

PREPARACIÓN:

Pon las bolsas de té o las hojas en un frasco o taza grande y agrega el agua recién hervida. Déjalas reposar hasta que esté bien infusionada. Toma ¼ de taza de esa mezcla aparte, en otro recipiente. Agrégale la harina de maíz, la miel y mezcla muy bien. Debe quedar como una crema espesa. Ponte esa mezcla en la cara, especialmente en las zonas donde hay más líneas de expresión. Ponte también en el cuello y el pecho. Déjala actuar unos veinte minutos o hasta que se seque. Luego, enjuaga con agua tibia para quitarla. Finalmente, ponte el resto del té con un algodón en la cara como tonificante. Déjalo así toda la noche. Si te sobra té, guárdalo en un frasco bien sellado en la nevera para usarlo durante los días siguientes como tónico.

tiene un efecto calmante, pues reduce la irritación y el enrojecimiento de la piel. Posee, además, una cantidad considerable de zinc, que ayuda a tratar afecciones de la piel como eczema y acné. Contiene, por otro lado, superóxido dismutasa, un componente que tiene propiedades antienvejecimiento y ayuda a retrasar las arrugas. Esta enzima estimula la producción de células sanas de la piel y, junto con otros antioxidantes que contiene este té, ayuda a combatir los radicales libres, que son los que envejecen las células.

- El Centro de Investigación del Estrés Oxidativo del Departamento de Ciencias Biomédicas de la Universidad Tecnológica de la Península del Cabo, en Sudáfrica, investigó el efecto antioxidante del té de hierbas *rooibos* y un suplemento comercial derivado de *rooibos* sobre el estrés oxidativo inducido en el hígado en ratas. El estudio, publicado en 2014, confirmó que este producto natural es una buena fuente de antioxidantes en la dieta, ofrece un estado antioxidante significativamente mejorado del hígado en una situación de estrés oxidativo inducido.

- El papel de los poderosos componentes del té *rooibos* para combatir el estrés quedó demostrado en una revisión de estudios de los mecanismos de acción de este y otros productos naturales realizada por universidades y centros de investigación de Corea del Sur y Estados Unidos, y publicada por *PLOS One* en 2014. En esta se señala que el té *rooibos* podría ser una buena fuente de antioxidantes debido a su mayor proporción de compuestos polifenólicos que atenúan considerablemente el estrés oxidativo.

Cabello

Cebolla
onion (*Allium cepa*)

PARA QUÉ SIRVE:

✔ Promover el crecimiento del cabello y evitar su caída.

✔ Combatir gérmenes y microbios.

✔ Prevenir trombosis.

✔ Combatir el asma y problemas respiratorios.

✔ Apoyar el sistema inmunitario.

CUÁNDO USARLA:

✔ Consumirla y usarla permanentemente.

CÓMO CONSUMIRLA:

✔ Como alimento a través de la dieta.

✔ De manera tópica, aplicando su jugo al menos 2 veces por semana.

No se sabe a ciencia cierta de dónde es originaria, si de Asia o del norte de África. Tampoco se conoce si apareció con la agricultura o ya era parte de la alimentación en la prehistoria. Lo que sí sabemos es que ya los antiguos egipcios veneraban la estructura eterna y circular de la cebolla, considerándola no solo un elemento básico en su dieta, sino también imprescindible en la medicina, en los abundantes festines y una valiosa ofrenda para sus dioses. Tan importante era para ellos que aparece dibujada en los muros de las pirámides y fue incluida en las tumbas de algunos faraones.

También los israelitas que cruzaron el desierto buscando la tierra prometida hacían alusión a esta planta, recordando con añoranza cuando podían comerla libremente en Egipto. De ahí en adelante, siempre fue considerada valiosa para apoyar la salud, ya que contiene muchos nutrientes con propiedades anticancerígenas, antiplaquetarias, antitrombótica, antiasmática y efectos antibióticos. Y cada día sigue sorprendiendo a los científicos.

Por qué sí funciona

- El Departamento de Dermatología y Venereología del Hospital Docente de Bagdad, en Iraq, realizó un estudio diseñado para evaluar la efectividad del uso tópico del jugo de cebolla cruda en el tratamiento de la alopecia areata irregular en comparación con el agua del grifo. La investigación fue publicada por *The Journal of Dermatology* en 2002. Los pacientes, hombres y mujeres de entre 3 y 42 años, fueron divididos en dos grupos. El nuevo crecimiento del cabello comenzó después de 2 semanas de tratamiento. El estudio mostró que el uso de jugo de cebolla cruda dio resultados significativamente mayores con respecto al crecimiento del cabello que el agua del grifo y, por lo tanto, puede ser una terapia tópica efectiva y económica para la alopecia areata irregular.

- Existen varios compuestos, vitaminas y minerales que son básicos en la síntesis de las hormonas esteroides con un impacto directo en el crecimiento

Zumo de cebolla para promover el crecimiento del cabello
PARA 1 PERSONA

INGREDIENTES
2 cebollas medianas o grandes
1 colador
1 gorra de baño o una bolsa
    plástica

PREPARACIÓN:
Limpia las cebollas y córtalas en trozos medianos. Ponlas en un extractor de jugo eléctrico o manual. Luego, cuela el jugo. No le agregues agua. Después, aplícatelo en el cuero cabelludo y el cabello hasta que quede bien empapado. Ponte una gorra de baño o una bolsa plástica. Déjalo actuar durante al menos veinte minutos. Finalmente, enjuaga con abundante agua tibia y lava el cabello como de costumbre. Puedes realizar este procedimiento dos o tres veces por semana hasta ver el crecimiento del cabello.

y mantenimiento del cabello. Durante la menopausia y un poco antes de esta, esos compuestos bajan de nivel. Entre ellos se encuentra el azufre, tal como lo señala una investigación realizada por la Universidad Tecnológica de Pomerania Occidental, en Szczecin, Polonia, publicada en 2016 en la *Menopause Review*. En tanto, otra revisión de los compuestos de la cebolla, realizada por la Universidad de Agricultura de Paquistán y publicada en 2015, destaca su alto contenido de azufre, el cual se ha comprobado que ayuda a estimular la circulación y el nuevo crecimiento capilar.

- Las propiedades beneficiosas de la cebolla para combatir la alopecia, aparentemente, se deben, además, a la presencia de ciertos compuestos como los flavonoides y flavonoles, especialmente la quercetina. Su mecanismo de acción y los distintos potenciales que posee este vegetal para apoyar la salud, tanto a través de la alimentación como de su uso tópico, se analizó en una revisión de estudios publicada en 2002, realizada por el Departamento de Genética y Biotecnología Vegetal, Investigación Internacional de Horticultura, ubicado en Inglaterra. El papel de la quercetina en el tratamiento de la alopecia también quedó demostrado en un estudio realizado por la Universidad de Miami y publicado en 2011. En este, se probaron los efectos de la quercetina subcutánea, un bioflavonoide con propiedades antiinflamatorias, sobre el desarrollo de alopecia en ratones. Los resultados demostraron que esta sustancia, presente en la cebolla, proporcionó un tratamiento efectivo para la pérdida de cabello, así como en la prevención de la aparición de alopecia.

Ginkgo
maidenhair tree (*Ginkgo biloba*)

PARA QUÉ SIRVE:
- ✔ Estimular la regeneración del cabello y fortalecerlo.
- ✔ Mejorar la memoria y la concentración.
- ✔ Disminuir la ansiedad y depresión.
- ✔ Regular la presión arterial.

CUÁNDO USARLO:
- ✔ A diario o cada 2 días para tratar la alopecia. Mínimo, 2 veces a la semana.

CÓMO CONSUMIRLO:
- ✔ Como suplemento.
- ✔ Aceite de uso tópico.

En los escritos de botánica, se dice con orgullo que esta especie de árbol cuenta la historia de la tierra en sus ramas, pues es la más antigua que existe. Tiene aproximadamente 250 millones de años; por eso, para muchos, es considerado el árbol de la vida. No en vano, en 1859, el biólogo Charles Darwin decía que el *ginkgo* es un fósil viviente, pues, en la misma época que los dinosaurios gobernaban el planeta, estos árboles ya proveían su magnífica estructura y sus impresionantes propiedades.

Aunque existía en casi todos los continentes, por alguna razón desapareció durante miles de años, concentrándose en Asia, específicamente en el sureste de China. También se sabe que, si llegó hasta nuestros días, fue debido al cuidado que le brindaron los monjes budistas, quienes conocieron sus beneficios y lo ha venerado desde entonces, plantándolo en los jardines imperiales y en los lugares considerados sagrados. Hoy en día, el extracto de sus hojas es uno de los productos herbales más usados en el mundo.

Por qué sí funciona

- El amplio espectro de componentes y antioxidantes que posee el *Ginkgo biloba* lo hace un producto capaz no solo de detener la caída del cabello, sino de promover también el crecimiento de nuevos folículos pilosos. Decenas de estudios se han concentrado en verificar su uso tradicional al investigar estos componentes y sus mecanismos de acción, en especial contra el estrés oxidativo y su capacidad para eliminar radicales libres, los cuales son los causantes de la mayoría de las enfermedades, como la alopecia, debido al envejecimiento de las células. También ayuda a mejorar el flujo sanguíneo y la circulación capilar de la sangre. Así lo demostró una revisión de estudios realizada por la Universidad de Medicina de la Prefectura Kioto, en Japón, publicada en 1999, que investigó las acciones biológicas y aplicaciones clínicas del extracto de hojas de *Ginkgo biloba*. Esta y otras investigaciones han mostrado que la actividad de eliminación de radicales libres que posee

Masaje con aceite esencial de *ginkgo*, *neem* y romero para estimular el crecimiento del cabello

PARA 1 PERSONA

INGREDIENTES:

30 gotas de aceite esencial de *Ginkgo biloba*

15 gotas de aceite esencial de romero

15 gotas de *neem* (*Azadirachta indica*)

Toalla mediana o turbante de algodón

PREPARACIÓN:

Mezcla los aceites en un contenedor pequeño y luego aplica la mezcla en tu cuero cabelludo con masajes muy suaves. Envuelve tu cabeza con la toalla o turbante. Déjalo al menos media hora y, luego, lava el cabello como de costumbre. Prueba a hacerlo cada dos o tres días.

es comparable con la de otros antioxidantes conocidos como las vitaminas A y C, así como el tripéptido glutatión. Además, cuenta con propiedades antiinflamatorias, las cuales también contribuyen al crecimiento y salud del cabello.

- Tres entidades académicas de China lideraron un estudio que puso a prueba el uso del ginkgólido B y la bilobalida para promover el crecimiento y aumentar las células de la papila dérmica del folículo piloso de los visones americanos, el cual fue publicado en 2019. La importancia de este estudio radica en que la regeneración del potencial de proliferación de las células de la papila dérmica contribuye al tratamiento de los trastornos de pérdida de cabello humano. El ginkgólido B y la bilobalida son dos componentes funcionales aislados del *Ginkgo biloba* que pueden promover el crecimiento del cabello.

- La publicación *Yakugaku Zasshi: Journal of the Pharmaceutical Society of Japan* publicó en 1993 un estudio realizado en Japón en el cual se investigaron los efectos del extracto etanólico al 70 % de las hojas de *Ginkgo biloba* en la regeneración del cabello en ratones. El *ginkgo* mostró que, efectivamente, promueve la regeneración del cabello. También tuvo otros efectos inhibitorios sobre la agregación de plaquetas sanguíneas e inhibió el aumento de triglicéridos en suero en ratas tratadas con una dieta alta en colesterol, entre otros. Los resultados sugirieron que podría usarse como un tónico capilar.

Grosella espinosa india

amla, *indian gooseberry* (*Emblica officinalis*)

PARA QUÉ SIRVE:
- ✔ Estimular el crecimiento y fortalecimiento del cabello, ya que aumenta las células de la papila dérmica.
- ✔ Antiinflamatoria.
- ✔ Analgésica.
- ✔ Apoyar el sistema inmunitario.
- ✔ Diurética.
- ✔ Laxante.

CUÁNDO USARLA:
- ✔ A diario, en especial cuando hay caída del cabello o este está débil.

CÓMO CONSUMIRLA:
- ✔ Como fruta, para apoyar la dieta.
- ✔ Aceite o tónico, de uso tópico, sola o en combinación con otros productos.

Se dice que en algunos escritos indios de diversas medicinas, como la *siddha*, ayurvédica y unani, se describe esta fruta como la mayor bendición para la humanidad, pues posee más minerales, vitaminas y otras sustancias que la mayoría de los frutos que se conocen. De hecho, existen antecedentes históricos en diversas culturas, como la egipcia, tibetana y árabe, en los que se menciona una infinidad de eficaces usos medicinales, no solo de sus frutos, sino de la planta completa, incluyendo sus raíces, corteza y semillas.

Estudios modernos han demostrado que es una de las frutas con mayor concentración de vitamina C y algunos de sus fitoquímicos tienen efectos radiomoduladores, quimiomoduladores, quimiopreventivos, captadores de radicales libres, actividades antioxidantes, antiinflamatorias, antimutagénicas e inmunomoduladoras. Incluso, se usa para apoyar los tratamientos y la prevención del cáncer.

Es una fruta versátil, pues no es dulce, sino más bien agria, y se puede comer de cualquier forma, aunque es especialmente apreciada en polvo para jugos; en *murabba*, una especie de mermelada asiática; y en *chutney* o salsa picante.

Por qué sí funciona

- La publicación científica *Evidence-Based Complementary and Alternative Medicine* publicó en 2017 los resultados de un estudio preclínico y clínico realizado en conjunto con un laboratorio farmacéutico, un instituto de investigación y la Universidad Yeungnam, todos de Corea del Sur. La investigación analizó los componentes de una formulación patentada hecha con extractos naturales para estimular el crecimiento y promover la salud del cabello. Los ingredientes incluían *Emblica officinalis* o amla, *Thea sinensis* L., *Pinus densiflora*, *Pueraria thunbergiana*, *Tribulus terrestris* y *Zingiber officinale*. El estudio señala que todas son plantas orientales tradicionales que se han utilizado durante mucho tiempo para la terapia relacionada con

Mascarilla casera de amla para potenciar el crecimiento del cabello
PARA 1 PERSONA

INGREDIENTES:
2 cucharadas de aceite de amla
1 huevo
1 cucharada de fenogreco en
    polvo (alholva)
1 cucharada de aceite de romero
1 gorra de baño o bolsa plástica

PREPARACIÓN:
Pon todos los ingredientes en un recipiente y mézclalos muy bien. Aplica la mezcla en el cuero cabelludo con masajes suaves. Úntala también en el cabello. Ponte la gorra o la bolsa y déjala que actúe por treinta minutos. Luego lava el cabello como de costumbre.

el cabello. Por tanto, los resultados confirmaron la efectividad de la combinación, que promueve el crecimiento del cabello y mejora la salud capilar.
- Según la revisión "Plantas medicinales de India", realizada en 1989, de las grosellas indias o amla se obtiene un aceite que se ha utilizado tradicionalmente durante miles de años para fortalecer y promover el crecimiento del cabello. También señala que, cuando la fruta se deja secar, se puede utilizar para enjuagues y mezclas que promueven la limpieza del cabello de manera natural, sin que pierda sus aceites naturales. Además, tanto el cabello como el cuero cabelludo se benefician de sus nutrientes y antioxidantes para su crecimiento y pigmentación. Por eso es un producto que ha sido usado durante mucho tiempo como un ingrediente para champú, tónico y aceite capilar.
- De acuerdo con diversas investigaciones y con el uso tradicional que se le ha dado a la amla o *Emblica officinalis*, especialmente en la medicina ayurvédica y en Tailandia, el amplio abanico de aplicaciones medicinales que posee se debe a su increíble contenido nutricional, de aminoácidos y, sobre todo, antioxidantes. Por esta razón, es una de las recetas tradicionales tailandesas para retardar el envejecimiento celular interno y externo, lo cual explica su éxito para tratar problemas como la caída del cabello, además de promover su regeneración y la salud capilar. Así lo señala una completa revisión de estudios sobre sus componentes y mecanismos de acción realizada por el Colegio Médico Padre Muller de Kankanady, en Mangalore, India, la cual fue publicada por la *European Journal of Cancer Prevention* en 2011.

Hibisco

*hibiscus, chinese hibiscus (**Hibiscus rosa-sinensis**)*

PARA QUÉ SIRVE:
- ✔ Prevenir la caída del cabello y promover su crecimiento.
- ✔ Promover la salud del cabello y su brillo.
- ✔ Lograr un cabello más grueso y con mayor volumen.
- ✔ Ayudar a tratar la caspa.
- ✔ Prevenir las puntas partidas del cabello y evitar que se quiebre.
- ✔ Bajar la presión arterial.

CUÁNDO USARLA:
- ✔ A diario.

CÓMO CONSUMIRLA:
- ✔ En té, diariamente.
- ✔ Enjuague del cabello o para hacer mascarillas capilares al mezclar sus hojas y flores con aceites, champú, aceite de coco y miel o yogur.

Las series y películas de los setenta y ochenta popularizaron estas flores, con hermosas bailarinas hawaianas que las llevaban puestas detrás de una oreja. No eran parte del baile porque sí, sino una demostración de que se trataba de chicas solteras. Y es que estas flores, aparentemente, tienen su origen en las islas polinesias, aunque también se conocían desde hace miles de años en China, Japón y otros lugares. De hecho, es la flor nacional de Malasia, donde la usan para tratar epidemias, venenos de serpientes, enfermedades venéreas o sacar malos espíritus.

Además de su espectacular abanico de colores, posee abundancia de antioxidantes, especialmente vitamina C, lo que la hecho muy popular para una infinidad de usos medicinales. Es poderosa combatiendo los radicales libres y el envejecimiento, no solo interno, al usarla como té, sino también externo, cuando la usamos de manera tópica. De hecho, se sabe que tanto los indios como los chinos, árabes y portugueses la usaba para oscurecerse el cabello y las cejas.

Por qué sí funciona

- La alimentación y el consumo adecuado de vitaminas y minerales, especialmente en épocas de cambios hormonales como la menopausia, tiene estrecha relación con la prevención de la alopecia o pérdida del cabello. Una de las razones que explican las propiedades del hibisco para disminuir la caída de cabello, apoyar el crecimiento de nuevos folículos pilosos en zonas completamente calvas y activar el mecanismo de defensa inmune es que las flores de esta planta son ricas en antioxidantes, vitaminas como la C, A, B, D y E, y minerales como hierro, selenio y zinc. Así quedó explicado en una búsqueda bibliográfica amplia de estudios sobre el tema realizada en conjunto entre el Departamento de Dermatología y Cirugía Dermatológica de la Ciudad Médica Militar del Príncipe Sultán, en Riad, y el Hospital General

Mascarilla de hibisco y yogur para fortalecer el cabello y generar su crecimiento

PARA 1 PERSONA, 1 USO

INGREDIENTES:

3 cucharadas de flores y hojas de hibisco secas

⅓ de taza de agua recién hervida

1 taza de yogur griego u otro, sin azúcar ni saborizante

1 gorra de baño o bolsa plástica

PREPARACIÓN:

Pon las flores y hojas de hibisco en una taza y agrégale el ⅓ de taza de agua recién hervida. Deja que se infusione por unos quince minutos o hasta que esté fría. Luego, pon la mezcla en la licuadora junto con el yogur y procésalo todo. Aplica esta mezcla en tu cuero cabelludo y cabello. Unta por completo tu cabeza con masajes suaves. Ponte la gorra de baño o una bolsa para cubrirla. Déjalo actuar por media hora. Luego, lava el cabello como de costumbre. Repite el proceso semanalmente, al menos una vez.

King Fahad, en Medina, ambos de Arabia Saudita, y la Facultad de Medicina Miller de la Universidad de Miami, publicada en 2018.

- Las flores y semillas de hibisco son ricas en aminoácidos, los cuales ayudan en la nutrición del cuero cabelludo y del cabello, pues fortalecen las raíces y estimulan el crecimiento incluso en zonas completamente despobladas de cabello. Un análisis fitoquímico realizado por la Escuela de Medicina de la Universidad de Thi-Qar, en Iraq, publicado en la *Journal of Pharmacy* en 2018, mostró que el *Hibiscus rosa-sinensis* contiene taninos, antraquinonas, quininas, fenoles, flavonoides, alcaloides, terpenoides, saponinas, glucósidos cardiacos, proteínas, aminoácidos libres, carbohidratos, azúcares reductores, mucílagos, aceites esenciales y esteroides. Los estudios farmacológicos anteriores revelaron que el *Hibiscus rosa-sinensis* posee reproductores antioxidantes, antiinflamatorios, antipiréticos y analgésicos. Los efectos antioxidantes son los más importantes para el cabello.

- Un estudio realizado en India, publicado por la *Journal of Ethnopharmacology* en 2003, evaluó *in vivo* e *in vitro* el potencial de crecimiento del cabello con el uso de *Hibiscus rosa-sinensis* Linn. Para esto, se utilizó *in vivo* un 1 % de extracto de hojas y flores de hibisco en parafina líquida y se aplicó tópicamente sobre la piel afeitada de ratas albinas, evaluándolas durante 30 días. La longitud del pelo y las diferentes fases cíclicas de los folículos capilares se determinaron en diferentes períodos de tiempo. Los resultados mostraron que el extracto de hoja, en comparación con el extracto de flor, exhibe más potencia en el crecimiento del pelo. Sin embargo, ambas partes de la flor de hibisco lograron su efecto.

3

ANSIEDAD Y DEPRESIÓN
Enemigas silenciosas de la mente que carcomen la salud completa

Como cardiólogo, cada día veo pasar por mi consulta decenas de casos de personas con un corazón deteriorado, con insuficiencia cardiaca, la presión arterial y el colesterol por las nubes, y todos los síntomas de los que hablo en mis programas de televisión y en las redes sociales. Esos problemas perjudican enormemente la salud del corazón y el estado general del organismo. Sin embargo, en muchas ocasiones, también veo que la mente juega un papel fundamental y lo que en realidad les está sucediendo a muchos pacientes es que están bajo cuadros agresivos de estrés, ansiedad o depresión.

Al 2020, sin lugar a duda, todos lo recordaremos como un año en que la ansiedad, por ejemplo, se apoderó de nosotros. Y no es para menos. Pasamos de una vida social normal al encierro total y obligado sin saber qué pasaría con nosotros y nuestros seres queridos en las siguientes semanas, meses o, incluso, días, tanto en el ámbito de la salud como en el económico, o en ambos. La pandemia mundial del coronavirus nos arrebató la libertad de movimiento, la estabilidad, el trabajo, la certeza y la confianza en todo lo conocido hasta ese momento. Durante meses, no tuvimos nada claro, solo el conocimiento de que ese microscópico enemigo se apoderó de nuestra vida ¡en todo el planeta!

Todos estábamos en la misma página y, de alguna manera, lo seguimos estando. Y a todos, en mayor o menor grado, de una u otra forma, nos atacó la ansiedad, la inestabilidad emocional, el miedo y la tristeza. ¡No creas que me escapé de eso! Cada día debí dar la pelea para que la preocupación por mantenerlas informadas de manera adecuada y precisa a través de los distintos programas de Univisión y de mis redes, así como por atender a mis pacientes en mi consulta, no perjudicara mi salud ni la de mi familia, en casa, o la de mi madre en Puerto Rico, quien vive bajo constante angustia por mí.

Y es que, sin duda, los estados enfermizos de la mente siempre encuentran excusas para entrar en nosotros si les damos espacio.

Ahora, déjame aclararte que no es nada anormal que te hayas sentido ansiosa o deprimida durante ese período o en estos momentos intentando volver a la "nueva normalidad". La vida siempre nos enfrenta a situaciones que nos van a obligar a ponernos en estado de alerta o estrés. Es un proceso natural y hasta saludable cuando ocurre de vez en cuando, por períodos cortos, pues motiva a todo el sistema de defensas de nuestro organismo a reaccionar. Es como aceitar una máquina para que esté lista en el momento que la vayamos a necesitar. Sin embargo, las cosas se complican cuando ese "modo de alerta" continúa en forma prolongada o es permanente. Cuando la preocupación y nuestras reacciones bajo estrés son constantes y se vuelven difíciles de controlar, puede que hayamos entrado en un cuadro de ansiedad generalizada, y eso es más complicado.

A inicios de 2020, la Organización Mundial de la Salud (OMS) estimaba que, hasta 2019, más de 264 millones de personas de la población mundial sufrían de trastornos de ansiedad, normalmente vinculados al trabajo y la productividad. Eso implica que estas personas fueron diagnosticadas en los 12 meses anteriores con ansiedad generalizada. No significa que sea el total de las personas que realmente la padece, pues la mayoría nunca acude por ayuda. De acuerdo con la Alianza Nacional de Enfermedades Mentales, se estima que, en Estados Unidos, al menos 46 millones de adultos son diagnosticados anualmente con enfermedades mentales, ya sea ansiedad, depresión o dependencia de alguna sustancia, pero solo el 41 % recibe algún tipo de tratamiento. Por lo tanto, no hay registro de los síntomas de quienes no acuden por ayuda, o bien lo hacen por enfermedades que se generan posteriormente a raíz de un cuadro de ansiedad o estrés que ha durado años y que, obviamente, termina por desencadenar otros problemas, como enfermedades del sistema inmunitario o degenerativas.

La ansiedad es un problema global. En países como España, por ejemplo, en 2018, la Sociedad Española para el Estudio de la Ansiedad y el Estrés señalaba que 12 millones y medio de españoles habían padecido de estrés o ansiedad en los últimos 12 meses de manera frecuente o constante. Es decir, nueve de cada diez personas. En México, según estadísticas de organismos de gobierno, el 14.3 % de la población de ese país sufre de ansiedad. Según datos de la OMS, se estima que, en Latinoamérica, el 7.7 % de las mujeres es presa de la ansiedad y ese porcentaje aumenta un 15 % cada década. Y como ocurre en muchas de las dolencias, es más común en las mujeres que en los hombres, pues en ese grupo se da en un 3.6 % más. Ahora bien, debemos tener en mente que todos los datos que tenemos hasta ahora corresponden a nuestra vida "antes del COVID-19"; por lo tanto, lo más probable es que, actualmente, los números sean mayores.

¿QUÉ ES LA ANSIEDAD?

Puede que no te guste saberlo, pero debo ser claro en que la ansiedad es un trastorno psiquiátrico, es decir, de nuestra mente. El más común de todos. Y aunque no es una causa directa de muerte, puede llegar a ser mortal si no se trata a tiempo, ya que desencadena otros trastornos como la depresión (que puede terminar en suicidio) o problemas fisiológicos como ataques cardiacos, colesterol alto, presión alta, etcétera.

Como te comentaba al principio, si ocurre de vez en cuando y por períodos cortos, es una muy buena aliada, ya que estimula nuestra respuesta de adaptación. Es decir, activa todos los procesos que tenemos en nuestro organismo para responder a situaciones que nos ponen en "alerta" porque representan un potencial peligro. El problema es que no debemos estar "en alerta" permanentemente. Ese exceso es dañino.

¿CUÁLES SON LOS SÍNTOMAS DE LA ANSIEDAD PATOLÓGICA?

La palabra *patológica* nos indica que no es nada bueno para la salud. Y nos damos cuenta de que la ansiedad ha pasado de ser una "alerta" temporal a un estado enfermizo cuando comenzamos a sentirnos incómodos, con sudoración que no es a causa del calor, sino emocional. También podemos experimentar palpitaciones más rápidas y aceleración de nuestra respiración, como si estuviéramos cansados. De igual manera, nuestros músculos están más tensos, lo que nos puede ocasionar dolores en la espalda, en los hombros o en la cintura. Hay quienes tiemblan y se les dilata la pupila. Pero lo que más nos desconcierta e interfiere con nuestra vida cotidiana es que estamos permanentemente preocupados con respecto a la situación real y, en ocasiones, de manera exagerada, pues ese estado nos hace perder el equilibrio al apreciar las circunstancias y tendemos a reaccionar de manera inadecuada. Si tienes la mayor parte de estos síntomas, sin lugar a duda, estás padeciendo de ansiedad.

Es importante detectar a tiempo si estás padeciendo un trastorno de ansiedad generalizada para evitar que avance, se complique y arrase con tu vida. La ansiedad interfiere de manera incuestionable con nuestra rutina y nuestra vida en general, y puede incluso transferirse a nuestras relaciones de pareja o de trabajo y repercutir en nuestros hijos.

¿QUÉ GENERA LA ANSIEDAD? ¿SE PUEDE PREVENIR?

Es difícil responder a esa pregunta porque la vida misma, querámoslo o no, nos genera algún grado de ansiedad "normal". Cualquier situación puede ser un detonante de estrés excesivo y crear un cuadro de ansiedad circunstancial: las exigencias de nuestro trabajo, las responsabilidades, tener que adaptarnos a un horario y contar con una agenda excesiva de actividades, el tráfico, los problemas de pareja o familiares, la salud, la economía… o, como nos pasó a todos, una pandemia mundial que ponga de cabeza el sentido de la existencia como la conocíamos.

Ahora, ¿por qué a algunos los afectan de distinta manera esas situaciones o pueden superarlas más rápido? Bueno, eso depende de distintas circunstancias. Se cree que internamente intervienen procesos fisiológicos, como ciertas alteraciones en la manera de regular el funcionamiento de nuestros neurotransmisores en el cerebro o determinadas condiciones genéticas que pueden predisponer a algunas personas a caer en depresión o ansiedad, entre otras causas.

La ansiedad está relacionada con la depresión, aunque no necesariamente actúa una sobre la otra o de manera determinante. Sin embargo, en ambos casos, hay ciertos cambios o daños que se producen temporalmente en algunos neurotransmisores, así como en determinados neuromoduladores y en órganos del sistema nervioso como la amígdala cerebral.

¿ES LO MISMO ESTAR TRISTE QUE DEPRIMIDA?

No. La tristeza es un estado temporal, momentáneo. Nos puede poner tristes por un momento una película, una mala noticia o pelear con nuestra pareja. Pero, cuando esa emoción persiste por al menos dos semanas, nos causa angustia, desánimo, inapetencia y dificultad para conciliar el sueño, entre otras cosas, eso significa que tenemos un trastorno depresivo o depresión clínica. Lamentablemente, cada día son más las personas que sufren de este problema. Según la OMS, hasta 2019, por lo menos 322 millones de personas en el mundo sufrían de depresión, un 18 % más que hace 10 años. De hecho, después del síndrome coronario agudo, es uno de los problemas más comunes, graves y debilitantes, que muchas veces lleva a quienes lo padecen a evadir sus responsabilidades o a terminar con su vida. De acuerdo con los estimados de organismos especializados en salud mental, se cree que para el año 2030 la depresión y la cardiopatía isquémica serán, respectivamente, la primera y segunda causas principales de discapacidad en los países desarrollados. Algo que, sin lugar a duda, preocupa.

Muchas veces, la ansiedad está ligada a la depresión porque ambas suelen ser respuestas al exceso de responsabilidades en el trabajo o a las circunstancias en general. La depresión puede estar relacionada también, en el caso de las mujeres, con los procesos hormonales. Por ejemplo, durante el embarazo y después del parto, es normal que el desajuste y los cambios produzcan estados depresivos, los cuales es importante tratar a tiempo.

La depresión también genera alteraciones en el patrón de sueño, pues primero impide dormir como corresponde, pero luego, muchas personas la manifiestan queriendo pasar dormidas todo el tiempo para escapar de esa sensación extremadamente negativa de la vida que sienten en esos momentos. Asimismo, está estrechamente relacionada con el aumento en las probabilidades de desarrollar problemas del corazón. Y no quiero que te asustes si estás pasando por una depresión o la has experimentado, pero esta se ha asociado con un aumento de la mortalidad, incluida la mortalidad cardiaca. No en vano, fue clasificada por la Asociación Americana del Corazón (AHA, por sus siglas en inglés) como un factor de riesgo en pacientes que han sufrido un ataque al corazón. Por eso, esa organización anima a detectar dicho trastorno lo antes posible para tomar el control y tratarlo a la brevedad.

¿QUÉ HACER PARA PREVENIR O TRATAR UN CUADRO DE ANSIEDAD O DEPRESIÓN?

Prevenir al ciento por ciento la ansiedad o no caer en una depresión es difícil, pues, repito, siempre habrá situaciones que pueden desencadenarlas. Lo que podemos hacer es trabajar para fortalecernos mental, emocional y físicamente; de esa manera, estaremos mejor preparados y contaremos con más herramientas para superarlas lo más pronto posible.

*100 % actitud
Estar constantemente mirando el "vaso medio lleno y no medio vacío" no es una tarea sencilla, pero podemos intentar buscar maneras de llenarlo constantemente. Por supuesto, lograrlo también depende de las condiciones en las que nos encontremos, ya que, si hay vías de solución concretas que nos ayuden a tranquilizarnos u observar que hay un panorama prometedor para lo que estamos pasando, eso nos ayudará a cambiar nuestra visión *pesimista* por una *optimista*. Pero también podemos intentar alimentarnos interiormente con cosas buenas, con lecturas positivas, películas que nos motiven, música que nos ponga de buen humor, revisando fotografías de personas queridas, recordando momentos felices, creando metas a corto y mediano plazo que nos mantengan enfocados, etcétera.

*Controlar lo que se puede y soltar el resto de la carga
Hay situaciones que dependen de nosotros, de nuestro esfuerzo o actitud. Pero no podemos tener el control de todo. Lo vimos, por ejemplo, durante la crisis del COVID-19. Nosotros pudimos acatar las sugerencias de quedarnos en casa y mantener la higiene de la manera en que aprendimos a hacerlo para evitar el contagio, pero no podíamos obligar a todo el mundo a ser responsable. Eso, sin lugar a duda, generó gran ansiedad en muchos de nosotros. Lo que solía recomendarles a los televidentes y a mis pacientes es que se enfocaran en su grupo familiar y cuidaran de ellos, además de que no intentaran seguir los pormenores de lo que hacían el resto de sus amigos o vecinos para no destrozar sus nervios. En ocasiones, no nos queda más que ocuparnos de

lo que tenemos en nuestras manos y dejar que el tiempo ponga lo demás en su lugar.

*Convertir el ejercicio en terapia

Lo digo y lo repito siempre: el ejercicio no es simplemente una vía para ponernos en forma, sino la mejor receta para casi todos nuestros problemas de salud y además ¡es gratis!, no necesitamos acudir a farmacia alguna. Solo se requiere una caminata o treinta minutos de saltos con la cuerda en la sala de nuestra casa, como nos tocó hacer en la cuarentena. Mantener tu cuerpo en movimiento es lo primero que te puede ayudar a calmar la mente.

*Practica métodos de relajación

Las personas que regularmente practican la meditación o el yoga suelen ser menos propensas a manifestar cuadros de ansiedad, pues está demostrado que este tipo de técnicas ayuda a controlar la respiración, a bajar el ritmo cardiaco y a calmar la mente. Hay quienes, simplemente, prefieren hacer ejercicios de respiración, los cuales son muy parecidos e igualmente efectivos.

*Recurre a terapias naturales como la aromaterapia

Tal como menciono más adelante, hay decenas de estudios que demuestran que oler ciertos aromas naturales incentiva algunas áreas de nuestro cerebro. Algunos las activan y las ponen en alerta, como es el caso de la menta; o las relajan, bajando el ritmo cardiaco y promoviendo el sueño, como la lavanda, la cual se usa con frecuencia para tratar la ansiedad, la depresión y el estrés, así como el insomnio, entre otros padecimientos.

También puedes usar los aceites de lavanda en un baño relajante o beber un té de sus flores y hojas. Gracias a una sustancia llamada linalool, esta planta ayuda a promover la relajación, por lo que es una excelente aliada para combatir la ansiedad.

*Revisa tu alimentación y dieta

Comer saludable es otra de las armas de batalla para cualquier trastorno o problema. Mientras más productos frescos sumes, como vegetales y frutas, mejor te sentirás en general.

Fíjate también si estás manteniendo una alimentación completa, con la cantidad adecuada de proteínas, carbohidratos complejos y vitaminas.

*Que no te falte omega 3

Presta especial atención al consumo de alimentos ricos en omega 3, pues se ha encontrado que hay mucha relación entre la tendencia a la depresión, por ejemplo, y las dietas con bajas cantidades de este ácido graso. En el capítulo de la salud del cerebro, podrás ver la importancia de incorporarlo para mantener una mente clara y activa por más tiempo. Te cuento que también se cree que ayuda a aliviar la depresión al reducir las citocinas inflamatorias que afectan el metabolismo de los neurotransmisores. Así que, si lo sumas como suplemento, estarás cubriendo distintas áreas de tu salud.

*Otro aspecto para sumar *ashwaganda* a tu lista

También en el capítulo de la salud del cerebro, podrás ver que esta planta es muy venerada por su aporte para mantener tus capacidades mentales, ya que, gracias a sus propiedades para actuar en nuestro sistema neurológico, sirve para combatir la ansiedad, la depresión y los problemas de insomnio.

*Ponle azafrán a tu vida

En el capítulo donde se tratan el síndrome premenstrual y la menopausia, podrás encontrar toda la información relacionada con esta costosa especia, la cual es una maravilla, ya que potencia la actividad de los neurotransmisores que elevan el estado anímico, especialmente la dopamina y la serotonina. Por eso es muy beneficiosa para combatir la depresión y la ansiedad, al punto de que sus efectos se comparan con el medicamento fluoxetina.

*Agrega magnesio a diario

Lo verás mencionado en varios capítulos porque, la verdad, este mineral es un gran aliado de la salud, especialmente de nuestra mente. No solo te ayuda a conciliar el sueño, aliviar dolores, mejorar la función intestinal, mantener la presión arterial baja y una buena salud ósea, entre otros beneficios; también promueve la relajación. Por eso es importante que tomes a diario una dosis antes de dormir.

A continuación, te compartiré otros **santos remedios** para mantener la ansiedad y la depresión lo más lejos posible.

5-HTP
5-hidroxitriptófano, oxitriptan (*Griffonia simplicifolia*)

PARA QUÉ SIRVE:
- ✔ Tratar los síntomas de la ansiedad.
- ✔ Combatir la depresión.
- ✔ Tranquilizar el sistema nervioso.
- ✔ Disminuir los síntomas de la fibromialgia, como ansiedad, trastornos del sueño, nerviosismo, dolor, etcétera.
- ✔ Disminuir dolores de cabeza por tensión.

CUÁNDO USARLO:
- ✔ Cuando hay síntomas de estrés, inquietud, nerviosismo, cambios en el ciclo de sueño.

CÓMO CONSUMIRLO:
- ✔ Como suplemento, en dosis de 100 a 300 mg, 30 minutos antes de ir a dormir.

Aunque no es un producto como los otros que he compartido contigo, este es un elemento muy importante para el organismo y nuestra salud, especialmente para combatir problemas en las mujeres. Se trata de un aminoácido natural que producimos, pero que, pasada cierta edad, comienza a disminuir, lo que desencadena una serie de trastornos. Eso ocurre porque esta sustancia química se encarga, entre otras cosas, de colaborar con el triptófano en la síntesis de importantes neurotransmisores del sistema nervioso como la melatonina, que regula nuestro ciclo de sueño, pero, sobre todo, la serotonina, encargada de nuestro estado de ánimo, cuyo desbalance nos afecta con insomnio y obesidad.

No existen alimentos que puedan aportarnos 5-HTP en cantidades suficientes como para cumplir con esas labores, a diferencia del triptófano, que está presente en productos como la carne de pavo, la calabaza o la leche, entre otros. Sin embargo, el 5-HTP sí se puede encontrar en una planta leguminosa, típica de África, llamada *Griffonia simplicifolia*, de la que se obtiene el suplemento disponible en cápsulas, pastillas o gotas.

Por qué sí funciona

- El Instituto Nacional de Salud Mental de Klecany, en la República Checa, realizó, junto con otras instituciones académicas de ese país europeo, una completa revisión de los estudios sobre este aminoácido, publicada en marzo de 2020 por *Medical Research Reviews*. En esta se explica que la serotonina conocida como 5-HTP es una sustancia activa que se encuentra en las plaquetas, las células gastrointestinales y nuestro sistema nervioso central, y que actúa gracias a la acción de siete receptores o "encendedores". Solo uno de esos receptores ha sido más estudiado y aplicado en tratamientos contra el síndrome de colon irritable, náuseas y vómitos inducidos por la quimioterapia. Por otra parte, en la década de 1980 se empezaron

Bebida relajante para calmar la ansiedad y conciliar el sueño

PARA 1 PERSONA

INGREDIENTES:

1 tableta de 5-HTP para disolver (idealmente sin azúcar)

¼ de taza de agua

8 onzas de leche regular o de almendras

½ cucharadita de canela molida

1 cucharadita de cúrcuma molida

Miel al gusto (si la tableta de 5-HTP tiene azúcar, no la agregues)

PREPARACIÓN:

Disuelve la tableta de 5-HTP en el agua. Mientras tanto, pon la leche en una olla pequeña y agrégale la cúrcuma y la canela. Caliéntala hasta que esté a punto de ebullición, pero no la dejes hervir. Apágala y revuelve hasta disolver la cúrcuma y la canela. Sírvela en un tazón y agrégale el agua con la tableta de 5-HTP disuelta. Si la tableta no tiene azúcar, pon un poquito de miel. Bébela media hora antes de ir a dormir.

a investigar nuevas aplicaciones terapéuticas del 5-HTP que incluyen el tratamiento de trastornos neuropsiquiátricos como la esquizofrenia, la depresión, la ansiedad y el abuso de drogas. En esta revisión, se proporciona información con respecto a ese potencial terapéutico y su relación con los trastornos gastrointestinales y neuropsiquiátricos.

- Un estudio publicado en 1998 en la *Alternative Medicine Review: A Journal of Clinical Therapeutic* señala el mecanismo de acción del 5-hidroxitriptófano (5-HTP) en la biosíntesis o generación de serotonina. Además, menciona que este químico no requiere una molécula de transporte durante su absorción en los intestinos, por lo que se puede tomar con las comidas sin reducir su eficacia. De hecho, explica que, al tomarlo por vía oral, aproximadamente un 70 % del producto llega al torrente sanguíneo al atravesar con facilidad la barrera hematoencefálica, aumentando la síntesis de serotonina del sistema nervioso central. Esto se refleja luego en la regulación del sueño, la depresión, la ansiedad, la agresión, el apetito, la temperatura, el comportamiento sexual y la sensación de dolor.

- Distintas investigaciones han demostrado la efectividad del uso del oxitriptan o 5-HTP como primera opción para tratar los síntomas de la depresión usando dosis de 150 a 300 mg diarios durante un período de 2 a 4 semanas. Así lo plantean un estudio que apareció en 1980 en la revista *Neuropsychobiology* y otro publicado en 1972.

Bacopa
hierba de gracia, *brahmi*, *aindri* (*Bacopa monnieri*)

PARA QUÉ SIRVE:
- ✔ Combatir la depresión.
- ✔ Prevenir la ansiedad y el estrés.
- ✔ Disminuir el agotamiento mental.
- ✔ Evitar la pérdida de memoria.
- ✔ Ayudar a bajar la presión sanguínea.

CUÁNDO USARLA:
- ✔ Si hay cuadros depresivos.
- ✔ Cuando se experimentan lagunas mentales por agotamiento o estrés.

CÓMO CONSUMIRLA:
- ✔ Sirope o tintura.
- ✔ Como suplemento en cápsulas, en dosis de 300 mg diarios, por al menos 4 semanas.

La medicina india ayurveda, que nunca deja de sorprendernos en este lado del mundo, usa el término *medhya rasayanas* para referirse a un grupo de plantas medicinales que tiene una infinidad de beneficios para la inmunidad y la longevidad, pero cuya especialidad se orienta a mantener sana nuestra mente. Esas plantas son consideradas las mejores armas naturales para fortalecer la memoria y el intelecto, además de mantenernos en calma.

Entre ellas se encuentra la *aindri* o *brahmi*, como se le conoce localmente. El último nombre deriva de Brahma, que significa "el creador supremo". Fue bautizada así debido a sus múltiples beneficios para el cerebro, los cuales se le conocen desde hace miles de años. Incluso en algunos libros de India se cuenta que los maestros de escuelas religiosas antiguas se la daban a sus estudiantes para ayudarlos a memorizar, a estar en paz y a concentrarse mejor para meditar.

Por qué sí funciona

- La Universidad de Catania, en Italia, publicó en 2005 una revisión de la *Bacopa monniera* en *Phytomedicine*. En este trabajo señaló que el extracto de la planta y los bacósidos aislados (los principios activos más importantes) han sido ampliamente investigados en varios laboratorios por sus efectos neurofarmacológicos y hay varios informes disponibles que confirman su acción para tratar la depresión, la ansiedad y la pérdida de memoria, entre otros problemas.

- La *Journal of Alternative and Complementary Medicine*, con sede en Nueva York, publicó en 2008 un estudio realizado por el Instituto de Investigaciones Helfgott, de la Universidad Nacional de Medicina Natural, en el que se evaluaron los efectos del extracto seco estandarizado de toda la planta de *Bacopa monnieri* sobre la función cognitiva, su efecto, seguridad y tolerabilidad. Los participantes del ensayo clínico aleatorio, doble ciego y

Bebida para ayudar a combatir la depresión y la ansiedad
PARA 1 PERSONA

INGREDIENTES:

2 tazas de agua

1 bolsita de té de manzanilla
o lavanda

1 medida de tintura o sirope de
bacopa (de acuerdo con las
indicaciones del envase)

1 medida de tintura o sirope de
ashwagandha (de acuerdo con
las indicaciones del envase)

6 varitas o hilos de azafrán

Miel al gusto

PREPARACIÓN:

Pon el agua en un recipiente u olla pequeña. Agrega las varitas o hilos de azafrán y déjalos hervir por unos cinco a diez minutos. Luego, apaga y agrega el té de lavanda o manzanilla. Deja reposar por cinco minutos. Cuela y agrega la tintura o sirope de *ashwagandha* y bacopa. También ponle miel u otro endulzante. Bébela media hora o cuarenta y cinco minutos antes de irte a la cama.

controlado con placebo fueron 54 pacientes sanos de 65 años o más, de Portland, Oregón. Se les suministró por vía oral, durante 12 semanas, una tableta diaria de 300 mg de extracto estandarizado de *B. monnieri* o una de placebo. Los resultados mostraron que la hierba mejoró el estado anímico y disminuyó los rasgos de depresión y ansiedad; además, contribuyó a mejorar la memoria, la concentración y el rendimiento cognitivo, en general.

- Otro estudio realizado por la Universidad Hindú de Benarés, en India, publicado en 1998, comparó en modelos animales la actividad ansiolítica de un extracto estandarizado de *Bacopa monnieri* con el lorazepam, un conocido ansiolítico de benzodiazepinas. En todos los parámetros de prueba, la planta produjo una actividad ansiolítica relacionada con la dosis cualitativamente comparable a la del lorazepam. Además, el estudio señala que la ventaja de la bacopa para tratar los trastornos de ansiedad radica en el hecho de que promueve la cognición, a diferencia de la acción amnésica del lorazepam.

Bálsamo de limón

toronjil, *lemon balm, melissa mint* **(*Melissa officinalis*)**

PARA QUÉ SIRVE:
- ✔ Calmar la ansiedad, el nerviosismo y la excitabilidad.
- ✔ Reducir la frecuencia cardiaca.
- ✔ Disminuir la presión arterial.
- ✔ Mejorar el ánimo.
- ✔ Aumentar la concentración.
- ✔ Promover el sueño.

CUÁNDO USARLO:
- ✔ En situaciones de mucho estrés o intranquilidad.

CÓMO CONSUMIRLO:
- ✔ En té.
- ✔ Como suplemento, en dosis de 300 a 600 mg, de 2 a 3 veces al día.

Esta es, quizá, una de las hierbas más conocidas en el mundo, pues hoy en día crece en la mayoría de los jardines, aunque en sus orígenes se encontraba solo en la costa del Mediterráneo, al norte de África y al oeste de Asia.

El famoso alquimista y médico suizo del siglo XVI, Paracelso, quien creó innumerables medicinas y fue toda una leyenda en la materia, recomendaba el bálsamo de limón para solucionar cualquier problema relacionado con el sistema nervioso de una persona. Esta hierba es la piedra angular de la conocida agua de carmelitas o agua de melisa, un tónico famosísimo creado en Europa hace por lo menos trescientos años por los monjes carmelitas descalzos. En libros antiguos de medicina espagirista, o hecha a base de plantas, se le menciona como un jarabe perfecto parar "curar los problemas nerviosos y la histeria, los problemas del alma, la violencia o, incluso, el mal humor". Por algo es el primer remedio que nos dan nuestras abuelas para tranquilizarnos.

Por qué sí funciona

- La revista especializada *Indian Journal of Pharmacology* publicó en 2012 los resultados de un estudio realizado por la Universidad de Brasilia, en Brasil, sobre los efectos ansiolíticos y antidepresivos del bálsamo de limón. Los resultados mostraron que sus propiedades psicoactivas pueden proporcionar una alternativa farmacológica para ciertos trastornos psiquiátricos, dependiendo del sexo de la persona y de la duración del tratamiento.
- Una investigación publicada en 2014, realizada por la Universidad de Swinburne, en Australia junto con entidades de Alemania, que incluyó un estudio piloto y dos estudios de comportamiento, analizó el estado de ánimo, así como los efectos cognitivos y antiestrés de los alimentos y preparaciones que contienen bálsamo de limón. El extracto de esta hierba se mezcló con una bebida tipo té helado. Los resultados mostraron que el bálsamo de limón ayuda a disminuir la ansiedad, además de que puede ayudar a mejorar el estado anímico y el rendimiento de la persona.

Té de carmelitas hecho en casa para calmar la ansiedad
PARA 1 PERSONA

INGREDIENTES:
8 tazas de agua
Bálsamo de limón fresco o
    5 cucharadas de hojas secas
Manzanilla fresca o
    4 cucharadas de flores y hojas
    secas
Cedrón fresco o 4 cucharadas de
    hojas secas
3 cucharaditas de semillas de
    coriandro o cilantro
3 varas de canela
3 clavos de olor
1 cucharada de romero seco
Zumo de limón (opcional)
Miel o endulzante (opcional)

PREPARACIÓN:
En una olla, pon el agua, las hierbas y las especias. Déjala hervir por diez minutos como máximo. Apaga y déjala reposar hasta que se enfríe. Cuélala y bebe una taza cada tres o cuatro horas en días de mucha ansiedad o nerviosismo. Bebe una taza antes de ir a dormir.

- *Psycosomatic Medicine* publicó en 2004 un estudio realizado por la Universidad de Northumbria, en Newcastle, Inglaterra, sobre el efecto sedante, calmante y modulador del estado de ánimo del bálsamo de limón, propiedades que lo convierten en un arma para combatir la ansiedad. En este experimento cruzado doble ciego, controlado con placebo, aleatorio y equilibrado, 18 voluntarios sanos recibieron dos dosis individuales separadas de un extracto estandarizado de *M. officinalis* (300 mg, 600 mg) o un placebo. Los resultados mostraron que la dosis de 600 mg de *Melissa* disminuyó los efectos negativos del estado de ánimo y el estado de alerta.
- La Universidad de Ciencias Médicas de Teherán, en Irán, publicó en *Complementary Theran Clinic Practice*, en 2013, un estudio que demostró la capacidad del bálsamo de limón para tranquilizar, calmar y disminuir los desórdenes del sueño que ocurren durante la menopausia, que es cuando se presentan muchos cuadros de ansiedad.

Hierba de San Juan

*St. John's wort (**Hypericum perforatum**)*

PARA QUÉ SIRVE:
- ✔ Antidepresivo.
- ✔ Ansiolítico.
- ✔ Relajante.
- ✔ Promover el sueño.
- ✔ Analgésico muscular.

CUÁNDO USARLA:
- ✔ Si hay cuadros depresivos, ansiedad o inquietud constante.
- ✔ Cuando hay problemas para conciliar el sueño.
- ✔ Cuando hay episodios de dolor por tensión y enfermedades como la fibromialgia.

CÓMO CONSUMIRLA:
- ✔ Como suplemento, en dosis de 300 mg, por al menos 4 semanas.

Desde siempre, esta planta ha sido vinculada a poderes sobrenaturales. Cuentan las numerosas leyendas que esta hierba le debe su popular nombre a la sangre de Juan el Bautista, porque al apretar sus flores con la mano, suelta un líquido que la tiñe de un rojo intenso y posee la propiedad de calmar "a las almas atormentadas". El médico griego Hipócrates la utilizaba para relajar los nervios de sus pacientes y, en los oscuros tiempos medievales, se decía que era perfecta para tratar las posesiones demoníacas, ya que podía sacar los malos espíritus del cuerpo y devolver a un ser humano la calma.

En realidad, desde el punto de vista científico, en el que creo, lo más probable es que aquellas "posesiones" no fueran sino la manifestación de algún estado mental de la persona, como tristeza extrema, exceso de ansiedad o histeria. Y, claro, al darles de beber un té o alguna preparación con la hierba de San Juan, lograban relajarla.

Por qué sí funciona

- El Centro Nacional de Salud Complementaria e Integral, dependiente del Departamento de Salud y Servicios Humanos del gobierno de Estados Unidos, y la Biblioteca Cochrane mencionan a la hierba de San Juan como tratamiento para la depresión, señalando que se conocen sus efectos positivos a corto plazo, pero aún no hay claridad a largo plazo.
- El efecto antidepresivo de la hierba de San Juan se debe, fundamentalmente, a la presencia de varias sustancias químicas (hipericina, hiperforina y pseudohipericina) que poseen propiedades para actuar en neurotransmisores como la dopamina, norepinefrina y serotonina. Diversos estudios se han enfocado en investigar el mecanismo de acción de estas sustancias en el cerebro, las cuales permiten mantener la mayor cantidad de dichos neurotransmisores antidepresivos disponibles para que el cuerpo los use. Entre dichos estudios, se destacan uno realizado en Alemania, en 1997, y otro publicado en Toronto, Canadá, en 2003.

Té de hierba de San Juan para combatir la ansiedad y depresión
PARA 1 PERSONA

INGREDIENTES:
4 tazas de agua
4 cucharadas de hierba de San
   Juan seca
1 jarro de vidrio resistente
   al calor

PREPARACIÓN:
En un recipiente u olla, pon a hervir el agua con la hierba de San Juan. Déjala hervir cinco minutos. Luego, apaga y tápala. Deja reposar el té hasta que se entibie. Cuélalo y bebe una taza. Deja reposar el resto si lo quieres más concentrado y bébelo a lo largo del día.

- La revista *Psychology Today* reeditó en 2001 un artículo publicado originalmente en la *American Journal of Natural Medicine* y señaló que, en Alemania, donde existe un largo historial de estudios y uso de medicinas a base de productos naturales, la hierba de San Juan es 20 veces más prescrita por los médicos para tratar la depresión que el Prozac. De hecho, es un producto autorizado y ampliamente estudiado por la Comisión E, entidad similar a la FDA de Estados Unidos.

- En el año 2000, la publicación especializada *British Medical Journal* publicó los resultados de un ensayo aleatorio doble ciego, de grupos paralelos, realizado por la Clínica de Psiquiatría y Psicoterapia del Hospital de Docencia Académica de la Universidad de Giessen, en Alemania. El objetivo fue comparar la eficacia y tolerabilidad del extracto de hierba de San Juan con la imipramina en 324 pacientes con depresión de leve a moderada durante 6 semanas. Como resultado, no solo el extracto de *Hypericum perforatum* mostró ser terapéuticamente equivalente a la imipramina en el tratamiento de la depresión de leve a moderada, sino que también los pacientes lo toleraron mucho mejor.

- La publicación académica sobre análisis científicos *British Medical Journal* publicó en 1996 una revisión sistemática realizada por la Universidad Ludwig-Maximilians de Múnich, Alemania, sobre la efectividad de la hierba de San Juan como tratamiento para la depresión. Se evaluaron 23 ensayos aleatorios que incluyeron a un total de 1757 pacientes ambulatorios. La evidencia mostró que los extractos de esta planta son más efectivos que el placebo para el tratamiento de trastornos depresivos que se encuentran en el rango de leves a moderadamente severos.

Kava

kava kava (*Piper methysticum*)

PARA QUÉ SIRVE:

- ✔ Ansiolítica.
- ✔ Antidepresiva.
- ✔ Sedante. Ayuda a conciliar el sueño.
- ✔ Antiinflamatoria.

CUÁNDO USARLA:

- ✔ En momentos de ansiedad, estrés, inquietud e insomnio.
- ✔ Si hay dolor de cabeza a causa del estrés.

CÓMO CONSUMIRLA:

- ✔ En té (de preferencia, con el estómago vacío).
- ✔ Como suplemento, en dosis de 50 a 70 mg diarios, 3 veces al día, por 8 semanas como máximo. No mezclar con alcohol.

Hace algunos años, recomendar la kava resultaba hasta peligroso, pues esta raíz tenía más detractores que defensores. Pero, en fechas recientes, se ha convertido en sinónimo de relajación e, incluso, es tendencia entre los adultos *millennials*, quienes prefieren juntarse un viernes en un kavabar o un kava café antes que en un bar. Hoy en día, el *relax* sin perder la cordura es lo que promueve esta moda de beber kava.

Esta raíz, típica de Polinesia, se usa desde hace miles de años en islas como Vanuatu, Hawái o Fiyi para la relajación y en ceremonias religiosas. Y aunque por años se temió que pudiera ser tóxica y que el uso por períodos prolongados o con mucha concentración pudiera ocasionar algún daño hepático, este efecto colateral no parece ser distinto al generado por el alcohol. Pero consumida con moderación, además de su efecto ansiolítico y antidepresivo, similar al de las benzodiacepinas, provee los beneficios de algunas proteínas y minerales que contiene y que son excelentes para el organismo. Y lo mejor de todo, ¡sin resaca al día siguiente!

Por qué sí funciona

- La Universidad Estatal de Grand Valley, Míchigan, junto con la Universidad Central de Míchigan, publicaron en 2018 una revisión de estudios con el objetivo de determinar si la kava podía ser un tratamiento efectivo para combatir los síntomas de la ansiedad. En total, 11 artículos cumplieron con los criterios de inclusión: dos para kava kava versus otro medicamento contra la ansiedad, dos que detallaban eventos adversos adicionales y siete para kava kava versus placebo. De acuerdo con estos resultados, parece ser un tratamiento a corto plazo para la ansiedad (como máximo 8 semanas de consumo).

- En 2018, el Centro para Medicina Complementaria y Alternativa de Singapur y la Escuela de Ciencias Biomédicas de la Universidad Charles Sturt, en Bathurst, Australia, publicaron una revisión sistemática y un metanálisis de la evidencia disponible sobre la kava como tratamiento para el trastorno de

Té relajante de kava para la ansiedad

PARA 1 PERSONA

INGREDIENTES:

1 taza grande de agua hervida

2 cucharaditas de té de kava en polvo

Bolsa de tela de algodón para colarlo (generalmente viene incluida)

Miel o endulzante natural (opcional)

PREPARACIÓN:

Pon las cucharaditas de té dentro de la bolsa de tela. Ciérrala y ponla en la taza con el agua recién hervida. Déjala reposar unos minutos. Endulza la bebida si gustas y bébela antes de ir a dormir.

---

ansiedad generalizada (TAG). Se incluyeron doce artículos en los cuales se encontró que, en efecto, resulta una opción de tratamiento atractiva para aquellos pacientes que sufren dicho trastorno y que están más en sintonía con remedios naturales o enfoques de estilo de vida para reducir el estrés.

- En 2015 se publicaron los resultados de un ensayo financiado por el Consejo Nacional de Investigación Médica y de Salud de Australia, realizado por la Universidad Tecnológica de Swinburne, en Hawthorn, Melbourne, y la Universidad de Queensland, en Brisbane, ambas en Australia —con la participación de científicos de la Universidad de Frankfurt, Alemania, y la Universidad de Minnesota, en Estados Unidos—, en el que se usó la kava para el tratamiento del trastorno de ansiedad generalizada. Esta investigación partió de la base de que la kava tiene el potencial para tratar dicho trastorno a través de acciones específicas del ácido gamma-aminobutírico (GABA), un ansiolítico no adictivo y no hipnótico. Los resultados fueron positivos y demostraron que su uso puede considerarse una terapia de "primera línea" para los trastornos de ansiedad.

- La *Journal of Clinical Psychopharmacology* publicó en 2013 una investigación realizada por el Departamento de Psiquiatría de la Universidad de Melbourne, en Victoria, Australia, con el objetivo de verificar el uso de la kava para la reducción de la ansiedad. Un total de 75 personas, con o sin este trastorno del estado de ánimo, se inscribieron en este ensayo doble ciego de 6 semanas donde se les suministró un extracto acuoso de kava (120/240 mg de kavalactonas por día, dependiendo de la respuesta) versus placebo. Los resultados revelaron una reducción significativa de la ansiedad para el grupo de kava. Por tanto, puede ser una opción moderadamente efectiva a corto plazo para el tratamiento de la ansiedad.

Limoncillo
abafado, *lemongrass tea* (*Cymbopogon*)

PARA QUÉ SIRVE:
- ✔ Relajar y calmar la ansiedad.
- ✔ Aliviar el dolor muscular.
- ✔ Antiinflamatorio.
- ✔ Antifúngico.
- ✔ Antiséptico.
- ✔ Insecticida.

CUÁNDO USARLO:
- ✔ Frente a cuadros de estrés y ansiedad.

CÓMO CONSUMIRLO:
- ✔ Aceite esencial en aromaterapia.
- ✔ En té o agregando sus hojas a los platillos que cocinas. Pero, antes de servir, debes sacar las hojas, ya que son demasiado duras para comerlas.

Posee innumerables nombres, incluidos hierba de limón, hierba de alambre de púas o cabezas sedosas. Tiene su origen en las zonas tropicales y subtropicales de Asia, Australia y, especialmente, del norte de África.

Se le conoce comúnmente como limoncillo por su aroma cítrico parecido al limón. Sin embargo, el término científico *cymbopogon* deriva del griego *kymbe* (κύμβη, 'bote') y *pogon* (πώγων, 'barba') debido a que sus hojas puntiagudas y duras parecieran salir de una especie de bote que las contiene.

Su uso predominante ha sido en la cocina. Es el elemento clave para la famosa citronela, que no solo tiene la propiedad de repeler los insectos, sino que sirve de base para aromatizantes, jabones, cremas y otros productos cosméticos. De hecho, hoy en día es muy apreciada para fabricar desodorantes orgánicos. Además, su aceite esencial es recomendado para aliviar el dolor muscular debido a sus poderes relajantes, los mismos que son estudiados para aliviar la tensión y el estrés, entre otros problemas neurológicos.

Por qué sí funciona

- La *Journal of Alternative and Complementary Medicine*, con sede en Nueva York, publicó en 2015 un estudio realizado por la Universidad Federal de Sergipe, en Brasil, que investigó los efectos del limoncillo en personas que padecen ansiedad. El objetivo fue evaluar el posible efecto ansiolítico del aroma de hierba de limón (*Cymbopogon citratus*) en 40 voluntarios sanos sometidos a una situación estresante. Aunque se necesitan más investigaciones para aclarar la relevancia clínica del aceite esencial de limoncillo como un tratamiento para la ansiedad, mostró que tiene efectos ansiolíticos.

- Un completo estudio realizado en Ghana y publicado en 2018 realizó una descripción etnobotánica de especies de plantas utilizadas en el tratamiento de trastornos mentales y neurológicos (entre ellos, la ansiedad y el estrés) en ese país y una actualización de su relevancia farmacológica validada

Té relajante de limoncillo

PARA 1 PERSONA

INGREDIENTES:
4 tazas de agua
Un ramo de hojas de limoncillo
   fresco o 4 cucharaditas de té
   de esta hierba
1 rodaja de lima o limón
Miel o endulzante

PREPARACIÓN:
Si tienes hojas de limoncillo fresco, lávalas y córtalas en trocitos con mucho cuidado para que no te cortes las manos con los bordes. Pon a hervir el agua y agrega el limoncillo. Déjalo hervir por diez minutos. Apágalo y déjalo reposar al menos diez minutos más. Cuélalo y sírvelo con la rodaja de lima o limón y la miel, si gustas. Bebe tres o cuatro tazas al día, especialmente, una antes de acostarte.

experimentalmente. Participaron 200 herbolarios y fueron entrevistados 66 especialistas en el tratamiento de trastornos mentales y neurológicos acerca de su práctica médica tradicional. Además, se realizó una revisión de la literatura para verificar la importancia farmacológica validada experimentalmente de varias plantas. El limoncillo estaba entre el 18 % de las hierbas estudiadas que poseen efectos ansiolíticos.

- La *Journal of Ethnopharmacology* publicó en 2011 un estudio realizado por la Universidad Estatal Paulista de São Paulo, Brasil, en el que se investigó la actividad del limoncillo como ansiolítico y antidepresivo sobre el sistema nervioso central de ratones. Los resultados corroboraron el efecto ansiolítico del *Cymbopogon citratus* en la medicina popular y sugirieron que dicho efecto está mediado por el complejo receptor GABA(A)-benzodiacepina.

- La Universidad de Fort Hare, en Sudáfrica, publicó en 2015 una revisión de las propiedades etnofarmacológicas, fitoquímicas y farmacológicas de las especies de *Cymbopogon* —género al que pertenece el limoncillo—, conocidas en todo el mundo por su alto contenido de aceites esenciales. Esta revisión señaló que sus usos medicinales están bien documentados. También explicó que parte del potencial del limoncillo para tratar problemas nerviosos como el estrés y la ansiedad se debe a sus flavonoides, que actúan en la liberación de serotonina, la hormona que regula el estado anímico y la calma, entre otros.

Melatonina
melatonin (N-acetil-5-metoxitriptamina)

PARA QUÉ SIRVE:

✔ Regular nuestro sistema nervioso, combatiendo trastornos como la ansiedad y la depresión, entre otros.

✔ Conciliar el sueño y promover un descanso reparador.

CUÁNDO USARLA:

✔ Cuando hay cuadros de estrés, ansiedad o depresión.

✔ A diario, si tienes problemas para dormir.

CÓMO CONSUMIRLA:

✔ Hay alimentos que promueven la producción natural de melatonina, como cerezas, bananas, nueces o piña.

✔ Como suplemento, media hora antes de dormir, en dosis de 3 mg si se usa regularmente.

Seguramente, en tu gaveta de noche tienes un frasco de melatonina para usarla antes de dormir. Este producto se ha convertido en uno de los más comprados en el país, ya que la mayor parte de las personas presenta trastornos de sueño. Lo que no sabías es que también puede ayudarte a combatir la ansiedad, y a mantener tu mente y cuerpo más jóvenes.

La melatonina es una sustancia que genera nuestro cuerpo de manera natural. En realidad, es una hormona producida en la glándula pineal, que está ubicada en el cerebro y es diminuta —del tamaño de un frijolito—, pero muy importante. El proceso para secretarla ocurre exclusivamente durante la noche. Sin embargo, nuestros malos hábitos nocturnos y el paso de los años, así como algunas enfermedades, van modificando nuestro reloj interno y la producción natural de melatonina va mermando. Por eso, no dormir bien guarda una estrecha relación con los cambios de ánimo y patologías neurológicas como la depresión y la ansiedad.

Por qué sí funciona

• La Universidad de Copenhague, en Dinamarca, realizó un estudio, publicado en 2017, en el que se analizó la efectividad de la melatonina para tratar síntomas de depresión, ansiedad y desórdenes en el ciclo del sueño en pacientes con síndrome coronario agudo. El ensayo clínico multicéntrico, doble ciego, controlado con placebo y aleatorio incluyó a 240 pacientes para el tratamiento con 25 mg de melatonina o placebo durante un período de 12 semanas. La melatonina puede tener ventajas debido a su baja toxicidad, así como a sus efectos ansiolíticos e hipnóticos probados.

Té de cerezas, magnolia y piña, para promover la melatonina natural

PARA 1 PERSONA

INGREDIENTES:

8 onzas de agua recién hervida

2 cucharadas de cerezas secas

1 bolsita de té de magnolia

½ rodaja de piña

PREPARACIÓN:

En un frasco de vidrio resistente al calor, pon todos los ingredientes y agrega el agua. Déjalo reposar al menos media hora y luego cuélalo. Caliéntalo un poco o bébelo a la temperatura en que está, media hora antes de irte a dormir. También puedes prepararlo durante la tarde para que esté más concentrado. Puedes comerte las frutas o dejarlas para el desayuno del día siguiente.

- En 2014, la publicación especializada *Breast Cancer Research and Treatment* dio a conocer los resultados de un ensayo aleatorio, doble ciego, controlado con placebo, realizado desde julio de 2011 hasta diciembre de 2012 en un departamento de cirugía de mama en Copenhague, Dinamarca. El estudio se centró en el efecto de la melatonina sobre la depresión, la ansiedad y las alteraciones del sueño en pacientes con cáncer de mama. En este se demostró que dicha sustancia redujo significativamente el riesgo de síntomas depresivos en mujeres con cáncer de seno durante un período de 3 meses después de la cirugía.

- La Unidad de Psicofarmacología de la Universidad de Bristol, en Inglaterra, publicó en la *Journal of Psychopharmacology*, en 2010, los resultados de una completa revisión presentada en mayo de 2009 en una reunión de la Asociación Británica de Psicofarmacología donde también participaron médicos del resto de Europa y Estados Unidos. Allí se describe el efecto positivo de la melatonina sobre los síntomas depresivos para tratar la ansiedad, el sueño y los trastornos circadianos. Fue recomendada como tratamiento de primera línea para pacientes de más de 55 años que sufren de insomnio, parasomnia y trastornos del ritmo circadiano del sueño.

Pasionaria

flor de la pasión, *passionflower* (*Passiflora incarnata*)

PARA QUÉ SIRVE:
- ✔ Ansiolítico.
- ✔ Inducir el sueño.

CUÁNDO USARLA:
- ✔ Si hay cuadros de ansiedad, estrés o inquietud.
- ✔ Cuando hay insomnio, ya sea esporádico o por períodos prolongados.

CÓMO CONSUMIRLA:
- ✔ En té, sola o con otras hierbas.
- ✔ Como suplemento, 250 mg, de 1 a 4 veces al día, según se necesite, por no más de 8 semanas.

La pasionaria o pasión de Cristo es una de mis plantas favoritas para calmar la mente, bajar la tensión y dormir en paz. Y es, sin lugar a duda, la favorita de muchos en el mundo entero, aunque su origen está en América Central y América del Sur, específicamente en Perú. Allí la descubrieron los primeros misioneros cristianos que llegaron. De ahí los nombres alusivos a la crucifixión de Cristo, ya que decían que los pistilos de la flor les recordaban los clavos que usaron contra él. Pero fue el botánico sueco Carlos Linneo quien la bautizó oficialmente en latín.

Hoy se sabe que hay decenas de especies de esta enredadera en otros continentes y su popularidad se ha extendido por todo el planeta debido a sus propiedades y efectos calmantes. De hecho, es tan efectiva que hay decenas de estudios que apoyan su uso de primera línea antes de una cirugía o de tratamientos dentales, sobre todo en pacientes que tienden a ponerse muy ansiosos.

Por qué sí funciona

- Diversas investigaciones han verificado que consumir pasionaria por vía oral puede ser tan eficaz como algunos medicamentos recetados para reducir los síntomas de la ansiedad. Así quedó demostrado en un ensayo aleatorio doble ciego realizado en la Universidad de Ciencias Médicas de Tehran, Irán, publicado en 2001 por la *Journal of Clinical Pharmacy and Therapeutics*. En este se comparó el extracto de *Passiflora incarnata* con el oxazepam en cuanto a su eficacia en el tratamiento del trastorno de ansiedad generalizada. El estudio de 4 semanas se realizó en 36 pacientes asignados de manera aleatoria: 18 con el extracto de *Passiflora* (45 gotas/día) más un grupo con tabletas de placebo y 18 con oxazepam (30 mg/día) más gotas de placebo. Los resultados sugieren que el extracto de *Passiflora* es un medicamento eficaz para el tratamiento del trastorno de ansiedad generalizada, además de que posee la ventaja de presentar menos incidencia de deterioro en el rendimiento laboral en comparación con el oxazepam.
- La propiedad ansiolítica de la pasionaria también quedó establecida en un artículo de revisión realizado por la Universidad Federal de São Paulo, en

Té frío relajante y ansiolítico

PARA 1 O 2 PERSONAS

INGREDIENTES:

3 tazas de agua fría a temperatura ambiente

1 taza de agua recién hervida

2 cucharadas de flores de pasionaria o 2 bolsitas de té de esta hierba

2 cucharadas de flores de manzanilla o 2 bolsitas de té de esta hierba

1 infusor de té

Cubos de hielo (opcional)

Miel o endulzante al gusto (opcional)

1 rodaja de limón o naranja (opcional)

1 jarra de vidrio

PREPARACIÓN:

Pon las flores de pasionaria y manzanilla en el infusor de té. Luego colócalo dentro de la taza de agua hervida para que repose diez minutos. O, si tienes las hierbas en bolsitas, ponlas a reposar en el agua caliente. Cuando esté bien cargada el agua, ponla en la jarra y agrega el resto del agua. Si te gusta más intenso, puedes dejar dentro el infusor o las bolsitas. Agrega hielo si lo quieres más frío. Sirve una taza y bébelo con la rodaja de limón o naranja y la miel si gustas. Bebe el resto durante el día.

Brasil, publicado en 2003. En este se describe a dicha planta como una de las que mejor muestra actividades psicolépticas centrales, tales como acciones analgésicas o ansiolíticas.

- La *Journal of Ethnopharmacology* publicó en 2001 un estudio realizado en India con el propósito de analizar el modo de acción de la *Passiflora incarnata Linn.* y sus efectivas propiedades para combatir, desde tiempos inmemoriales, la ansiedad y el insomnio. El estudio reconoce que, a pesar del uso mundial de la planta, el trabajo farmacológico había sido inadecuado y no concluyente, ya que los informes anteriores no podían describir su modo de acción ni los fitoconstituyentes responsables del tan ansiado sedante y ansiolítico. Entre otros detalles, se observó que una fracción derivada del extracto de metanol de *Passiflora incarnata* había mostrado una actividad ansiolítica significativa en una dosis de 10 mg/kg en ratones sometidos a situaciones de ansiedad.

- La Universidad de Salud y Ciencia de Oregón, en Estados Unidos, junto con otras instituciones académicas, analizó el mecanismo de acción químico de la pasiflora en el cerebro para calmar la ansiedad y relajar en un estudio realizado en ratones que publicó la revista *Phytomedicine* en 2010. En este se señala que los extractos de *Passiflora incarnata* L. provocan corrientes de GABA (o neurotransmisores) en las neuronas del hipocampo y muestran efectos ansiogénicos y anticonvulsivos. También se descubrió que el GABA era un ingrediente destacado del extracto de *Passiflora*.

Valeriana
valerian (*Valeriana officinalis*)

PARA QUÉ SIRVE:

✔ Reducir la ansiedad, el nerviosismo y la agitación.

✔ Disminuir la irritabilidad.

✔ Terminar con el insomnio, pues ayuda a conciliar el sueño y a permanecer dormido más tiempo.

CUÁNDO USARLA:

✔ En momentos de estrés excesivo y prolongado.

✔ Cuando la ansiedad cambia el patrón de sueño.

CÓMO CONSUMIRLA:

✔ En té: la valeriana se puede tomar sola o en combinación con otras hierbas como, por ejemplo, el lúpulo.

✔ Como suplemento, en dosis de 400 a 900 mg al acostarse.

"Toma tus gotitas de valeriana", aconsejan muchas personas, casi de manera automática, cuando ven a alguien demasiado nervioso o irritable. Y es que esta planta, especialmente su raíz, es excelente para ayudarnos a estar calmados y relajados.

Su nombre deriva del latín *valere*, que quiere decir "valiente y fuerte", y su uso medicinal es antiquísimo. De hecho, ya el médico griego Hipócrates y el romano Galeno de Pérgamo la consideraban en sus recomendaciones debido a sus innumerables propiedades, especialmente para ayudar a los pacientes a conciliar el sueño cuando la inquietud se lo impedía.

A lo largo de la historia, son muchos los curanderos y médicos que la utilizaron también para calmar la tos, evitar las convulsiones y tratar los golpes. Uno de sus usos más curiosos, registrado en plena época medieval, fue que en algunos países se ponía entre la ropa del novio en el momento de casarse para evitar generar envidia entre los elfos.

Por qué sí funciona

• El Departamento de Psicología, de la Universidad de Eastern Oregon, en La Grande, Oregón, Estados Unidos, publicó en 2010 un estudio realizado en ratas para conocer el mecanismo de acción de la raíz de valeriana (*Valeriana officinalis*), ya que es un suplemento herbal popular y ampliamente disponible, utilizado principalmente para tratar el insomnio y la ansiedad. El estudio señala que la investigación en el campo neurobiológico ha comenzado a mostrar que el ácido valerénico activo de esta hierba interactúa con el sistema GABA(A)-érgico, un mecanismo de acción similar a las drogas benzodiacepinas. Los experimentos de la Universidad de Eastern Oregon comprobaron esa información preliminar al compararlos con la benzodiacepina diazepam y analizar la composición química de la hierba. La evidencia apoya su uso como una alternativa potencial a los ansiolíticos tradicionales.

Té de valeriana, manzanilla, lavanda y lúpulo para calmar la ansiedad y descansar

PARA 1 PERSONA

INGREDIENTES:
½ taza de agua recién hervida
½ taza de leche de almendras
½ cucharadita de valeriana seca
½ cucharadita de flores de lavanda
¼ de cucharadita de flores de manzanilla
¼ de cucharadita de flores de lúpulo
Miel (opcional)
1 infusor de té

PREPARACIÓN:
Pon todas las hierbas dentro del infusor de té. Colócalo en una taza y agrega el agua recién hervida. Déjalo reposar unos minutos. Calienta la leche de almendras y agrégala. Junto con esta, si lo deseas, añade la miel. Bébelo media hora antes de ir a la cama.

- De acuerdo con otro estudio realizado en Alemania y publicado en 2014 por la *BMC Complementary and Alternative Medicine*, también se señala que la valeriana se usa comúnmente para el tratamiento del insomnio y la ansiedad debido a que sus extractos modulan los receptores GABA-A e inducen una actividad ansiolítica. Los experimentos realizados mostraron que el compuesto determinante para que se produzca el efecto ansiolítico observado del extracto de valeriana es su contenido de ácido valerénico.

- Existen numerosos estudios que detallan los efectos relajantes de la valeriana y su uso en situaciones de extremo estrés y ansiedad, como ocurre durante tratamientos contra el cáncer, la entrada a la menopausia, etc. Tal como lo muestra una revisión sistemática de ensayos aleatorios con valeriana —controlados con placebo— para mejorar la calidad del sueño, realizada por el Centro Osher para la Medicina Integrativa de la Universidad de California, en San Francisco, y publicada en 2006, el mecanismo de acción de la valeriana en el sistema de neurotransmisores es efectivo como relajante y como ansiolítico.

- En tanto, en 2019 fueron publicados los resultados de una investigación realizada en la Facultad de Medicina de la Universidad de Hallym, en Chuncheon, Corea, en la que se reconoció que la raíz de valeriana es el suplemento herbal más utilizado para sedar y combatir la ansiedad. El ensayo se realizó con 64 voluntarios no clínicos que sufrían estrés psicológico. Aunque se necesitan más estudios para confirmar esos efectos neurofisiológicos, los resultados mostraron que la valeriana altera la conectividad cerebral funcional relacionada con la ansiedad.

4

DOLORES DE CABEZA
El malestar más común de las mujeres

Todos sabemos lo que es un dolor de cabeza, y es que no se necesita sufrir de una enfermedad o haber pasado la noche anterior de fiesta para que las migrañas, jaquecas o dolor en cualquier parte de la cabeza aparezcan como por arte de magia. Se estima que entre un 12 % y un 16 % de la población mundial padece este malestar con cierta frecuencia. Si trabajamos demasiado, estamos bajo mucho estrés o nerviosos, lo más probable es que lo primero que se resienta sean la cabeza o el estómago. Y están muy relacionados.

Aunque se hable de dolor de cabeza, cefaleas y migrañas como sinónimos, la verdad es que no son lo mismo. Las cefaleas y el dolor de cabeza son una cosa; en tanto, las migrañas son un tipo de cefalea. Médicamente, los dolores de cabeza se dividen en:

- **Cefaleas o dolor de cabeza primario**: dolores de cabeza tensionales, migrañas o dolores de cabeza en racimo, entre otros. Se producen esporádicamente por exceso de actividad, tensión o alteraciones químicas del cerebro.
- **Dolor de cabeza o cefaleas secundarias**: ocurren cuando una enfermedad o algo externo estimula los nervios de la cabeza en las zonas sensibles al dolor. Aquí entran los dolores de cabeza por culpa de la resaca, los excesos de alcohol o comida, gripe o resfriado, cuadros alérgicos, coágulos de sangre, tumores cerebrales, envenenamiento, medicación excesiva, deshidratación, etc. Como en estos casos, por lo general, existe algún elemento externo o una enfermedad, no voy a entrar en mayores detalles, pues deben ser tratados con tu médico de cabecera o especialista.

Existe también otro tipo de cefalea o dolor de cabeza conocido como **trueno**, que es más severo y está relacionado con enfermedades como la trombosis o la meningitis. En estos casos, el dolor es muy intenso. Dura unos minutos, pero es realmente fuerte y, cuando llega a sentirse, es necesario acudir de inmediato a un profesional: **siempre**.

Comúnmente, el dolor de **cabeza o cefalea tensional** se debe, precisamente, a tensión o presión de los músculos de los hombros, el cuello, la parte posterior de la cabeza e, incluso, la mandíbula, pues la molestia o dolor nos hace apretar más la mordida, especialmente mientras dormimos, y eso empeora el dolor. Por lo general, ocurre cuando estamos bajo mucho estrés o trabajamos demasiado tiempo en la misma posición. Quienes trabajan en una oficina o frente a una computadora es fácil que lo padezcan cada cierto tiempo. También les ocurre a los artistas que pintan cuando mantienen la misma posición del brazo por horas, por ejemplo, o a los diseñadores gráficos, etc. Por lo general, dura unas horas y desaparece. Aunque puede repetirse por varios días.

Para casos como esos, lo más recomendable, primero, es intentar descansar y relajar los músculos. Si es debido al trabajo que se desarrolla, lo más sensato es modificar la rutina de manera que, cada cierto lapso —como una o dos horas, por ejemplo—, se haga una pausa para estirarse, pararse, caminar unos cuantos pasos, elongar el cuerpo y, luego, volver a la actividad regular. Eso evita la rigidez permanente de los músculos. Ahora, si además de dolor muscular y de cabeza hay otros síntomas, por supuesto que lo correcto es consultar con el médico de cabecera para verificar que no se trata de algo más serio.

Hablamos de **migrañas** cuando el dolor es mucho más intenso, en especial, en un lado específico de la cabeza o en ambos, y se siente como punzadas que van y vienen. Hay, además, algunas molestias en la visión, como puntos o manchas, o bien, vista borrosa. Incluso, en muchos casos, a estos síntomas se agregan náuseas y vómitos. Muchas mujeres padecen migrañas cada mes debido al período y eso les complica bastante sus actividades regulares, pues el malestar es tan severo que, a veces, deben dejar de cumplir compromisos porque, simplemente, no pueden mantenerse en pie mientras las ataca. Si te ocurre, no te sientas mal porque es un problema más común de lo que piensas. Según la Organización Mundial de la Salud (OMS), "la migraña es la sexta causa mundial más alta por la que se pierden más días productivos debido a la discapacidad. Puede durar unas horas o incluso dos o tres días". En esos casos, hablamos de migrañas severas. Ya te explicaré por qué ocurren, pero lo más indicado es buscar ayuda profesional y someterte a algún tratamiento permanente para aminorar las molestias.

La **cefalea en racimos**, en tanto, es un dolor que generalmente se localiza alrededor de un ojo o sobre este. Suele ser bastante intenso y dura algunos minutos o un par de horas, pero la gran diferencia es que se repite durante el día e, incluso, por varios días o meses. A veces, el área afectada se vuelve un poco rojiza o se inflama levemente. También se puede tener la sensación de que el ojo está un poco caído y el mismo lado de la nariz que está afectando puede congestionarse. Este tipo de dolor de cabeza tiende a reaccionar bien a un tratamiento de suplementación de oxígeno, por lo cual, se trata usualmente en salas de emergencia.

CUIDADO CON LO QUE COMES

Muchas personas no saben la estrecha relación que existe entre nuestra cabeza y lo que ponemos en nuestros intestinos, pues hay alimentos que pueden provocar no solo que nuestro estómago se sienta mal, sino también que la cabeza parezca a punto de explotar. Algunos ejemplos de ello son el queso añejo, el alcohol, el tocino, la comida china y el chocolate; también, alimentos fermentados como las salchichas y los embutidos, frutas como el plátano y la naranja, así como el huevo y otros alimentos ricos en tiramina. Pero vamos por partes.

Cuando se puso de moda la comida china, también se hizo bastante común que llegaran pacientes a las consultas diciendo que sufrían de dolor de cabeza y náuseas. Hace unas cinco décadas, se comenzó a llamar a esto el "síndrome del restaurante chino" porque el malestar se repetía en la gente que solía darse el gusto con ese tipo de comida. Poco después, se descubrió que el problema se debía a un ingrediente específico, muy común en esos alimentos: el glutamato monosódico o de sodio, conocido por sus siglas en inglés como MSG. Esta es una sustancia química que normalmente se añade a ese tipo de alimentos para aumentar su sabor y darles el toque característico. Sin embargo, también existe de manera natural en algunos alimentos como el tomate, el queso parmesano o los champiñones deshidratados. Un estudio realizado por la Universidad de Washington mostró que, cuando se ponían grandes cantidades de esta sustancia bajo la piel de ratones recién nacidos, desarrollaban parches de tejido muerto en el cerebro, crecían obesos y algunos tenían partes atrofiadas en el cuerpo. El mismo experimento se realizó con monos y tuvo resultados similares.

A mediados de la década de los noventa, la Administración de Alimentos y Medicamentos de Estados Unidos (FDA, por sus siglas en inglés) cambió el nombre del síndrome por "conjunto de síntomas del MSG" para evitar estigmatizar un estilo de comida, pero dejó claro que, en dosis pequeñas, puede ser seguro: aunque hay personas más sensibles que reaccionan a esta sustancia cuando se rompe la molécula en la lengua, pues les produce dolor de cabeza. Es importante que sepas que hay comidas enlatadas y sopas preparadas que contienen MSG. Por eso, antes de comprar los productos, debes revisar los ingredientes para descartarlo si ves que incluye esta sustancia, especialmente, si sueles sufrir de dolor de cabeza.

Sulfitos, histaminas, taninos, nitritos y tiramina

¿Qué es esto? Bueno, estas sustancias, presentes en alimentos, también pueden ser responsables de una cefalea. Los sulfitos son una especie de sal que se agrega principalmente a los vinos —curiosamente, más a los blancos y rosados— para conservarlos. Sin embargo, por alguna razón, es la cantidad contenida en algunos vinos rojos la que provoca en ciertas personas una reacción inmediata, desatando un dolor de cabeza. Esto no se debe a la cantidad ingerida, sino, simplemente, a la sensibilidad que tengas a la sustancia: es decir, no necesitas pasarte de copas para sentir sus efectos.

Los taninos se encargan de aportarle el color al vino y de darle cierta textura. Por su parte, de las histaminas —si bien son una sustancia que necesitamos en nuestro organismo, especialmente para nuestro cerebro y sistema nervioso— se requiere solo cierta cantidad que, si se sobrepasa, provoca hipersensibilidad y otros problemas, los cuales comienzan a manifestarse a través del dolor de cabeza. En el caso de los vinos rojos y la reacción que pueden provocar, se cree que la mezcla de estas tres sustancias (sulfitos, histaminas y taninos) sería la causante de cefaleas en ciertas personas propensas o más sensibles. Ten en cuenta que algunos vinagres también pueden generar la misma reacción.

Por otro lado, el **chocolate oscuro**, en ocasiones y para algunas personas, puede ser una pésima opción si se es sensible a la tiramina, una sustancia que también puede generar dolor de cabeza (aunque menciono en el capítulo del cerebro que el cacao "crudo" es un aliado de ese órgano). Esa misma sustancia está presente en los quesos, en especial en aquellos fermentados o envejecidos, esos que son muy sabrosos y *gourmet* como el *brie* o los quesos azules. Sin embargo, suelen tener altas concentraciones de tiramina, por lo que provocan cefaleas cuando los comes más de la cuenta. También aparece en alta concentración en las nueces, así que no es bueno comerlas en exceso cuando hay propensión al dolor de cabeza. Otro detalle que debes tener en mente es evitar ingerir restos de comida guardados durante muchos días. La comida añeja, de igual forma, acumula esta sustancia debido al proceso natural de fermentación.

Hay productos de mar, como las sardinas y los arenques, que, cuando no son frescos, también pueden concentrar tanto histamina como tiramina y provocar dolor de cabeza. Esto ocurre especialmente cuando están enlatados o en conserva porque, por lo general, además de estas sustancias pueden llevar conservantes que también generan alguna reacción.

Los nitritos, por su parte, son un tipo de sustancias que también pueden producir cefaleas y otros problemas más complicados, puesto que hay estudios que los identifican como una posible causa del cáncer colorrectal. Ahora bien, los nitritos son comúnmente usados en la conservación de carnes frías y embutidos. Por eso es muy importante revisar los ingredientes antes de consumirlos, en caso de que su consumo sea permanente. Pero cuando se sufre de dolores de cabeza, no se necesita una gran cantidad para generarlos.

LAS BENDITAS HORMONAS Y SU RELACIÓN CON EL DOLOR DE CABEZA

Sin lugar a duda, son las mujeres quienes más padecen de cefaleas, pues estas tienen una estrecha relación con los cambios hormonales. De hecho, como mencioné anteriormente, no es raro tener migrañas asociadas con el **ciclo menstrual**, en especial al inicio de este. No en vano, la Oficina para la Salud de la Mujer, dependiente del Departamento de Salud y Servicios Humanos de Estados Unidos, asegura que "más del 90 % dicen que sienten algunos síntomas premenstruales, como hinchazón, dolores de cabeza y mal humor. Para algunas mujeres, estos síntomas pueden ser tan fuertes que faltan al trabajo o a la escuela, pero otras mujeres no se sienten molestas porque sus síntomas son más leves. En promedio, las mujeres de entre 20 y 30 años son las que tienen síntomas de SPM [PMS, por sus siglas en inglés] con mayor frecuencia".

Ahora bien, cuando se experimenta este problema, ya sea con mayor o menor intensidad, durante el ciclo menstrual, se debe fundamentalmente a la disminución de los niveles de estrógeno justo antes del inicio de la menstruación, pues modifican, entre otras cosas, los químicos en el cerebro y detonan los dolores de cabeza. Algo similar también ocurre durante la menstruación o en la menopausia.

Durante la etapa de embarazo, las mujeres que padecen SPM suelen tener un período de alivio debido a que sus niveles de estrógeno aumentan considerablemente en los primeros meses y así se mantienen durante ese lapso. Por esa razón, suelen desaparecer esas migrañas intensas, al menos durante el tiempo de gestación.

La Clínica Mayo advierte a las mujeres que padecen este síndrome que deben estar atentas a los cambios, especialmente una vez que den a luz, ya que de nuevo experimentarán una baja drástica de estrógeno, además de un gran número de cambios, como alteraciones en el ciclo de sueño, modificaciones en la alimentación, etc., que pueden empeorar los dolores de cabeza y malestares asociados.

La misma institución destaca que las mujeres que regularmente han padecido de migrañas y dolores de cabeza durante toda su vida debido a los cambios hormonales pueden sentirlos de manera más frecuente una vez que llegan a la perimenopausia y la menopausia. Esto sucede porque hay cambios bruscos en los niveles de hormonas. En ocasiones, una vez que ya no hay más menstruación, las migrañas pueden desaparecer, aunque pueden sufrir de dolores de cabeza tensionales de vez en cuando o, incluso, de forma más frecuente.

Muchas pacientes deciden someterse a terapias de reemplazo hormonal que, en ocasiones, funcionan para aminorar ciertos síntomas. Sin embargo, no son una garantía para todas y también tienen efectos adversos. Por eso, mi sugerencia es acudir siempre con tu médico. Pero mientras tanto, intenta con algunas soluciones naturales, buscando siempre las vías menos invasivas.

Aromaterapia de menta
hierbabuena o piperita (*Mentha, Oleum menthae piperitae*)

PARA QUÉ SIRVE:
- ✔ Analgésico, ideal para el dolor de cabeza.
- ✔ Ayudar a desinflamar, colaborando también a calmar el dolor de cabeza.
- ✔ Calmante/relajante.
- ✔ Anticongestivo.

CUÁNDO USARLA:
- ✔ Si hay dolor de cabeza tensional o migrañas.
- ✔ Para combatir náuseas o mareos asociados a migrañas.
- ✔ Si hay tensión y estrés.
- ✔ Cuando hay dolor estomacal o debido al período menstrual.

CÓMO CONSUMIRLA:
- ✔ Aromaterapia.
- ✔ En té o infusión.

La menta es, quizá, uno de los sabores y aromas más conocidos y utilizados en el mundo desde hace mucho tiempo. Se sabe que incluso los egipcios ya valoraban sus cualidades.

Tan solo el olor fuerte de esta hierba es un excelente repelente de insectos y roedores. Antaño, y especialmente en zonas rurales, era muy utilizado para mantener fuera del hogar parásitos como las pulgas. También se usaba para proteger las plantaciones de frutas y vegetales, librándolas de plagas de manera natural, pues aleja a los insectos. Hace siglos, cuando las fiebres azotaban Europa y mataban a millones de personas, quienes lograban sobrevivir lo hacían utilizando mezclas y pociones en las que la menta solía ser el elemento principal por sus innumerables beneficios. Los encargados de recoger y enterrar los cuerpos de las víctimas de la peste negra, por ejemplo, solían bañarse y untar sus ropas con un vinagre especial en el que habían macerado, durante días, hojas de menta y otras hierbas similares. Gracias a ese olor y a sus propiedades, se salvaron millones de vidas.

Por qué sí funciona

- El Centro Nacional de Salud Complementaria e Integral del Departamento de Salud y Servicios Humanos de Estados Unidos (NCCIH, por sus siglas en inglés), recomienda el uso tópico del aceite de menta para los dolores de cabeza por tensión, asegurando que "una cantidad limitada de evidencia sugiere que podría ser útil para este propósito".
- En tanto, la publicación científica *American Family Physician* publicó en 2007 un artículo realizado por investigadores de la Escuela de Medicina Albert Einstein de la Universidad Yeshiva, en Nueva York, en el que se explica la larga historia de uso —validado por estudios— de la hoja de menta y el aceite de menta para tratar diversos problemas de salud. Entre estos, señala que "la aplicación tópica del aceite de menta puede ser efectiva en el tratamiento de la cefalea tensional".

Aromaterapia para disminuir el dolor de cabeza
PARA UNA HABITACIÓN

INGREDIENTES:
1 frasco de vidrio pequeñito o un difusor de aroma
4 gotas de aceite esencial de menta
4 gotas de aceite esencial de canela
2 gotas de aceite esencial de romero

PREPARACIÓN:
En el frasco o el difusor, mezcla todos los aceites. Si usas el difusor, enciéndelo. Si es solo un frasco, mezcla bien y aplica unas gotas alrededor de tus sienes o frota tus manos con la mezcla cada dos o tres horas e inhala ese olor. Ponlo sobre tu escritorio, en el mesón de la cocina o en el lugar donde pasas más tiempo.

- Un artículo dado a conocer en abril de 2016 en el sitio de publicaciones científicas SpringerLink, de Alemania, señala que "la cefalea tensional es la forma más frecuente de cefalea. El tratamiento tópico local con aceite de menta (*Oleum menthae piperitae*) ha demostrado ser significativamente más efectivo que el placebo en estudios controlados. El aceite de menta actúa de múltiples maneras en la fisiopatología del dolor de cabeza. Su eficacia es comparable a la del ácido acetilsalicílico o paracetamol. Las soluciones de 10 % de aceite de menta en etanol están aprobadas para el tratamiento del dolor de cabeza de tipo tensional en adultos y niños mayores de 6 años".
- Un estudio realizado en la Universidad de Kiel, en Alemania, publicado en 1994, comprobó que una combinación de aceite de menta y etanol producía un efecto analgésico significativo con una reducción de la sensibilidad al dolor de cabeza.
- Otra investigación, realizada en la misma institución 2 años más tarde, también demostró que la aplicación tópica del aceite esencial de menta en la frente y en las sienes alivia eficazmente el dolor de cabeza por tensión, tan solo entre 15 y 30 minutos después de su aplicación.

Lavanda
lavender (Lavandula officinalis)

PARA QUÉ SIRVE:
- ✔ Disminuir el dolor de cabeza gracias a su efecto analgésico.
- ✔ Apoyar las funciones cognitivas.
- ✔ Relajante y ansiolítico.
- ✔ Antioxidante.
- ✔ Estimulante.

CUÁNDO USARLA:
- ✔ Cuando hay dolor de cabeza ocasional o tensional.
- ✔ Antes de dormir.
- ✔ Cuando hay estrés.

CÓMO CONSUMIRLA:
- ✔ Aromaterapia, aplicando su aceite de manera directa en las sienes, la frente, el cuello o la nuca. Puedes usarla 3 o 4 veces al día, sola o en combinación con otros aceites relajantes.
- ✔ En té o infusión.

Tiene un hermoso color lila y uno de los aromas más usados en el mundo. Su nombre proviene del latín *lavare* debido, precisamente, al primer uso que se le dio en toda la zona del Mediterráneo: para lavarse, desinfectarse y perfumarse. ¡Todo en uno! Y en la actualidad, sigue siendo la base de muchos productos de higiene y aseo personal.

Cuando a principios del siglo XX los arqueólogos abrieron la famosa tumba de Tutankamón, no podían creer que un sutil aroma de lavanda inundara el cofre sagrado todavía. Habían pasado más de tres mil años, pero aquel perfume lo impregnaba todo. Para los egipcios, este aroma y las propiedades de esta hierba eran muy valiosos. También los romanos la utilizaban para desinfectar, aromatizar y eliminar las malas energías de los ambientes, así como para darse suntuosos baños aromáticos e, incluso, en la cocina. Uno de los grandes poderes de la lavanda está en la concentración de taninos que posee, más potente que el mejor de los vinos.

Por qué sí funciona

- La Universidad de Ciencia y Medicina de California publicó en 2016 una completa revisión de estudios que probaban la efectividad de la aromaterapia con aceites esenciales, como el de lavanda, para tratar distintos tipos de dolor, desde el de cabeza hasta los posoperatorios. Se consideraron 12 estudios que mostraron que puede ser una opción efectiva y mucho más económica para tratar los dolores, ya sea como tratamiento único o, en algunos casos, complementándolo con otras terapias convencionales. Además, no se informaron efectos adversos en ninguno de los estudios incluidos.
- La Universidad de Münster, en Alemania, junto con la Universidad de Ciencias Médicas de Mashhad, en Irán, publicaron en 2012 un estudio realizado para probar la efectividad de la lavanda como tratamiento para la migraña.

Mezcla relajante de aromaterapia para combatir el dolor de cabeza tensional

PARA UNA BOTELLA

INGREDIENTES:

1 botella de vidrio pequeña (idealmente con gotero)

15 gotas de aceite esencial de lavanda

15 gotas de hojas de mandarino (*petitgrain* mandarino)

15 gotas de hierbaluisa

Aceite de oliva o coco de base (opcional, en caso de que no te guste tan fuerte el aroma)

PREPARACIÓN:

Pon en la botella todos los ingredientes y mézclalos bien. Aplica unas gotas en las sienes, en la frente o bajo las orejas. Puedes usarlo durante el día si estás muy tensa para evitar el dolor de cabeza, pero especialmente quince minutos antes de ir a dormir.

Tomando como punto de partida los usos dados tradicionalmente a esta planta como analgésico, ansiolítico y estabilizador del ánimo, entre otros, se estudió su eficacia a través de la inhalación de aceite esencial en un ensayo clínico con 47 pacientes con diagnóstico definitivo de migraña. La conclusión sugiere que la inhalación de aceite esencial de lavanda puede ser una modalidad eficaz y segura en el tratamiento agudo de este problema.

- El aceite esencial de lavanda se ha utilizado como fármaco ansiolítico, estabilizador del estado de ánimo, sedante, espasmolítico, antihipertensivo, antimicrobiano, analgésico y acelerador de la cicatrización de heridas. Pero en 2012 se dio a conocer una investigación realizada en Irán en la que se estudió por primera vez la eficacia de la inhalación de aceite esencial de lavanda para el tratamiento de la migraña en un ensayo clínico controlado con placebo. El estudio sugirió que puede ser una modalidad efectiva y segura en el tratamiento agudo de las migrañas.

- Sobre la base de que la lavanda es una planta medicinal eficaz para tratar la inflamación, la depresión, el estrés y el dolor de cabeza, se realizó otra investigación en 2013, en Rumanía, que fue publicada por la revista *Phytomedicine*. En este estudio, se demostraron las propiedades antioxidantes y antiapoptóticas de sus aceites esenciales, que ayudan a proteger del deterioro cognitivo producto del envejecimiento.

- En Alemania se publicó, en 2013, una revisión minuciosa de las investigaciones acerca de las propiedades de la lavanda sobre el sistema nervioso. Varias investigaciones en animales y humanos sugieren propiedades ansiolíticas, estabilizadoras del estado de ánimo, sedantes, analgésicas, anticonvulsivas y neuroprotectoras.

Matricaria

manzanilla, altamisa o *feverfew* (*Tanacetum parthenium*)

PARA QUÉ SIRVE:
- ✔ Analgésico, especialmente para tratar el dolor de cabeza regular.
- ✔ Antiespasmódico.
- ✔ Antiinflamatorio.

CUÁNDO USARLA:
- ✔ Frente a cuadros de dolor de cualquier tipo, especialmente migrañas.
- ✔ En la prevención de mareos, náuseas y vómitos.

CÓMO CONSUMIRLA:
- ✔ En té.
- ✔ Compresas.
- ✔ Como suplemento, en dosis de 150 mg diarios.

Esta planta es, en realidad, una variante de la manzanilla, esa flor tan simple y común que crece en pastizales prácticamente en todo el mundo y es pariente de la margarita.

Los griegos la bautizaron *Tanacetum*, derivado de la palabra griega *athanasia*, que significa "inmortalidad", debido a que varias especies tienen flores que permanecen abiertas por largo tiempo. En tanto, el término *parthenium* se debe a que en la época de la Antigua Grecia esta hierba se usaba para tratar enfermos en el famoso Partenón.

En inglés, por su parte, el nombre *feverfew* proviene de las palabras latinas *febris*, que quiere decir "fiebre", y *fugure*, "ahuyentar". Por tanto, su significado sería "para ahuyentar la fiebre", y ese es tan solo uno de sus beneficios. Desde hace siglos, se usa tradicionalmente para tratar casi todo tipo de dolores, pero fue a partir de la década de los setenta cuando comenzó a estudiarse de manera más formal tras ver que tenía resultados espectaculares tratando las migrañas.

Por qué sí funciona

- La publicación especializada *Pharmacognosy Review* dio a conocer en 2011 una completa revisión realizada en India que explora las diversas dimensiones y aplicaciones farmacológicas y medicinales de la matricaria. En esta, se reconoció su uso para el tratamiento de migrañas, artritis reumatoide, dolor de estómago y de muelas, picaduras de insectos, infertilidad y problemas con la menstruación y durante el parto; así como para tratar psoriasis, alergias, asma, *tinnitus*, mareos, náuseas y vómitos. La revisión también aceptó sus múltiples propiedades como antiinflamatoria y antiespasmódica.
- En la Universidad Estatal Armstrong Atlantic de Savannah, en Georgia, Estados Unidos, se dio a conocer en 2012 una exhaustiva revisión sobre la capacidad de esta y otras hierbas para disminuir y aliviar los dolores de cabeza y migrañas. Los autores analizaron los estudios publicados desde junio

Infusión de matricaria, rosas y lavanda para calmar el dolor de cabeza

PARA 1 PERSONA, 3 O 4 VECES AL DÍA

INGREDIENTES:
4 tazas de agua hervida
2 cucharaditas de matricaria seca (entera: flores y hojas)
1 cucharadita de flores de lavanda
1 cucharadita de pétalos de rosas secos
Miel o endulzante al gusto

PREPARACIÓN:
En una botella o recipiente resistente al calor, pon las hierbas y agrega el agua. Deja reposar por diez minutos. Cuela té suficiente para una taza y tómatelo. Puedes beber el resto a lo largo del día, endulzándolo si gustas.

de 1999 hasta mayo de 2009, comparando con éxito su eficacia respecto a varios medicamentos para la prevención de la migraña.

- En 2017, la publicación especializada *BMC Complement & Alternative Medicine* dio a conocer un estudio realizado en Francia en el que se probó una combinación de coenzima Q10, matricaria y magnesio para aliviar la migraña. La suplementación redujo significativamente el número de días con migraña a medida que progresaba su uso. También se observó una mejora en la calidad de vida de los pacientes.

- Otra revisión, realizada por el Centro Médico Downstate de SUNY, Nueva York, publicada en 2011, también analizó la eficacia de la matricaria y la petasita, junto con otras terapias alternativas, como tratamiento para el dolor de cabeza.

- Sobre la base de que la matricaria es una hierba bien conocida para el tratamiento profiláctico de la migraña, en 2002 se realizó un estudio en Alemania para mostrar la respuesta a la dosis de un nuevo extracto estable fabricado con esta hierba. Los pacientes fueron tratados durante 12 semanas con distintas dosis. El cambio positivo absoluto más alto en los ataques de migraña se observó con el tratamiento de 6.25 mg. Esta información reafirma la de otras investigaciones, como la publicada en 1985 por la *British Medical Journal*, que estudió a 17 pacientes: ocho de ellos recibieron cápsulas que contenían polvo de matricaria liofilizada y nueve, placebo. Los resultados proporcionaron evidencia de que la matricaria, tomada profilácticamente, previene los ataques de migraña.

Petasita
butterbur (*Petasites hybridus*)

PARA QUÉ SIRVE:
- ✔ Analgésico, ideal para tratar el dolor de cabeza y las migrañas.
- ✔ Efecto antiinflamatorio que también colabora disminuyendo el dolor de cabeza.
- ✔ Antiespamódico.
- ✔ Antialérgico.

CUÁNDO USARLA:
- ✔ Si hay dolor de cabeza esporádico como consecuencia de alergias o del período menstrual.
- ✔ Cuando hay dolores menstruales.

CÓMO CONSUMIRLA:
- ✔ Como suplemento, en dosis de 75 mg, 2 veces al día (hasta por 16 semanas).
- ✔ En té o infusión.

Es un arbusto que crece en Europa y partes de Asia y América del Norte, generalmente en suelos húmedos y pantanosos. Su nombre en inglés, *butterbur*, se debe a que tradicionalmente sus hojas se usaban para envolver la mantequilla y mantenerla sólida en climas cálidos. Sin embargo, es una planta muy versátil, de la cual se pueden aprovechar prácticamente todas sus partes, incluyendo la raíz.

Podríamos decir que es "prima" de algunas plantas igual de poderosas, como el diente de león, la caléndula, el cardo o la alcachofa, entre otras.

En la Edad Media, se usaba para tratar la peste y la fiebre, y en el siglo XVII era muy común que los médicos y herbolarios la usaran para combatir la tos, el asma y las heridas de la piel. También los nativos americanos la usaban, especialmente para el dolor de cabeza. De manera más reciente, ha comenzado a usarse para aliviar los problemas del tracto urinario, el malestar estomacal y otras afecciones.

Es importante saber que no se puede consumir cruda o sin procesar, debido a que contiene ciertos químicos (alcaloides de pirrolidina) que pueden causar daño hepático.

Por qué sí funciona

- La Universidad Estatal Armstrong Atlantic de Savannah, en Georgia, Estados Unidos, dio a conocer en 2012 un estudio en el cual se analizó la evidencia de uso de ese producto para el tratamiento preventivo de la migraña junto con otros medicamentos antiinflamatorios no esteroideos (como fenoprofeno, ibuprofeno, riboflavina e histamina subcutánea, entre otros). Los autores analizaron 284 estudios publicados desde junio de 1999 hasta mayo de 2009. Esta raíz demostró ser más efectiva para la prevención, reducción de la frecuencia y gravedad de los ataques de migraña.
- El Departamento de Neurología de la Escuela de Medicina Albert Einstein de Nueva York publicó en 2004 un estudio sobre la efectividad del uso de la

Té de petasita para calmar el dolor de cabeza y la inflamación

PARA 1 PERSONA

INGREDIENTES:
3½ tazas de agua
1 cucharada de raíz de petasita
   seca
Miel o endulzante al gusto

PREPARACIÓN:
En un recipiente, pon a remojar la raíz durante toda la noche o todo el día. Luego, hiérvela durante al menos cinco minutos. Apaga y deja reposar. Cuela el té y bébelo durante el día (divídelo en tres porciones). Puedes agregarle unas gotas de limón si gustas.

petasita como terapia preventiva para la migraña. La investigación comparó, durante 4 meses, las reacciones de 245 pacientes —entre 18 y 65 años, y que tenían al menos de dos a seis ataques de migraña por mes— al tratamiento de extracto de petasita. Se administraron dosis de 75 mg, 2 veces al día; de 50 mg, 2 veces al día; y de placebo. Los resultados mostraron que el extracto de petasita de 75 mg, 2 veces al día, es más efectivo y bien tolerado como terapia preventiva para la migraña.

- Una revisión de estudios realizada en Tailandia y publicada en 2019 analizó el uso y acción de algunos fitoquímicos presentes en la petasita, que ha sido recetada en la medicina tradicional tailandesa durante más de 30 años para distintas dolencias. En esta revisión, se identificaron al menos cuatro compuestos cuyos efectos médicos están respaldados por evidencia sólida. Se descubrió que la hispidulina que contiene es, posiblemente, la encargada de tratar las enfermedades neurológicas, junto con otras sustancias que apoyan su uso para combatir la inflamación y el dolor de cabeza.

- Una investigación realizada en Alemania y publicada en 2019 analizó las dosis seguras de Petadolex, un extracto de petasita cuya eficacia está clínicamente probada contra los ataques de migraña. En este caso, se estudió la relación de dicha hierba —comparada con otros medicamentos, como el ibuprofeno— con la aparición de posibles lesiones hepáticas, mostrando que es segura en dosis adecuadas, bajo un plan de medicación supervisado por un médico experto en hierbas y usando medicamentos para minimizar el riesgo.

- En 2007, se publicó una investigación realizada en Inglaterra sobre la eficacia de esta hierba para tratar la rinitis alérgica, otra de las posibles causas del dolor de cabeza. En la investigación, se probaron otros nueve productos herbales contra un placebo o un comparador activo. El uso de la petasita para tratar los distintos síntomas mostró resultados superiores, debido, fundamentalmente, a su efecto antiinflamatorio.

5

EL CEREBRO
Nuestra computadora
y la pérdida de datos

Carmen tenía poco más de 60 años cuando comenzó a mostrar un comportamiento poco frecuente. Olvidaba dónde dejaba las cosas, se ponía de mal humor con mucha facilidad y, en ocasiones, mientras compartía con su familia, sus ojos se quedaban mirando al vacío, como si estuviera en un espacio en el que solo cabían sus pensamientos.

Si somos honestos, todos le tenemos pánico a perder la memoria. Tan solo pensar en la posibilidad de comenzar a olvidar detalles de nuestra historia personal y de nuestra cotidianidad nos altera; especialmente hoy en día, cuando sabemos que trastornos como la enfermedad de Alzheimer se vuelven más comunes. En 2010, se dio a conocer un estudio realizado por el doctor Ronald Petersen, investigador de la Clínica Mayo de Rochester, Minnesota, donde señalaba que el deterioro de nuestra capacidad cognitiva, en general, podría ser más frecuente en los hombres que en las mujeres. Sin embargo, la diferencia entre ambos sexos es tan solo de un 1.5 %. La investigación también demostró que las personas que muestran un deterioro cognitivo leve corren mayor riesgo de desarrollar alzhéimer. Otro detalle para tener en cuenta es que, a pesar de que los hombres muestran mayor presencia de deterioro cognitivo, el proceso a través del cual se va dañando la memoria ocurre de manera más lenta en ellos. En cambio, en las mujeres el daño parece ser más rápido. De hecho, en el caso de Carmen, no pasó mucho tiempo para que su mente se fuera oscureciendo hasta llegar a un punto sin retorno un par de años después de comenzar las primeras manifestaciones, cuando finalmente fue diagnosticada con alzhéimer. A partir de entonces, su calidad de vida fue disminuyendo de manera acelerada hasta quedar completamente inhabilitada para realizar cualquier actividad. Sus cuidados personales dependen de otros y hace 5 o 6 años que permanece en cama, en una casa de retiro especialmente acondicionada para pacientes como ella.

La Asociación de Alzheimer de Estados Unidos publicó que, hasta 2019, había 5.8 millones de personas con esa enfermedad en Estados Unidos. Y aunque la mayoría (5.6 millones) son mayores de 65 años, cerca de 200 mil pacientes tienen menos de esa edad y la han manifestado de manera temprana. Así, el alzhéimer se ha convertido en la sexta causa nacional de muerte y está entre las diez enfermedades más importantes que no se pueden curar o prevenir. Lamentablemente, se estima que para el 2050 lo padecerán 14 millones de estadounidenses. Para que te hagas una idea, cada 65 segundos, una persona desarrolla esta enfermedad.

Muchos desconocen la enfermedad de Alzheimer y piensan que se trata de un padecimiento que inhabilita, pero no mata, lo cual no es cierto. Anualmente, uno de cada tres adultos mayores muere a consecuencia de este mal u otro tipo de demencia, ya que además de disminuir las capacidades cognitivas, se va perdiendo el control de funciones clave para el organismo, como alimentarse. También genera pérdida de movilidad, lo cual aumenta las probabilidades de desarrollar otros padecimientos, como neumonías frecuentes, por ejemplo. Mientras las muertes por afecciones cardiacas disminuyeron en un 19 % entre 2010 y 2017, las muertes asociadas al alzhéimer aumentaron en un 145 %.

Ahora, debido a determinados rasgos genéticos, los hispanos tenemos una probabilidad y media más de tener alzhéimer u otra demencia comparados con los estadounidenses blancos. Por ello, hay algo que debemos tener muy en cuenta: esta enfermedad, que es por mucho la forma más severa de pérdida de la capacidad cognitiva, **afecta más a las mujeres mayores**. De hecho, dos tercios de los pacientes con este mal son mujeres, pues al pasar los 60 años, una de cada seis está en riesgo de padecerla. Es decir, es más probable que una mujer madura padezca alzhéimer que cáncer de mama, cuya incidencia es en una de cada once féminas.

SI OLVIDO MIS LENTES…, ¿TENGO ALZHÉIMER O PÉRDIDA TEMPORAL DE MEMORIA?

Según la Clínica Mayo, "olvidar algunas cosas" es normal. A todos nos pasa que, a veces, olvidamos las llaves de la casa o el automóvil en algún lugar; saludamos a una persona porque estamos seguros de que la hemos visto antes o la conocemos, pero su nombre no nos viene a la cabeza; o bien, salimos de casa y, de pronto, no recordamos si apagamos la computadora, pusimos la alarma o cualquier detalle que forma parte de nuestra cotidianidad y rutina. Es algo que se va haciendo más frecuente a medida que envejecemos. Pero todo eso, sin embargo, no tiene que ver con un deterioro de la memoria porque no modifica o interrumpe nuestra vida social o nuestro trabajo, por ejemplo. Además, en la mayoría de los casos, puede ser tratable o, al menos, podemos incluir algunos productos en nuestra dieta y ejercicios que ayuden a mantener la mente activa.

Tanto el temido alzhéimer como otros trastornos similares cambian por completo nuestra dinámica diaria e independencia porque van arruinando nuestra capacidad de trabajar y de llevar una vida social y familiar. En el caso de Carmen, por ejemplo, recuerdo que, al principio, cuando manejaba hacia su trabajo, repentinamente sufría "lagunas mentales" que la hacían olvidar hacia dónde se dirigía. Se quedaba completamente en blanco por unos segundos o minutos. Luego, su familia recibía llamadas de la policía informándoles que la habían encontrado caminando sola, perdida en un lugar ubicado en sentido completamente opuesto a su casa o trabajo. Al cabo de un rato, su mente volvía a conectarse con la realidad, pero no entendía qué había sucedido. Era como si alguien hubiese "borrado" de su computadora mental algunos documentos sin que ella se diera cuenta.

Como podrás imaginar, al cabo de un tiempo fue imposible dejarla manejar y, poco tiempo después, tampoco pudo seguir trabajando. Más adelante, comenzó a sufrir crisis similares a las pataletas de los niños cuando quieren conseguir un caramelo a toda costa en medio de un supermercado y para lograrlo gritan, lloran y se lanzan al suelo hasta hartar a sus padres y convencerlos. Pero calmar y mover a un niño es diferente a tratar de hacerlo con una persona adulta. Más aún si se está en medio de un centro comercial o en un lugar con mucha gente. ¡Es toda una odisea!

Recuerdo, por ejemplo, una ocasión en que una de las hijas de Carmen pasó por un momento muy complicado, pues su mamá se tornó incontrolable en medio de la calle, mientras paseaban. Carmen se lanzó al piso y no hubo forma de levantarla. La gente comenzó a aglomerarse y a interferir con el tráfico hasta que, finalmente, llamó al sistema de emergencia para que la ayudaran a resolver la situación y la sacaran de allí. ¡Estoy seguro de que nadie quisiera pasar por algo así! Créeme, sé cuánto sufren los hijos o familiares de alguien con estos síntomas. Deben armarse de una cuota extraordinaria de amor y de paciencia. Y quienes somos meros observadores debemos llenarnos de empatía por ellos.

La demencia y la pérdida de la memoria modifican por completo la vida de la persona que las sufre y de quienes están a su alrededor. Quien las padece se transforma de un individuo activo y normal en alguien que no puede razonar de manera correcta, que no muestra un juicio adecuado para tomar decisiones, que comienza a presentar problemas para comunicarse, que olvida el lenguaje y que, poco a poco, se va haciendo más dependiente de los demás.

Las enfermedades más comunes de daño progresivo del cerebro, relacionadas con la pérdida de memoria y la demencia son:

- Enfermedad de Alzheimer
- Demencia vascular
- Demencia frontotemporal

- Demencia con cuerpos de Lewy
- Demencia mixta

Cuando se trata de un deterioro leve, causado por el paso del tiempo, todavía se pueden realizar algunas actividades menores. Sin embargo, en la mayoría de los casos, es progresivo y bastante acelerado.

CAUSAS DE LA PÉRDIDA DE MEMORIA

Sinceramente, creo que sabemos más del espacio o de la vida submarina que del funcionamiento de nuestra mente. Pero, al menos, tenemos claro que no siempre la pérdida de memoria es irreversible. Existen casos en que se trata de un problema temporal debido al uso de ciertos medicamentos o de la interacción entre algunas medicinas; también puede ser ocasionada por alcoholismo, alguna lesión o traumatismo en la cabeza, exceso de estrés, cuadros de ansiedad o depresión, entre otros problemas emocionales; de igual forma, puede ocurrir por la presencia de tumores o de una infección en el cerebro. Asimismo, existen posibles causas como la deficiencia de vitamina B12, la que, entre otras funciones, se encarga de mantener en buena forma las células nerviosas. Aunque también puede ocurrir debido a la poca actividad de la glándula tiroides, o lo que se conoce como hipotiroidismo.

Ahora bien, en el caso de ustedes, las mujeres, hay otras posibles causas que apenas comienzan a ser investigadas. Por ejemplo, se sospecha que la menopausia y perimenopausia —es decir, la época de transición hormonal— podrían acelerar la pérdida de la memoria; pero especialmente la segunda cuando ocurre muy temprano. ¿Qué tiene que ver una cosa con la otra?, te estarás preguntando. Pues existe cierta evidencia de que los bochornos y los problemas para dormir debido a la disminución de los niveles de estrógeno tienen un impacto en la memoria. Algunos estudios, como uno realizado en 2004, llamado "The Penn Ovarian Aging Study" y publicado en la revista de salud *Healthline*, han mostrado que los cambios hormonales ocurridos durante la perimenopausia pueden causar cierta pérdida de memoria, pero que esta se puede recuperar una vez superada la menopausia. En tanto, otra investigación realizada durante 4 años por el Departamento de Psicología de la Universidad Brandeis, en Waltham, Massachusetts, y publicada en 2017, descubrió que la capacidad de aprendizaje en las mujeres disminuye durante la perimenopausia, pero vuelve a la normalidad una vez que se deja atrás ese ciclo de cambios.

Hasta ahora, también hay indicios de que, cuando la mujer toma ciertos medicamentos que bloquean los efectos del estrógeno, estos pueden repercutir en la agudeza mental y en la memoria. Todavía la información no es concluyente y se sabe poco al respecto, pero todo indica que podría existir alguna relación. También existe cierta evidencia de que las alteraciones en el ciclo del sueño o la fatiga que se producen durante la transición hormonal de la mujer —en la perimenopausia y la menopausia— tienen cierta injerencia en el deterioro cognitivo.

Si notas que hay ciertos cambios en tu comportamiento u olvidas de manera frecuente ciertas rutinas o nombres y todo eso te confunde, no te asustes. En este *link* que comparto a continuación puedes encontrar una guía proporcionada por la Asociación del Alzheimer, que te ofrece diez señales para tener en cuenta cuando hay un deterioro significativo de la capacidad cognitiva: <https://www.alz.org/alzheimer_y_demencia/las_10_senales>.

Te aconsejo que, si tienes alguna duda o inquietud, hagas una cita con tu médico para encontrar la causa (o causas) de esa disminución de la memoria y buscar opciones para tratarla. Puede ser tan simple como sumar algunos suplementos a tu alimentación diaria y cambiar ciertos hábitos.

La mejor parte de todo esto es que cada día aprendemos más sobre nuestro cerebro y sus funciones. Por ejemplo, hoy sabemos que, contrario a lo que pensábamos hace unos años, las células de nuestra "computadora personal" se renuevan constantemente sin importar nuestra edad. Antes se creía que cuando cumplíamos cierta cantidad de años, las células comenzaban a morir y no había nada más que hacer al respecto. ¡Falso! Podemos activar las que siguen ahí y ayudar a seguir creando nuevas células y conexiones entre estas para "despertarlas".

Al igual que los músculos, **el cerebro necesita ejercitarse** para estar en forma. Por eso es bueno **apoyarlo con ejercicio físico**, porque esta es la mejor manera de aumentar la oxigenación cerebral. De esa forma, se generan más neuronas, se mejora la capacidad de concentración, se mantiene la materia gris y la memoria a largo plazo, entre otros beneficios. También es un buen aporte **organizar de mejor manera el ciclo de sueño** para que tu cerebro descanse el tiempo que necesita y se repare. Tal como lo menciono en mi primer libro, *Mejora tu salud de poquito a poco*, durante las horas de sueño profundo, el cuerpo regula las hormonas y genera lo que necesita para repararse y seguir funcionando, especialmente en las mujeres. Cuando el cuerpo no tiene suficiente tiempo de reposo nocturno, sin interrupciones, comienzan a manifestarse otros problemas, como el sobrepeso y la falta de memoria, entre una larga lista. Por eso, si estás teniendo problemas para dormir, busca ayuda, pues es parte fundamental de tu salud general.

Ayuda a tu cerebro a mantener su agudeza obligándote a **aprender nuevas cosas**, desde un idioma hasta los números telefónicos de tu familia y amigos. Lee, descubre, memoriza, estimúlate, desafíate: ¡no importa la edad que tengas! Eso pondrá tu cerebro *fit*.

Y para darte un impulso extra, a continuación, te comparto algunos suplementos y compuestos: son los **remedios santos** que pueden darte una mano.

Aceite de pescado omega 3
ácidos grasos omega 3

PARA QUÉ SIRVE:

- ✔ Ayudar a solucionar las funciones cerebrales en general.
- ✔ Mejorar las funciones visuales.
- ✔ Regular y disminuir la inflamación del organismo al reducir las citoquinas.
- ✔ Evitar el exceso de coagulación de la sangre.
- ✔ Ayudar a que la sangre fluya dentro de las venas y arterias.
- ✔ Mejorar la respuesta de la insulina en el cuerpo.
- ✔ Regular la producción de prostaglandinas.

CUÁNDO USARLO:

- ✔ Si tenemos antecedentes familiares de demencia o alzhéimer.
- ✔ Siempre, a modo de prevención, especialmente a medida que se envejece.
- ✔ Cuando hay inflamación crónica en el cuerpo, pues de la misma manera en que se inflaman nuestras articulaciones y órganos, el cerebro también lo hace.

CÓMO CONSUMIRLO:

- ✔ Como suplemento, aunque no existe una dosis estándar establecida, las sugerencias varían entre 500 y 1000 mg por día.
- ✔ Aumentando el consumo de pescados. Hay ciertos pescados y productos del mar que en una sola porción pueden proporcionarte varios gramos, como la caballa, salmón, arenque, sardinas y caviar. O bien, 1 g (15 ml), en una sola cucharada, como ocurre con el aceite de hígado de bacalao.

Muchas veces me ha tocado hablar sobre los ácidos grasos y veo que existe mucha confusión al respecto. Pues resulta que nuestro cuerpo puede producir por sí solo la mayoría de los aceites que requiere para funcionar, excepto los omega 3, que se obtienen en la cantidad que necesitamos solo a través de ciertos alimentos o suplementos.

También existe confusión respecto al omega 3 y el omega 6. Si bien hay funciones en las que intervienen de manera conjunta —para evitar que el organismo se inflame y regular la coagulación de la sangre, por ejemplo—, se ha descubierto que existe una estrecha relación entre la falta de omega 3 y el deterioro de nuestra mente, especialmente en el área frontoparietal, que es la encargada de resolver problemas y mantener nuestra agudeza mental, así como en la pérdida de memoria, que ocurre a medida que envejecemos.

Aunque hay ciertos alimentos, como las semillas de chía, calabaza, linaza, cáñamo o *hemp*, nueces y algas, que contienen omega 3, es el aceite de pescado el más rico en este ácido graso esencial.

Salmón con albóndigas de garbanzo y quinoa, y ensalada con nueces para un cerebro sano

PARA 4 PERSONAS

INGREDIENTES:

1 taza de espinacas
1 cebolla picada
½ taza de zanahoria rallada
1 taza de garbanzos cocidos
120 g de quinoa cocida
10 hojas de albahaca fresca picada
Aceite de oliva
Pimienta al gusto
Sal al gusto
4 filetes de salmón
1 lechuga roja
1 manzana verde pequeña, picada
    en rodajas
1 puñado de arándonos rojos secos
½ taza de nueces, en mitades
Vinagre balsámico, sal, aceite de oliva
    extra virgen y miel para aliñar
    (vinagreta)

PREPARACIÓN:

En una sartén, pon a dorar la cebolla, la zanahoria y, al final, las espinacas, con un poquito de aceite de oliva. Agrega sal y pimienta al gusto. Mientras tanto, muele los garbanzos en una fuente. También puedes procesarlos usando un poco de aceite.

Luego, agrégales a los garbanzos la quinoa y la mezcla de espinacas, cebolla y zanahoria. Añade la albahaca picada y sazona todo al gusto. Forma pequeñas bolitas y ponlas a dorar levemente en una sartén.

Prepara el salmón a la plancha con sal y pimienta. Pon la lechuga en una fuente, agrega las nueces, los arándanos y la manzana. Aliña con la vinagreta. Sírvelo todo junto.

Por qué sí funciona

- Una investigación publicada por la revista *Nutritional Neuroscience* demostró que el aceite omega 3 puede ayudar a evitar la pérdida de la memoria y el deterioro cerebral, especialmente del área frontoparietal, cuyas neuronas son las primeras que muestran un deterioro en personas de edad avanzada.
- Otro estudio, realizado por el Departamento de Biología de la Universidad de Indiana-Universidad Purdue, en Indianapolis, demostró que el ácido omega 3 ayuda a que las membranas celulares y los espacios entre las células sean más fluidos, lo cual facilita que las células nerviosas se comuniquen de manera más fácil, rápida y eficiente.
- La presencia del omega 3 es vital para mantener no solo la salud, sino, en especial, la función cognitiva a medida que envejecemos, por eso debe ser suministrado a través de la dieta y los suplementos. Así lo señala un estudio realizado por el Instituto Portugués del Mar y la Atmósfera, en Lisboa, Portugal, publicado en noviembre de 2016.

Ashwagandha

indian ginseng, poison gooseberry, winter cherry
(*Withania somnifera*)

PARA QUÉ SIRVE:
- ✔ Aumentar la actividad colinérgica, preservando la memoria.
- ✔ Eiminar los radicales libres que promueven el envejecimiento de las células.
- ✔ Estimular el crecimiento neuronal y reducir la degeneración de las células cerebrales.
- ✔ Modular la respuesta al estrés, reducir la ansiedad y la depresión.
- ✔ Tratar la fatiga suprarrenal.
- ✔ Aumentar la resistencia, energía e inmunidad.

CUÁNDO USARLA:
- ✔ En períodos de mucha tensión y estrés.
- ✔ Cuando existen problemas para conciliar el sueño.
- ✔ Para prevenir problemas de salud o recuperarse de una enfermedad.
- ✔ Cuando hay exceso de actividades.
- ✔ Para prevenir el deterioro del cerebro.

CÓMO CONSUMIRLA:
- ✔ Como suplemento de 500 mg, 2 veces al día.
- ✔ Puedes complementar el suplemento con un té de *ashwagandha* antes de dormir, si gustas, o reemplazar una de las cápsulas por este.

Esta hierba, también conocida como *medhya rasayana*, o rejuvenecedora mental, fue durante miles de años uno de los secretos mejor guardados de India y la medicina ayurvédica. Pero desde que se dio a conocer en Occidente, se ha convertido en una de las hierbas más populares y estudiadas, ya que es impresionante el espectro de beneficios para la salud que posee. Entre otras cosas, ayuda a controlar la ansiedad, es antidepresiva, disminuye la inflamación del cuerpo, ayuda con el balance de la tiroides y fortalece el sistema inmunitario. Es, además, lo que se llama una hierba con propiedades adaptógenas, ya que ayuda a responder ante el estrés y a mantener la homeostasis o equilibrio entre los procesos del organismo.

Sus principios activos han demostrado un efecto antioxidante en todo el cuerpo, pero sobre todo en el cerebro, al mejorar su funcionamiento y evitar su deterioro. Estos principios también apoyan las defensas contra enfermedades, infecciones y factores ambientales poco favorables que provocan el envejecimiento prematuro. Pero su mayor atractivo es que puede relajar y promover una mejor calidad de sueño y, al mismo tiempo, producir mayor energía y concentración. ¡Una maravilla!

Por qué sí funciona

- La publicación especializada *Evidence-Based Complementary and Alternative Medicine* dio a conocer en 2018 las conclusiones de una revisión sobre los mecanismos de acción de diversas hierbas usadas en la medicina

Té relajante de *ashwagandha* y anís

PARA 1 PERSONA

INGREDIENTES:

1 raíz de *ashwagandha* cortada
   en trocitos
1 estrella de anís
1 hoja de romero
1 rodaja de lima
Miel o endulzante (opcional)

PREPARACIÓN:

Hervir el agua en un recipiente junto con la raíz de *ashwagandha*, el anís y el romero por cinco minutos. Apágalo y déjalo reposar por diez minutos. Cuélalo y sirve con la rodaja de lima y miel, si gustas.

ayurvédica para tratar la demencia, encabezadas por la *ashwagandha* (*Withania somnifera*). En esta se señala que, de acuerdo con la visión holística de la medicina ayurvédica —la cual trata los problemas de salud del ser humano tomando en cuenta el cuerpo, la mente y el alma—, la *ashwagandha* está incluida entre las plantas medicinales y las formulaciones usadas para retrasar el envejecimiento cerebral y mejorar la memoria. Dicha revisión también asegura que, en los últimos años, los estudios farmacológicos y toxicológicos han verificado los efectos terapéuticos de esa planta.

- Teniendo como base el conocimiento de que la *Withania somnifera* es un medicamento herbal cuyas propiedades sirven para mejorar la memoria, el Instituto de Ciencias Médicas de Nizam, en Panjagutta, Hyderabad, India, realizó un estudio —publicado en la revista *Pharmacognosy Research* en 2014— que incluyó una evaluación de los efectos cognitivos y psicomotores del extracto de esta planta en participantes humanos sanos. En este, 20 participantes fueron aleatorizados para recibir, durante 14 días, dos cápsulas de 250 mg de un extracto de *Withania somnifera* o un placebo compatible 2 veces al día. El rendimiento cognitivo y psicomotor se evaluó antes de administrar las dosis y al final del tratamiento, el día 15. Los resultados mostraron mejoras significativas en los tiempos de reacción y discriminación de elección, entre otras pruebas. Estos resultados sugieren que el extracto de *Withania somnifera* puede mejorar el rendimiento cognitivo y psicomotor, por lo que puede ser un complemento valioso en el tratamiento de enfermedades asociadas con el deterioro cognitivo.
- La revista *Suplementos Dietéticos* publicó en 2017 un estudio realizado en India que señala la eficacia de la *ashwagandha* como un potente agente antienvejecimiento de las células y fortalecedor de las funciones cognitivas. También demostró que puede ser eficaz para mejorar la memoria inmediata y general en personas con deterioro de estas funciones, así como para mejorar la ejecución, atención y velocidad de procesamiento de la información.

Cacao
cacao tree (*Theobroma cacao*)

PARA QUÉ SIRVE:
- ✔ Incrementar la energía y la concentración.
- ✔ Disminuir la fatiga mental.
- ✔ Aumentar el rendimiento en general.
- ✔ Disminuir el estrés oxidativo.
- ✔ Mejorar la función cardiaca.
- ✔ Combatir la depresión y mejorar el ánimo, estimulando el sistema nervioso.

CUÁNDO USARLO:
- ✔ Frente a situaciones que requieren concentración.
- ✔ Para mejorar el estado de ánimo, especialmente en mujeres con cambios hormonales (SPM, premenopausia, menopausia y posmenopausia).
- ✔ En actividades que requieran más energía.
- ✔ Como prevención del deterioro cognitivo.

CÓMO CONSUMIRLO:
- ✔ La mejor manera de consumirlo es como chispas de cacao o *nibs*. Una buena opción, si lo prefieres en polvo, es moler esas virutas en un procesador en frío. O bien, buscar cacao en polvo crudo (*raw*) sin ninguna sustancia añadida.

Los primeros habitantes de México y América Central lo tenían claro desde el principio: ese pequeño grano cultivado entre las montañas es un verdadero tesoro, ¡el alimento de los dioses! Por eso lo bautizaron de esa manera. En verdad, es un producto completo, pues está repleto de nutrientes, fibra, proteínas, carbohidratos, vitaminas, minerales y grasas monoinsaturadas. Mientras más se investiga, más nos sorprenden los beneficios del cacao, pues, entre otras cosas, es bueno para mantener el corazón sano, controlar la presión arterial, mantener el estrés a raya, proveer energía y hasta para cuidar la piel, gracias a la inmensa cantidad de antioxidantes que contiene.

Pero atención, no confundas el chocolate con el cacao y no creas que sus múltiples beneficios los vas a recibir comiéndote una caja completa de bombones. Así no funciona. El chocolate procesado, en primer lugar, contiene muchísima azúcar y grasa añadidas, y eso ya lo hace dañino. En realidad, los beneficios los brinda el cacao crudo y sin procesar, pues cuando se somete a altas temperaturas (más de 104 grados Fahrenheit) pierde su valor nutricional.

Por qué sí funciona

- Una amplia revisión de diversos estudios recientes realizada por la Universidad de L'Aquila, en Italia, y publicada en 2016, analiza la capacidad de los flavonoides presentes en el cacao en altas concentraciones como potenciales nutracéuticos con efectos neuroprotectores. Describe también nuevos

Postre de cacao y almendras con fresas

PARA 2 PERSONAS

INGREDIENTES:

1 taza de cacao crudo en polvo

½ taza de miel de coco (si no tienes problemas de azúcar, puedes usar leche condensada de coco, endulzada con caña de azúcar)

1 cucharadita de aceite de coco (si usas la leche de coco, no es necesario porque esta contiene aceite)

2 cucharadas de chispas de cacao

1 cucharadita de almendras molidas

8 fresas medianas o grandes, lavadas

PREPARACIÓN:

En un recipiente, mezcla la miel de coco o leche azucarada de coco con el cacao. Si te gusta más amargo, puedes usar más cacao. Si usas miel de coco, añade el aceite de coco. Mezcla bien. Sirve las fresas y báñalas con la mezcla. Espolvorea las chispas y la almendra molida. Disfrútalo por la mañana o antes de hacer ejercicio.

hallazgos sobre los efectos del cacao en la función cognitiva, centrándose particularmente en algunos mecanismos de acción vascular y antioxidante involucrados en la prevención de la demencia.

- Entre la larga lista de estudios, destaca uno realizado en Australia —publicado en 2017— donde se evaluó el impacto del cacao en la función cerebrovascular y la cognición de mujeres posmenopáusicas sanas. Dado que el cacao contiene polifenoles que se consideran beneficiosos para la salud vascular, la cognición y la función cerebrovascular, los hallazgos sugieren que el mismo puede modificar la relación entre el metabolismo cerebral y las respuestas del flujo sanguíneo en mujeres posmenopáusicas.

- De igual forma, una investigación realizada en Japón y publicada en 2019 también sostiene que existe una relación directa entre el consumo de cacao y una significativa mejora en la memoria. Esto se debe a la presencia de la teobromina, sustancia que se encuentra en los granos de cacao y participa en diferentes procesos cerebrales que provocan cambios celulares mejorando la memoria de trabajo.

- En 2019, la publicación francesa *Revue Neurologique* compartió una exhaustiva revisión de estudios realizados en distintos países sobre la relación entre la dieta mediterránea, específicamente el papel de los ácidos grasos de cadena larga omega 3, y diversos alimentos como el cacao, las frutas y el café, entre otros, en la prevención de accidentes cerebrovasculares, el deterioro cognitivo relacionado con la edad y el alzhéimer.

Café
coffee (Coffea)

PARA QUÉ SIRVE:

- ✔ Incrementar la energía y la concentración.
- ✔ Proteger contra enfermedades neurológicas degenerativas como el alzhéimer.
- ✔ Aumentar el rendimiento en general.
- ✔ Mejorar la salud del corazón.
- ✔ Combatir la depresión y mejorar el ánimo.

CUÁNDO USARLO:

- ✔ Si necesitamos mejorar nuestra concentración para desarrollar una tarea.
- ✔ En actividades que requieran más energía y enfoque.
- ✔ Si hay antecedentes hereditarios de demencia o alzhéimer.
- ✔ Para mantener la salud del cerebro, especialmente a medida que envejecemos.
- ✔ Para mejorar el estado de ánimo.

CÓMO CONSUMIRLO:

- ✔ Como café regular, por la mañana, a mediodía, después de almorzar. No recomiendo más de 5 tazas al día y evitarlo después de las cinco o seis de la tarde para que no te genere problemas para dormir. (Toma en cuenta que, según la USDA, una taza de café de grano molido tiene aproximadamente 95 mg de cafeína).
- ✔ ¡Cuidado con los cafés que parecen postres! Me refiero a los que les agregan chocolate, crema batida y mucha azúcar, ya que terminan siendo una carga calórica inmensa y provocan que aumentes de peso.

Existe constancia de que esta sabrosa bebida se disfruta desde, al menos, quinientos años antes de Cristo y, en la actualidad, es sinónimo de un momento especial compartido entre dos o más personas. "Tomarse un café" es señal de una buena conversación o de un buen comienzo. Y aunque hoy en día hay posturas contrarias con respecto a cuán bueno para la salud puede ser, te puedo decir con confianza que son más los estudios que se inclinan a su favor que en su contra, especialmente cuando se trata de mantener el cerebro sano.

Las mayores críticas apuntan a que su consumo puede ser adictivo y que una sobredosis de cafeína puede sobreestimular el cuerpo, generar cambios de humor e irritabilidad y dañar las glándulas suprarrenales, entre otras. Pero las investigaciones más recientes muestran que entre tres y cinco tazas de café al día nos pueden proteger de la demencia senil. Además, el extracto del fruto completo del café aumenta en gran medida la actividad de los neurotransmisores vitales para mantener las neuronas vivas, activas y evitar enfermedades como epilepsia, depresión, párkinson y alzhéimer, entre otras.

Café árabe

PARA 2 PERSONAS

INGREDIENTES:

3 cucharadas de café molido (de preferencia oscuro o fuerte)
1 raja de canela
½ semilla de cardamomo (no pongas demasiado porque el sabor es intenso)
1 pizca de azafrán
1 clavo de olor
2½ tazas de agua
Miel o endulzante (opcional)

PREPARACIÓN:

Hierve el agua en un recipiente. Cuando esté en ebullición, agrega el café y baja el fuego al mínimo hasta que haga espuma. Apaga y agrega la canela, el clavo, el azafrán y el cardamomo. Vuelve a hacerlo hervir a fuego suave. Cuando vuelva a hervir, apágalo y déjalo reposar por cinco minutos hasta que esté tibio.

Cuélalo y sírvelo, teniendo cuidado de que el polvillo del café se quede en el fondo. Endulza al gusto, si lo deseas, o bébelo amargo.

Por qué sí funciona

- La publicación *Die Pharmazie* dio a conocer en 2019 una revisión que tuvo como objetivo resumir los estudios recientes sobre el mecanismo de acción de la cafeína presente en el café en el tratamiento agudo y crónico del déficit cognitivo y la plasticidad sináptica. Dado que es bien conocido que la cafeína es antagonista del receptor de adenosina —y que dicho receptor está presente en todas las áreas del cerebro—, los efectos de esta tienen bastante alcance. El estudio analizó el efecto de la cafeína en las funciones cerebrales —incluidos el aprendizaje y la memoria—, así como en la plasticidad sináptica en diversas enfermedades cerebrales.

- La *Journal of Alzheimer Disease* publicó en 2010 una revisión de estudios realizada por la Facultad de Medicina de Estrasburgo, en Francia, con el objetivo de comprobar los efectos del café en la función cognitiva. De acuerdo con la literatura consultada, se mostró que la cafeína puede tener efectos facilitadores o inhibitorios en la memoria y el aprendizaje. Se confirmó, por ejemplo, que facilita el aprendizaje en tareas en las que la información se presenta pasivamente; potencia, también, el rendimiento en tareas que involucran memoria de trabajo y parece mejorar el rendimiento de la memoria en condiciones subóptimas de alertas. Asimismo, se informó que la cafeína previene el deterioro cognitivo en sujetos sanos, principalmente en la población de mayor edad. En tanto, su acción indirecta sobre la excitación, el estado de ánimo y la concentración se debe, en gran parte, a sus propiedades de mejora cognitiva.

Cúrcuma
curcumin (Curcuma longa)

PARA QUÉ SIRVE:
- ✔ Proteger las células del cerebro del envejecimiento.
- ✔ Tratar enfermedades neurológicas como el alzhéimer y el párkinson.
- ✔ Combatir la depresión.
- ✔ Disminuir y evitar la inflamación general del organismo.
- ✔ Prevenir el cáncer.

CUÁNDO USARLA:
- ✔ Cuando hay antecedentes familiares de enfermedades como demencia, alzhéimer o párkinson.
- ✔ Frente a procesos inflamatorios.
- ✔ Cuando hay enfermedades como la artritis.
- ✔ Para fortalecer el sistema inmunitario.
- ✔ Para prevenir enfermedades como el cáncer.

CÓMO CONSUMIRLA:
- ✔ La mejor manera de consumirla es en polvo, agregándola para sazonar platillos como pescados y carnes. También se puede usar en batidos. Sin embargo, la cúrcuma necesita algo de grasa o aceite para ser absorbida por el organismo, además de un poco de pimienta negra, ya que la piperina que esta contiene evita que la cúrcuma se descomponga durante la digestión.

Muchos la conocen como *turmeric* o *curcumin*, en inglés, y aunque estos términos están relacionados, no son exactamente lo mismo. El *turmeric* es la planta, cuyas raíces se utilizan para obtener múltiples beneficios, ya sea como especia en la cocina o como suplemento; incluso se incorpora en cremas y lociones. Sin embargo, la curcumina o cúrcuma es la sustancia contenida en las raíces, la cual le da ese intenso color amarillo o anaranjado y que concentra todos sus beneficios. Se estima que la cúrcuma abarca un 3 % del peso total de la raíz.

Lo cierto es que esta sustancia tan conocida y usada en Asia se ha convertido, desde hace años, en uno de los suplementos de moda en Occidente y es de los más buscados por quienes optan por alternativas naturales para mejorar de manera integral su salud. Y es que estas raíces proporcionan una verdadera bomba antioxidante que beneficia al organismo casi por completo, desde la parte externa, a través de la piel, hasta la más profunda y minúscula, es decir, las células, sobre todo porque evitan la inflamación.

Por qué sí funciona

- La revista *Annals of Indian Academy of Neurology* publicó en 2008 un artículo científico realizado por el Departamento de Neurología de la Universidad de California en el que se analizan los efectos y mecanismos de acción de la curcumina en pacientes con la enfermedad de Alzheimer. En este se

Leche dorada de cúrcuma para apoyar las funciones del cerebro y descansar

PARA 1 PERSONA

INGREDIENTES:
1½ tazas de leche vegetal, a elección (almendra o coco son ideales)
1 cucharadita de cúrcuma en polvo
1 pizca de pimienta negra
1 pizca de canela en polvo
1 pizca de jengibre en polvo
1 cucharadita de aceite de coco
1 cucharada de miel de coco, miel o endulzante (opcional)

PREPARACIÓN:
Licua o mezcla bien todos los ingredientes y ponlos a hervir en una olla pequeña por cinco minutos. Apaga y deja reposar por unos minutos. Bébela tibia antes de ir a dormir.

menciona que la curcumina (cúrcuma) se ha utilizado en varios tipos de tratamientos contra la demencia y la lesión cerebral traumática. Además, la curcumina pose un papel potencial en la prevención y el tratamiento del alzhéimer debido a que, al actuar como antioxidante, antiinflamatoria y lipofílica, mejora las funciones cognitivas en pacientes con este deterioro neurológico. Debido a varios efectos de la curcumina, como la degradación retardada de las neuronas, los antiinflamatorios y los antioxidantes, entre otros, la memoria general en pacientes con alzhéimer presenta mejoras.

- El Centro de Ciencias de la Salud de la Universidad del Norte de Texas realizó una revisión de estudios preclínicos y clínicos, publicada por *GeroScience* en 2018, en la que se analiza el papel de la curcumina, el componente terapéutico primario de la cúrcuma (*Curcuma longa*), en el tratamiento de las patologías neurológicas asociadas a la edad, como el deterioro cognitivo. Señala que esta sustancia es conocida por su fuerte actividad antiinflamatoria y antioxidante atribuible a su estructura molecular única, la cual, recientemente, ha despertado interés como terapéutico cognitivo para los ancianos.

- La revista *BioFactors*, de Oxford, Inglaterra, publicó en 2019 una revisión llevada a cabo por varios centros académicos y de investigación de India, como la Universidad de Delhi, junto con la Universidad de Saskatchewan, en Canadá. En esta se menciona que los beneficios de la curcumina se han reportado ampliamente en tratamientos contra varias enfermedades neurológicas, por lo que cada vez se presta más atención a su uso para prevenir o retrasar la aparición de enfermedades neurodegenerativas.

Melena del león
lion's mane (*Hericium erinaceus*)

PARA QUÉ SIRVE:
- ✔ Renovar y reparar las neuronas.
- ✔ Mejorar la memoria y evitar enfermedades neurodegenerativas como el párkinson o el alzhéimer.
- ✔ Controlar el estrés, la depresión y la ansiedad.
- ✔ Ayudar a conciliar el sueño y mejorar la calidad del mismo.
- ✔ Combatir la inflamación.

CUÁNDO USARLO:
- ✔ Antes de acostarse, cuando hay problemas para dormir.
- ✔ Diariamente, si hay cuadros de estrés o depresión.
- ✔ A diario, para evitar el deterioro de la mente.
- ✔ Cuando hay antecedentes hereditarios de enfermedades neurodegenerativas.

CÓMO CONSUMIRLO:
- ✔ En polvo, agregándolo a batidos o bebidas.
- ✔ Como suplemento, en cápsulas de 1 g diario.

En este lado del mundo, es uno de los descubrimientos más nuevos relacionados con el cerebro, aunque en la medicina china este hongo es valorado desde hace siglos. De hecho, muchos lo llaman un verdadero milagro de la naturaleza por sus propiedades para apoyar la neurogénesis: es decir, la creación de nuevas neuronas.

Tal como indiqué en la introducción de este capítulo, contrario a lo que se pensaba, el cerebro renueva constantemente sus células, al igual que el resto del organismo, salvo que exista alguna lesión o enfermedad, como un accidente cerebrovascular o alzhéimer. Sin embargo, hay estudios que demuestran que existen unas sustancias químicas llamadas neurotrofinas, o factores de crecimiento nervioso, que se encargan de reparar las conexiones entre las neuronas y de crear nuevas células. Se ha descubierto que este hongo puede ser de gran ayuda en ese proceso porque posee cualidades únicas que le permiten traspasar la capa protectora de las células.

Por qué sí funciona

- Un completo análisis de la literatura existente en torno a las propiedades del hongo *Hericium erinaceus* o melena de león fue realizado en California por el Departamento de Agricultura de Estados Unidos y publicado en 2015 por la *Journal Agricultura Food Chemistry*. Ahí se describen, entre otros detalles, sus propiedades antiinflamatorias, antioxidantes, inmunoestimulantes y neuroprotectoras para prevenir y tratar afecciones cognitivas y neurológicas como la demencia, la ansiedad y la depresión.
- En 2015, la *International Journal of Medicinal Mushrooms* publicó un estudio realizado en Malasia que ratificó la capacidad de este hongo para

Superbatido para apoyar las funciones del cerebro

PARA 1 PERSONA

INGREDIENTES:

1 taza de leche de almendra,
   avena o coco (o agua,
   si prefieres)
2 cucharadas de melena de león
   en polvo
1 cucharada de cacao crudo en
   polvo, sin azúcar
1 o 2 gotas de esencia de vainilla
1 banana mediana
Miel o endulzante al gusto

PREPARACIÓN:

En una licuadora, pon todos los ingredientes y licua hasta que quede a tu gusto.

   Puedes agregar más leche o agua si te gusta menos denso.

---

mantener la salud del cerebro. El objetivo fue investigar el potencial del *H. erinaceus* y el *L. rhinocerotis* para estimular el crecimiento de neuritas en células disociadas del cerebro, gracias a lo cual se mejora la función cerebral completa. Esto representa una gran ayuda para prevenir, retrasar o tratar enfermedades relacionadas con la pérdida de memoria, entre otras.

- Un estudio realizado en Italia y dado a conocer en 2017 por la revista *Evidence-Based Complementary and Alternative Medicine* comprobó las propiedades del hongo melena de león en el proceso de neurogénesis de ratas de laboratorio, lo cual implica la estimulación de la función cognitiva y la mejora de la memoria.

- En una investigación conjunta realizada por científicos de Suiza e Italia que se dio a conocer en 2019, se comprobaron los efectos positivos de este hongo, pues mejora el estado anímico y combate la depresión, la ansiedad y los problemas relacionados con el sueño, especialmente en pacientes con obesidad, ya que en estos se incrementan dichos desórdenes. Esto también fue documentado en otro estudio realizado en Japón en 2010.

Romero
rosemary (*Salvia rosmarinus*)

PARA QUÉ SIRVE:
- ✔ Mejorar y estimular la memoria.
- ✔ Reducir la ansiedad.
- ✔ Antiinflamatorio poderoso.
- ✔ Aumentar las defensas gracias a su capacidad antioxidante.
- ✔ Disminuir el cortisol y reducir el estrés.

CUÁNDO USARLO:
- ✔ Diariamente, para prevenir problemas de demencia.
- ✔ Frente a procesos inflamatorios del organismo.
- ✔ Cuando hay demasiado estrés o exceso de trabajo.
- ✔ Antes de dormir.

CÓMO CONSUMIRLO:
- ✔ En la cocina, para aromatizar y darle sabor a cualquier platillo.
- ✔ En infusión o té.
- ✔ Como aromaterapia, inhalándolo en forma de aceite, solo o combinado con otras esencias.

Ya desde la época del antiguo Egipto se conocía y valoraba esta hierba. Y no es difícil entender por qué el nombre de esta planta en latín significa "rocío que viene del mar", pues, para quienes la bautizaron así, era un verdadero regalo del cielo por las múltiples propiedades que posee.

Antiguamente, en la época medieval, se le consideraba un símbolo romántico, de fidelidad entre las parejas. También se usaba para limpiar y purificar lugares donde había enfermos. Pero lo más curioso es que hemos visto infinidad de películas, libros y documentales que muestran a los antiguos pensadores griegos llevando hojas de romero enganchadas detrás de la oreja. Bueno, eso no era solo un detalle decorativo o moda de la época, sino una forma de estimular la mente y la memoria, porque, ya por entonces, creían que estas delgadas hojas verdes tenían la capacidad de activar nuestro cerebro y ayudar a recordar la información. Y no se equivocaban, pues hoy en día, los investigadores están demostrando que incluso el olor del romero puede lograrlo.

Por qué sí funciona

- Los posibles efectos del polvo seco de hojas de romero (*Rosmarinus officinalis* L.) en el rendimiento y deterioro cognitivo generalizado de los ancianos se investigó en el Instituto Tai Sophia de Maryland, Estados Unidos, y sus resultados fueron publicados en 2012 por la *Journal of Medicinal Food*. Tomando los resultados obtenidos con los 28 adultos mayores (edad media de 75 años) que fueron evaluados, se comprobó que la dosis más baja de

Aromaterapia de romero y lavanda para apoyar las funciones del cerebro

PARA 1 PERSONA

INGREDIENTES:

2 cucharadas de aceite
de romero.
2 cucharadas de aceite
de lavanda.
1 frasco de vidrio pequeño.

PREPARACIÓN:

Mezcla los aceites esenciales de romero y lavanda en el frasquito. Deja reposar la mezcla por unas horas y comienza a usar el aceite a diario cuando vayas a dormir, antes de realizar una actividad que requiera concentración o cuando sientas agotamiento. Inhálalo por unos segundos.

romero (750 mg), cercana al consumo culinario normal, tuvo un efecto beneficioso y estadísticamente significativo en comparación con el placebo.

- La *International Journal of Neuroscience* publicó en 2003 un estudio realizado en Newcastle, Inglaterra, por investigadores de la Universidad de Northumbria que comprobó los efectos calmantes del romero y otras hierbas al ser inducidos como aromaterapia, así como su capacidad para mejorar la atención y el rendimiento de la memoria.

- La revista *Psychogeriatrics*, en tanto, publicó en 2009 una investigación realizada por científicos de la Universidad Tottori, en Japón, que muestra los efectos de la aromaterapia con romero para prevenir y tratar el alzhéimer y la demencia. Esta publicación demostró que los pacientes mejoraron la función cognitiva, en general, y el sentido de orientación al utilizar aceites esenciales de romero, limón y naranja, entre otros.

Salvia
sage, common sage (*Salvia officinalis*)

PARA QUÉ SIRVE:
- ✔ Mejorar la memoria y la concentración.
- ✔ Prevenir los síntomas del alzhéimer y la demencia en general.
- ✔ Estimular las células del hipocampo, en la corteza cerebral.
- ✔ Estimular un mejor estado anímico.
- ✔ Promover la calma y controlar el estrés.
- ✔ Evitar y disminuir la inflamación.

CUÁNDO USARLA:
- ✔ A diario, para prevenir la pérdida de la memoria y estimular la concentración.
- ✔ Cuando hay dolor (estomacal, cólicos premenstruales y menstruales).
- ✔ Cuando hay inflamación en algún área del cuerpo.
- ✔ En momentos de mucho estrés, especialmente antes de dormir.

CÓMO CONSUMIRLA:
- ✔ En la cocina, en preparaciones de guisos, carnes, papas, calabazas, pasta, etcétera.
- ✔ Como infusión, antes de dormir o en los días previos al período menstrual (y durante él).
- ✔ Como suplemento, puedes tomar 1 o 2 cápsulas diarias de 500 mg.

Lo más probable es que, siendo hispana, más de una vez te haya tocado presenciar a alguien quemando un ramo de salvia para "limpiar" la energía de alguna habitación o de una persona. Incluso, en muchas comunidades de nativos americanos, también suelen utilizarla en sus ceremonias para limpiar y curar. Pero independientemente de si tiene o no poder energético o espiritual, lo cierto es que es un excelente repelente de microbios y virus en el ambiente y el organismo.

En mi edición anterior de *Santo remedio*, te hablé de la amplia gama de propiedades que tiene esta hierba, además de que, en la antigüedad, era muy usada en China, India y Europa para combatir las pestes y salvar vidas. Definitivamente, sus beneficios son sorprendentes, especialmente para ustedes, las mujeres, pues a través de su uso constante pueden cubrir varios problemas, como los cólicos menstruales y los cambios anímicos. Sin embargo, en esta ocasión, quiero hacer énfasis en su uso para fortalecer el cerebro y la actividad cognitiva; pues, como verás a continuación, los científicos no cesan de comprobar sus espectaculares efectos.

Por qué sí funciona

- Numerosos estudios *in vitro* y en animales están confirmando el uso dado a la salvia por la medicina tradicional, especialmente la china y la ayurvédica, para mejorar el cerebro. En una revisión de investigaciones realizada en Australia y publicada en 2016, se detallan sus efectos en las habilidades

Mezcla de salvia y otras hierbas para sazonar tus platillos y mantener tu cerebro joven

PARA COMPLEMENTAR PLATILLOS DIVERSOS

INGREDIENTES:
1 frasco con tapa (pequeño
o mediano)
20 hojas de salvia o 4 cucharadas
de salvia seca
2 cucharadas de romero seco
2 cucharadas de tomillo seco
2 cucharadas de orégano seco
3 cucharadas de hojas secas de
estragón (tarragón)

PREPARACIÓN:
Pon todos los ingredientes en el frasco (limpio y bien seco). Mézclalos bien y úsalos para condimentar tus platillos y preparaciones (salsa, carnes, guisos, vegetales, etcétera).

cognitivas, incluida la memoria, la atención y el aprendizaje. También se examinan sus posibles efectos para contrarrestar la demencia, incluida la enfermedad de Alzheimer.

- En otra investigación, realizada en la Universidad de Mesina, en Italia, y dada a conocer en 2014, se comprobó la efectividad y seguridad del uso de la salvia para mejorar el rendimiento cognitivo en sujetos sanos y en pacientes con enfermedades neurodegenerativas.
- En Nueva Zelanda, específicamente en la Universidad de Otago, se llevó a cabo un estudio publicado en 2003 que probó que la salvia puede mejorar las capacidades mentales afectadas por la demencia y el alzhéimer. Los participantes en el estudio experimentaron una reducción de los síntomas neuropsiquiátricos y un aumento general de la atención mental.
- En Turquía se realizó otra investigación, dada a conocer en 2011, para comprobar el mecanismo a través del cual la salvia actúa en el hipocampo bloqueando ciertas sustancias y permitiendo que otras permanezcan por más tiempo, lo cual posibilita que puedan estimular las células que activan la memoria y las funciones cognitivas.
- En tanto, la capacidad de la salvia para moderar y mejorar el estado anímico fue investigada en la Universidad de Northumbria, en Reino Unido, y sus resultados fueron dados a conocer en 2005. Según estos, además de mejorar la memoria, el uso de la salvia promueve un estado de relajación, alerta y felicidad. Esto también se ve reflejado en pacientes con problemas de demencia y alzhéimer, quienes sufren de depresión y son propensos a la irritabilidad.

Treonato de magnesio

PARA QUÉ SIRVE:

- ✔ Ayudar a conservar y mejorar la memoria de corto y largo plazo.
- ✔ Combatir el deterioro cognitivo.
- ✔ Mejorar la capacidad de aprendizaje.
- ✔ Mejorar la calidad del sueño y reducir el estrés.
- ✔ Disminuir la ansiedad y la depresión.

CUÁNDO USARLO:

- ✔ A diario, especialmente si hay antecedentes familiares de pérdida de memoria o alzhéimer.
- ✔ Cuando hay insomnio y problemas para dormir.

CÓMO CONSUMIRLO:

- ✔ Como suplemento, idealmente en polvo disuelto en agua o jugo; consumir de 1500 a 2000 mg diarios, antes de acostarse. O bien, por la mañana y por la noche.
- ✔ Consumirlo, además, a través de alimentos como semillas de girasol y calabaza, chocolate oscuro, almendras, aguacate, espinacas, frijoles o salmón.

Seguramente, en tu gaveta de suplementos, tienes algún tipo de magnesio, ya que se ha convertido en uno de los productos más recomendados. Este mineral es muy importante para nuestro desempeño, pues esta involucrado en más de 300 funciones del organismo, que van desde ser un neurotransmisor, moderar la presión sanguínea y ayudar a evitar el estreñimiento hasta permitirnos descansar y relajarnos, entre otras. La verdad es que interviene en casi todos los procesos químicos de nuestro cuerpo. Sin embargo, aunque es uno de los que más nos hace falta, se estima que el 80 % de los adultos no tenemos la cantidad suficiente de este mineral.

Aunque hay muchos alimentos ricos en magnesio, suele ser necesario sumar un suplemento, idealmente en forma de sal. Pese a que existen distintos tipos como citrato, glicinato o cloruro, entre otros, hasta ahora es el treonato de magnesio el más efectivo para las funciones cerebrales, ya que es el único que tiene el poder para traspasar la membrana celular y llegar hasta el interior de las células.

Por qué sí funciona

- El treonato de magnesio o magnesio treonato surge de una investigación realizada por científicos del Instituto Tecnológico de Massachusetts que fue dado a conocer en 2010. Según este, se comprobó que al aumentar la combinación de magnesio con un agente quelado, L-treonato, se mejoran

Bombones de semillas y cacao para un cerebro *fit*

PARA 1-2 PERSONAS

INGREDIENTES:
1 taza de semillas de girasol
1 cucharada de miel cruda
½ taza de cacao puro
¼ de taza de almendras molidas

PREPARACIÓN:
Procesa las semillas de girasol hasta que estén bien molidas. Agrégales la miel y el cacao. Mezcla bien y forma bolitas. Pasa las bolitas por las almendras molidas y ¡listo!

las habilidades de aprendizaje, la memoria de trabajo y la memoria a corto y largo plazo al cruzar la barrera hematoencefálica.

- Otro estudio, publicado por la *Journal Alzheimer's Disease* en 2016, demuestra el potencial del treonato de magnesio para tratar el deterioro cognitivo en adultos mayores. El magnesio posee enzimas que aceleran las conexiones en el cerebro, ayudando a formar la memoria más rápidamente y a mantenerla en condiciones óptimas a medida que envejecemos.

- Un estudio realizado en China en ratones con alzhéimer, publicado en 2018, demostró que el magnesio aumenta el efecto restaurador de la memoria.

- También en 2018, se publicó una investigación realizada en conjunto por universidades de Australia, Rumania y Francia que demostró que el balance de este compuesto ayuda a reducir el envejecimiento cognitivo.

- En 2019 la revista especializada *Neuropsychiatric Disease and Treatment* publicó los resultados de otro estudio realizado entre entidades académicas de China y Australia, el cual comprobó la capacidad neuroprotectora que posee el L-treonato de magnesio en el cerebro, ayudando a disminuir el deterioro de las neuronas. Se sabe que esta sustancia eleva el nivel de magnesio en el líquido cefalorraquídeo, atenúa los déficits motores y la pérdida de neuronas. La investigación epidemiológica ha demostrado que la deficiencia de magnesio se relaciona con innumerables problemas neurológicos asociados al envejecimiento y a una alta incidencia de la enfermedad de Parkinson, entre otras. Este estudio verificó el efecto protector del magnesio-L-treonato en un modelo de ratón, al atenuar significativamente los déficits motores inducidos por MPTP y la pérdida de neuronas de dopamina.

6

SÍNDROME PREMENSTRUAL
Y MENOPAUSIA
El karma de muchas mujeres

Recuerdo que hace algunos años, en mi época universitaria, por ejemplo, bromear o molestar a las compañeras cuando estaban de mal humor o muy sensibles, diciéndoles que seguramente "estaban en sus días", era algo que se escuchaba con frecuencia. Incluso, muchas mujeres que conozco se quejaban porque se lo insinuaba alguien en el trabajo o, incluso, sus parejas. Afortunadamente, hoy en día, gracias al respeto que se han ganado a pulso, los hombres tenemos un poco más de conciencia sobre el mal gusto y desatino que significa un comentario tan machista como ese. Pero sobre todo, porque verdaderamente se trata de un problema al que no le hemos dado la real importancia que tiene.

Tal como menciono en el capítulo del cuidado del cerebro y en el del dolor de cabeza, este síndrome —conocido en español como SPM (síndrome premenstrual) y en inglés como PMS (*premenstrual syndrome*)— es más complejo y desestabilizador de lo que imaginamos, pues, para muchas mujeres, involucra distintos cambios y consecuencias físicas, emocionales y de conducta que, sin lugar a duda, cuando son muy intensos, modifican su desempeño.

Según datos de la Clínica Mayo, proporcionados por el Departamento de Salud de la Mujer de Estados Unidos, tres de cada cuatro mujeres en etapa reproductiva, es decir, menstruando, padecen este síndrome y al menos un 10 % de ellas se ven impedidas para desarrollar sus actividades cotidianas como corresponde porque lo padecen de manera severa.

Pero ¿qué es en realidad el SPM? Las mujeres tienen, en promedio, 450 ciclos menstruales durante su vida. Y bueno, como el SPM es un síndrome, se define como un conjunto de síntomas o manifestaciones que se producen durante los días previos al período menstrual. Suele haber, por ejemplo, un marcado cambio de humor, están más sensibles e irritables, sienten algunas molestias y dolores: entre ellos, de cabeza, en el vientre, en la espalda baja y en los senos. También se sienten agotadas, deprimidas y con cierta tendencia a comer más de la cuenta o escogiendo alimentos específicos. En realidad, son antojos de comer ciertas cosas, como chocolate o alimentos altos en azúcar. Estas son otras características que presentan:

- Suelen estar hipersensibles: lloran por situaciones que normalmente no les causarían mayor tristeza o impacto.
- Se molestan con facilidad y cambian rápido de humor.
- Suelen presentar problemas para conciliar el sueño.
- Pierden interés por participar en la vida social como lo hacen con regularidad.
- Les cuesta más concentrarse.
- La libido se les altera.
- Tienen dolor de cabeza o migrañas severas.
- Sufren de dolor de espalda y en las articulaciones, músculos y vientre.
- Pueden tener náuseas y vómitos.
- Sienten fatiga severa.
- Hay retención de líquidos.
- Se presentan problemas en la piel, como repentinos brotes de acné.
- Hay estreñimiento o diarrea.

Uno de los síntomas comunes es la mastalgia o dolor en los senos. Se estima que cerca del 70 % de las mujeres la experimenta, ya sea durante el SPM, la menstruación o en la menopausia. Hay otras circunstancias en las que también se produce este dolor, como es la época de lactancia, debido a la producción de leche, y en casos de enfermedades graves como el cáncer. Sin embargo, la mayor parte del tiempo se debe a los procesos hormonales. Cuando se prolonga por un par de semanas, es mejor acudir al doctor de cabecera para estar segura de que no hay una complicación de por medio. El resto del tiempo, lo puedes tratar optando por ajustadores más cómodos, con masajes, compresas y baños de agua tibia.

EL PAPEL DE LAS PROSTAGLANDINAS

Los problemas más comunes que se presentan durante el período son el dolor de cabeza y los calambres abdominales, conocidos en el ámbito médico como dismenorrea. Se producen por la contracción del útero para ayudar a soltar el tejido de las paredes para que bajen los óvulos que provienen mensualmente de alguno de los ovarios. Estos malestares pueden empezar a manifestarse uno o dos días antes de comenzar a menstruar, pero hay casos en que comienzan entre siete y diez días antes del ciclo. Para muchas de ustedes, es algo normal, con lo que, lamentablemente, se acostumbran a vivir.

Se cree que los mensajeros químicos llamados prostaglandinas son los que más inciden en estos calambres abdominales, pues mientras más presencia de estos haya, más intenso es el dolor. Por eso, durante la adolescencia y los primeros años de juventud, el ciclo suele ser más doloroso, ya que hay mayor cantidad de esta sustancia, que es similar a las hormonas. Luego, con el paso de los años, la cantidad de prostaglandina va disminuyendo y suele bajar la intensidad del dolor.

Los síntomas del SPM, en general, no siempre son los mismos y pueden desaparecer temporalmente. Hay ocasiones en que se presentan alternados, un mes sí y otro no, pues son más severos cuando la ovulación ocurre en determinado ovario. En realidad, no hay un patrón establecido para estos signos. Tampoco todas las mujeres los experimentan y, en muchos casos, se modifican a lo largo de los años. Por ejemplo, muchas pueden tener un patrón severo de SPM durante la adolescencia y los primeros años de juventud, pero después de un embarazo, se suavizan las molestias.

He conocido casos de pacientes con hijas adolescentes que se aterrorizan cuando ven las fechas en el calendario porque saben que lo que les viene las va a dejar fuera de cualquier actividad por algunos días. También he conocido pacientes y amigas que deben coordinar muy bien sus agendas para no perder citas importantes o eventos por el SPM que padecen. Sé muy bien que, cuando lo sufren, no exageran y es un verdadero calvario. No es motivo de burla ni de mofa. Estoy seguro de que ninguna quisiera pasar por esto ni perder un día de playa por culpa de las hormonas que les juegan una mala pasada.

¿POR QUÉ SE PRODUCE EL SPM?

No hay una explicación precisa para entender cómo funciona este síndrome. Sin embargo, hay ciertos factores que inciden como:

- **Fluctuaciones hormonales**: los cambios en los niveles de hormonas, incluyendo el estrógeno y la progesterona, tienen mucho que ver. Por esta razón es que, normalmente, tras un embarazo, los síntomas disminuyen o desaparecen por completo. Y, obviamente, lo mismo ocurre durante la menopausia.
- **Cambios en el cerebro**: también se ha comprobado que los niveles de serotonina influyen en el cerebro. Este es un importante neurotransmisor; de hecho, se le llama "la hormona de la felicidad", pues entre sus muchas responsabilidades está la de encargarse de mantenernos estables anímicamente y darnos esa sensación de placer cuando comemos algo que nos agrada o realizamos alguna actividad que nos estimula. Pero cuando se ve afectada durante el ciclo menstrual, por supuesto que afecta el comportamiento. De ahí los cambios de humor, la sensibilidad extrema, esos antojos extraños, los problemas de sueño y el cansancio exagerado.

- **Depresión**: es importante que sepas que, de igual manera, se ha visto que existe cierta tendencia en algunas mujeres que sufren de este síndrome a padecer de depresión. Pero como es cíclica, es muy común que no sea diagnosticada como tal, lo cual complica la situación de una mujer, que solo se percata de que la padece cuando ha pasado mucho tiempo sufriendo en silencio o, en ocasiones, cuando es demasiado tarde. Por eso es importante que siempre estés atenta a las señales de tu cuerpo y tu comportamiento, así como a las emociones que sientes. En ocasiones, a las mujeres que padecen estos síntomas se les hace muy útil anotar en una agenda o libreta los cambios que experimentan y en los días del mes que les suceden. Si haces esto, si tienes dudas, cuando vayas al médico general o a tu ginecólogo, puedes explicarle bien y con detalle lo que te está pasando y analizar cuándo ocurre.

El síndrome premenstrual se considera casi parte de la norma, debido a que, en general, sus síntomas se hacen presentes un par de días al mes y luego desaparecen. Aunque estas molestias no llegan a ser tan severas como para cambiar la rutina o los planes de muchas de ustedes, no obstante, hay numerosas mujeres que, lamentablemente, los experimentan de manera violenta y, debido a esa intensidad, se ven obligadas a modificar su vida cotidiana. Ellas padecen lo que se llama **trastorno disfórico premenstrual**.

Si eres de las mujeres que lo pasa realmente mal cada mes o cada cierto tiempo por este motivo, o incluso si por lo mal que te sientes, en muchas ocasiones, te pierdes una ocasión especial, una celebración o un día de trabajo, te sugiero que hables con tu médico para buscar alguna opción de tratamiento y no sigas sufriendo.

LA PERIMENOPAUSIA Y MENOPAUSIA

A partir de los 45 años, más o menos, las mujeres comienzan a experimentar otros cambios, vinculados a lo que se conoce como perimenopausia y menopausia, que es la época cuando dejan de producir, poco a poco, las hormonas estrógeno y progesterona.

Cuando el período menstrual se interrumpe por al menos un año, ya se habla de menopausia. Pero el proceso de cese hormonal dura entre 1 y 3 años, aproximadamente. En tanto, se considera que la etapa conocida como perimenopausia es cuando inician algunos síntomas, como los desagradables sofocos, sobre todo los nocturnos. Se trata de esos calores súbitos y esporádicos que muchas veces las ponen en situaciones de gran incomodidad, especialmente si están en el trabajo o en eventos sociales.

La piel, el cabello y los ojos se resienten de igual manera porque toda la producción de colágeno y otras sustancias necesarias para potenciar su fabricación van mermando y haciéndose notar.

Un gran número de mujeres, en esta etapa, comienza a experimentar dolor en los senos y mayor incidencia de calcificaciones: nódulos, quistes y, en muchos casos, cáncer.

También manifiestan otras incomodidades, como mayor necesidad de orinar, e incluso llegan a tener problemas para retener la orina. Sufren de infecciones urinarias con mayor frecuencia y sequedad e irritación vaginal, lo que va disminuyendo las ganas de tener sexo porque, incluso, puede llegar a convertirse en algo doloroso e incómodo. Empiezan a tener desórdenes con el ciclo del sueño a causa de la sudoración nocturna y porque, en general, cambia el ritmo corporal. Es mucho más fácil subir de peso que bajarlo y suelen iniciarse las molestias, dolores y problemas en articulaciones y huesos. Pero si durante el SPM había problemas con la hipersensibilidad y los cambios de humor, a partir de esta época son mayores o más frecuentes, lo cual les causa depresión, ansiedad, irritabilidad y cambios constantes en el ánimo.

Suele ser una época temida por una gran mayoría.

¿QUÉ HACER CON ESTE KARMA?

De inicio, tomarlo como lo que son todos estos cambios hormonales: partes del proceso. Afortunadamente, cada día es mayor la posibilidad de enfrentarlos de mejor manera gracias a que seguimos aprendiendo sobre ellos y poseemos nuevas opciones médicas para tratarlos. Hay alternativas de tratamiento, además de algunos pequeños cambios en tu rutina, especialmente en tu alimentación, que pueden ayudarte. Estos son algunos:

*Ponle atención a lo que comes

Algo que muchas mujeres olvidan o ignoran es la alimentación que llevan, la cual incide directamente en el proceso hormonal a lo largo de toda la vida y, por lo tanto, en la severidad del SPM y la menopausia. De hecho, los alimentos procesados, muy azucarados o que contengan grasa animal contribuyen a la inflamación. Por tanto, lo más probable es que, si los consumes, la pases muy mal. Esto también tiene bastante relación con la edad, pues muchas jovencitas no están pendientes de comer de manera saludable, tienden a ingerir comida rápida, ultraprocesada y, cuando sienten que van a tener el período, corren por donas o pastelitos dulces. ¡Pésima elección! Pero ese impulso, cuando se está cerca de la menopausia, será mucho más peligroso, pues duplicará el alza de peso y las posibilidades de desarrollar diabetes, presión alta, mayor inflamación en el cuerpo, etcétera.

Si, por ejemplo, comes muchos productos altos en sal, como papitas, sopas o productos enlatados, congelados o procesados, lo más probable es que también colaboren a que aumentes de peso durante esos días y retengas mucho líquido, además de contribuir con la inflamación. De igual manera, el alcohol tampoco es un buen compañero para quienes sufren de SPM, y menos te lo recomiendo durante la menopausia.

Mientras más balanceada y saludable sea tu alimentación, más probabilidades hay de que tu período o el cese de este no sean un calvario, además de tener una mejor salud en general.

Hay estudios que muestran que las mujeres con dietas altas en vegetales, frutas, nueces y semillas, que son ricas en vitaminas E y B, tienen síntomas de SPM y de menopausia menos severos. Los vegetales aportan muchas vitaminas, especialmente la K, que ayuda a disminuir los calambres. Comer un aguacate diario, o al menos la mitad de uno, puede ser una excelente ayuda contra esos síntomas, ya que aporta grasas saludables que combaten la inflamación, además de fibra y minerales como el magnesio y el potasio, entre muchos más beneficios.

Los alimentos ricos en fibra también son algo positivo, especialmente para dar la pelea contra los trastornos gastrointestinales que ocurren en estas etapas. Treinta gramos de fibra diarios pueden ayudar. Esto ocurre porque, además de terminar con el estreñimiento que se produce durante esos días complicados, ayuda a eliminar el exceso de estrógeno del cuerpo. A diario, súmales a tus alimentos, por ejemplo, un par de cucharaditas de semillas de lino o chía. También es bueno incorporar alimentos ricos en aceites esenciales omega 3 como el salmón o las sardinas, pues combaten la inflamación.

*Vitaminas y minerales

En algunas ocasiones, los dolores excesivos se deben a la carencia de ciertas vitaminas y minerales, lo cual influye en un SPM violento y en una menopausia agresiva. Para evitar eso, las frutas y los vegetales ayudan mucho. Pero también puedes auxiliarte con suplementos. Por ejemplo, hay estudios que muestran que 1000 mg de calcio diarios pueden reducir los dolores durante el período y disminuyen la descalcificación de los huesos durante la menopausia. Algunas buenas opciones son col rizada cocida, brócoli, sardinas, yogur o kéfir.

También es importante aumentar la dosis de vitamina D. La mejor manera de remediar esta carencia es tomando de 10 a 20 minutos de sol diarios. Sin embargo, esto no siempre es posible y se hace necesario incluir algún suplemento. Por ello, 500 ui de vitamina E, tomadas dos días antes de comenzar el período, pueden ayudar a reducir los calambres.

*Estrés

¿Hay algo que no afecte el estrés? Daña todo aquello en lo que interviene, por eso es importante intentar mantenerlo bajo control. Trata de buscar momentos de relajación, cambiar de actividad, practicar yoga, meditar, escuchar música, romper la rutina cada cierto tiempo, etcétera.

*Exceso de peso y falta de ejercicio

No es una buena combinación en ningún aspecto relacionado con la salud. Motívate a perder esas libras que te están molestando y actívate, así sea caminando media hora. El ejercicio es la vía directa tanto para tener menos estrés, perder peso y mantener la mente más tranquila y feliz como para ayudar al organismo en todos sus procesos.

Como mencioné anteriormente, busca ayuda si sufres los síntomas del SPM, pero sobre todo, si padeces de trastorno disfórico premenstrual o de una perimenopausia o menopausia tan difíciles que interrumpan el desempeño de tus actividades. Existen tratamientos convencionales con medicamentos antiinflamatorios y otros más agresivos.

Me encantaría que antes de optar por cualquier alternativa química, intentes los consejos que acabo de darte y alguna de las opciones consideradas **santo remedio** —amparadas por estudios y, sobre todo, por la sabiduría de nuestras abuelas— que te daré a continuación. Espero que te puedan ayudar.

Aceite de onagra

prímula o *evening primrose oil* (*cis-linoleic acid, Oenothera biennis*)

PARA QUÉ SIRVE:
- ✔ Regular las hormonas.
- ✔ Antiinflamatorio.
- ✔ Analgésico (especialmente para el dolor de senos).
- ✔ Antidepresivo.
- ✔ Mejorar la cognición.
- ✔ Estimular el sistema inmunitario.
- ✔ Antiespasmódico.
- ✔ Antienvejecimiento.

CUÁNDO USARLO:
- ✔ A mediados del ciclo menstrual y al inicio de la menstruación.
- ✔ En la perimenopausia y menopausia.
- ✔ Cuando hay brotes de acné y otros problemas en la piel por los cambios hormonales.

CÓMO CONSUMIRLO:
- ✔ Para SPM, en dosis de 2000 mg, 2 veces al día.

Los nativos de América del Norte, así como la medicina china y ayurvédica, conocían muy bien los beneficios del aceite de onagra, fabricado al presionar en frío las semillas, flores, hojas y raíces de esta planta. Con él, trataban los golpes, las hemorroides, los problemas digestivos y hasta el dolor de garganta.

Era tan común su uso que se le conocía como el aceite rey "curalotodo" y desde que comenzó a usarse en Europa, en el siglo XVII, empezó a ganar fama. A partir de 1930, cuando empezó a tomarse realmente en serio, se encontró que, gracias a sus propiedades contra la inflamación, puede utilizarse en casos de artritis reumatoide, artrosis y enfermedades inflamatorias intestinales. También reduce la inflamación producida por enfermedades como la esclerosis múltiple, el alzhéimer o la neuropatía diabética gracias a los beneficios que ejercen sus aceites al combatir el envejecimiento neuronal. Esas propiedades antiinflamatorias son las que han demostrado gran efectividad combatiendo los síntomas del SPM, la perimenopausia y la menopausia; en especial, el dolor y la inflamación del vientre, la hipersensibilidad en los senos y los cambios de humor. ¡Lo cura todo!

Por qué sí funciona

- La capacidad antioxidante del aceite de onagra parece ser la responsable de la inmensa variedad de beneficios curativos que posee gracias a su contenido de aceites esenciales poliinsaturados, como el omega 6, el ácido linoleico y el ácido gamma-linoleico. Así quedó demostrado en una completa revisión de estudios realizada en Polonia y publicada en 2018 que se enfocó en el análisis de la composición química de la onagra (*Oenothera biennis*), especialmente en el aceite de sus semillas y la actividad biológica de sus componentes. A partir de este trabajo, se puede afirmar que es una preparación natural que complementa la deficiencia de ácidos grasos esenciales

Vinagreta con raíces de onagra para combatir molestias del SPM y la menopausia

PARA VARIOS USOS

INGREDIENTES:
1 recipiente de vidrio con tapa
1 taza de raíces de onagra lavadas y picadas
1 taza de vinagre de manzana crudo
1 cucharadita de romero seco o fresco
5 dientes de ajo enteros, crudos
1 cucharadita de miel cruda

PREPARACIÓN:
En el recipiente de vidrio, pon las raíces de onagra, los dientes de ajo y el romero. Agrega el vinagre de manzana. Finalmente, pon la miel. Revuelve suavemente con una espátula de madera. Déjalo reposar por al menos un par de semanas en la alacena. Luego, usa el vinagre para aliñar tus ensaladas, incluyendo el ajo y las raíces. Las raíces proveen los mismos beneficios que las otras partes de la planta, pero necesitas una dosis mayor para tratar los síntomas. Por eso, esta receta es complementaria a los suplementos.

en el cuerpo. Por lo tanto, es beneficioso en el tratamiento de la inflamación crónica general, incluyendo los síntomas de dolor durante la menstruación.

- De acuerdo con un artículo publicado originalmente por la *American Family Physician* y luego en el sitio especializado Healthline, el aceite de onagra es la sustancia más estudiada para combatir el síndrome premenstrual. Menciona distintos estudios que demuestran su alta efectividad en el tratamiento de los síntomas del SPM, como depresión, irritabilidad e hinchazón, por ejemplo. Los investigadores a cargo de estos estudios, realizados en 1983, creen que algunas mujeres experimentan SPM porque son sensibles a los niveles normales de prolactina en el cuerpo, que reacciona creando dichos síntomas. Utilizaron preparaciones que contenían aceite de onagra —el cual, se pensó, tendría ciertos nutrientes que ejercerían efectos en el metabolismo de los ácidos esenciales y contrarrestarían los síntomas del SPM— y los resultados de todos los estudios demostraron que es un tratamiento altamente efectivo contra la depresión e irritabilidad, el dolor y sensibilidad en los senos, y la retención de líquidos asociados con el síndrome premenstrual.

- En 1991, la revista *Lipids* publicó un estudio realizado en Dinamarca sobre los beneficios de usar aceite de onagra durante el período premenstrual; en especial, para combatir la irritabilidad, los dolores de cabeza y la depresión, así como la sensibilidad en los senos, hinchazón, retención de líquido y problemas de la piel como el acné.

Azafrán
saffron (*Crocus sativus*)

PARA QUÉ SIRVE:
- ✔ Aliviar los síntomas del SPM y la menopausia.
- ✔ Antidepresivo.
- ✔ Ansiolítico.
- ✔ Bajar de peso.
- ✔ Antiespasmódico.

CUÁNDO USARLO:
- ✔ A diario, antes del ciclo menstrual, para evitar las molestias de sus síntomas.
- ✔ A diario, a comienzos de la menopausia.
- ✔ Cuando hay tendencia a la depresión o irritabilidad.
- ✔ En los períodos en que se experimente falta de energía.

CÓMO CONSUMIRLO:
- ✔ Como suplemento, 30 mg diarios.
- ✔ Como especia en la cocina.

"Tus renuevos son paraíso de granados, con frutos suaves, de flores de alheña y nardos; nardo y azafrán, caña aromática y canela…". Así describe el rey Salomón a su amada en el Cantar de los Cantares de la Biblia. Pues así de exquisita, hermosa y perfumada era considerada esta especia aromática.

Su nombre en español deriva del árabe clásico *za'farān*, que quiere decir "amarillo", por el color tan intenso de su estambre y pistilo.

Históricamente, se conoce su uso en Egipto para tratar dolencias gastrointestinales y en la antigua Roma, para problemas respiratorios y como potente cicatrizador. También se ha usado como sedante o para calmar dolores e, incluso, para estimular la energía y como afrodisiaco, entre otros usos.

Existen cerca de 80 especies diferentes en el norte de África, Europa y Asia. Sin embargo, la más costosa proviene de la región de Andalucía, España. De hecho, es la especia más cara, pues para producir apenas un gramo de ella con sus hilos aromáticos y poderosamente medicinales, se requieren 150 flores.

Por qué sí funciona

- Tradicionalmente, el azafrán ha sido usado para aliviar los dolores y espasmos. Por eso, en 2008, se dieron a conocer los resultados de una investigación realizada en la Universidad de Ciencias Médicas de Teherán, en Irán, en la que se evaluó su capacidad antiespasmódica para aliviar los síntomas del síndrome premenstrual. Las mujeres de entre 20 y 45 años recibieron 15 mg de suplemento de azafrán 2 veces al día. Los resultados mostraron que hubo una disminución significativa tanto de los dolores como de la incidencia de depresión.

- Una revisión no sistemática de la evidencia *in vitro*, *in vivo* y clínica realizada en Irán y dada a conocer en 2018 mostró la eficacia, seguridad y mecanismos de acción del azafrán y sus ingredientes activos en el tratamiento de la ansiedad y la depresión, síntomas que pueden ser parte del síndrome

Arroz integral con pollo, pistachos y azafrán para vencer las molestias del SPM y la menopausia

PARA 2 PERSONAS

INGREDIENTES:

1 taza de arroz integral
2½ tazas de agua
2 dientes de ajo finamente picados
1 pechuga de pollo cortada en cuadritos pequeños (previamente salteados para que se doren levemente)
¼ de taza de pistachos crudos, sin sal
¼ de taza de grosellas secas
Una pizca de azafrán
Sal al gusto
Aceite de oliva extra virgen

PREPARACIÓN:

En una olla regular o arrocera pon arroz, agua, ajo, pollo (previamente dorado), sal, aceite y azafrán. Revuelve. Agrega encima las grosellas y los pistachos. Cocina de manera regular. Sírvelo con ensalada y, si gustas, encima puedes agregarle, al momento de servirlo, una cucharadita de yogur griego.

premenstrual y la menopausia. Varios ensayos clínicos demostraron que posee propiedades antidepresivas similares a las de los medicamentos antidepresivos actuales, como la fluoxetina, la imipramina y el citalopram, pero con menos efectos secundarios. La conclusión lo confirmó como un tratamiento eficaz y seguro.

• El azafrán y sus compuestos bioactivos (crocina y crocetina) pueden modificar algunos de los trastornos metabólicos a través de múltiples mecanismos, como el sobrepeso, un problema que se puede asociar al síndrome premenstrual y al inicio de la menopausia debido a la disminución de estrógeno. Así lo confirma un estudio realizado en Irán y publicado en 2017 que evaluó la eficacia del azafrán y la crocina en el perfil lipídico, el apetito, la ingesta dietética, los índices antropométricos y la composición corporal en 84 pacientes, de entre 40 y 65 años, a quienes se les dio un suplemento diario de 30 mg de extracto acuoso de azafrán o 30 mg de crocina o placebo. La disminución en el índice de masa corporal, la circunferencia de la cintura y los valores de masa grasa en el grupo que usó azafrán fue significativamente mayor que en los grupos de crocina y placebo.

• Otra revisión, en este caso de doce estudios, realizada en Florida, Estados Unidos, y publicada en 2015, también confirmó que el azafrán puede disminuir los síntomas y los efectos del síndrome premenstrual, como la depresión, la disfunción sexual y la infertilidad, así como las conductas caracterizadas por un consumo excesivo de alimentos.

Baya casta
chasteberry, casto *berry* (*Vitex agnus-castus*)

PARA QUÉ SIRVE:
- ✔ Disminuir las molestias y desequilibrios hormonales, tanto del SPM como de la menopausia.
- ✔ Analgésico.
- ✔ Antiespamódico.
- ✔ Antiinflamatorio.
- ✔ Relajante.

CUÁNDO USARLA:
- ✔ Una o dos semanas antes de comenzar con el período menstrual para aminorar los síntomas del SPM.
- ✔ A diario, cuando comienza la menopausia.
- ✔ Cuando hay dolor de cabeza esporádico (que no se deba a una enfermedad grave).

CÓMO CONSUMIRLA:
- ✔ Como suplemento, 40 mg diarios.
- ✔ No se recomienda para mujeres que están bajo tratamientos de anticonceptivos, medicinas antisicóticas u otras que afecten el cerebro o la glándula pituitaria.

También conocida como *chasteberry*, *castotree berry*, sauzgatillo, saucegatillo o vitex, esta planta medicinal es menos popular de lo que debería. Aunque a sus semillas se les denomina "bayas", se asemejan más bien a granos de pimienta; incluso, su olor y sabor son un poco parecidos a los de esa especia. Es famosa por sus propiedades para tratar la salud femenina y las disfunciones sexuales, tanto en hombres como mujeres.

Es oriunda de Asia y Europa, donde crece especialmente en zonas aledañas al Mediterráneo y a orillas de los ríos. En el Viejo Continente, sus beneficios son muy respetados desde la antigua Grecia, pues se dice que el médico griego Dioscórides se la recomendaba a las esposas de los soldados para que se mantuvieran fieles mientras ellos iban a la guerra. También se le llama pimiento de los monjes, pues, supuestamente, estos la usaban como medicina antilibido para mantener el celibato. Esto se puede lograr debido a que contiene sustancias que pueden compensar las concentraciones de las hormonas reproductivas en la sangre. Todo depende de la cantidad que se utilice para un propósito u otro.

Por qué sí funciona

- De acuerdo con el *Diccionario del cáncer* del NCI (siglas en inglés del Instituto Nacional del Cáncer), dependiente de los Institutos Nacionales de la Salud de Estados Unidos, el extracto elaborado con el fruto del árbol casto sirve para tratar la infertilidad y reducir los síntomas que se pueden presentar antes o durante la menstruación, como los dolores de cabeza y la hemorragia irregular.

Té para aliviar las molestias y dolores del ciclo menstrual y la menopausia
PARA 1 PERSONA

INGREDIENTES:
½ cucharadita de baya casta molida
½ cucharadita de flores de hibisco
½ estrella de anis
½ semilla de cardamomo
1½ tazas de agua recién hervida
Miel o endulzante (opcional)

PREPARACIÓN:
En un recipiente resistente al calor, pon todos los ingredientes y agrega el agua recién hervida. Deja reposar por unos diez minutos. Endulza si gustas.

- La Universidad de Ciencias Médicas de Kermanshah, en Irán, realizó un estudio para comparar los efectos del extracto de *Vitex agnus-castus* con un placebo en la reducción de los síntomas de la menopausia, el cual fue publicado por la *Korean Journal of Family Medicine* en 2019. El estudio fue un ensayo clínico aleatorizado, doble ciego y controlado, con un grupo de 52 mujeres remitidas a una clínica en Kermanshah en 2017. Estas fueron evaluadas antes y después de 8 semanas de intervención. Las puntuaciones medias para el trastorno menopáusico total, la ansiedad y la disfunción vasomotora fueron significativamente más bajas en el grupo vitex que en el grupo placebo. Por tanto, se demostró que la administración de extractos de *Vitex agnus-castus* como medicamento fitoestrogénico puede aliviar los síntomas de la menopausia.
- En 2003, la revista *Phytomedicine* publicó un estudio realizado en Alemania que demuestra las propiedades de la baya casta en el tratamiento de los síntomas vinculados a los cambios hormonales en las mujeres. Aparentemente, esto se debe a la liberación de prolactina. Además, numerosos estudios controlados indican que sus extractos también tienen efectos beneficiosos sobre otros síntomas psíquicos y somáticos del síndrome premenstrual y la menopausia.
- La Biblioteca Nacional de Medicina de Estados Unidos publicó en 2006 un análisis de los beneficios de *chasteberry*, baya casta o *Vitex agnus-castus*. La reseña muestra que esta contiene aceites esenciales que se usan a menudo para contrarrestar las irregularidades del ciclo menstrual, la infertilidad, las molestias premenstruales y el dolor cíclico en los senos. En tanto, la revista *American Family Physician* informa que, históricamente, se ha utilizado para tratar el sangrado uterino, la menstruación dolorosa, las molestias mamarias, la infertilidad y la amenorrea (falta de menstruación).

Complejo vitamínico B

PARA QUÉ SIRVE:
- ✔ Apoyar la producción de serotonina, especialmente durante el SPM, período menstrual y menopausia.
- ✔ Promover la salud del sistema nervioso.
- ✔ Apoyar el metabolismo y generar energía.
- ✔ Producir células sanguíneas.
- ✔ Proteger el corazón.

CUÁNDO USARLO:
- ✔ Diariamente, a través de la alimentación.
- ✔ Como suplemento diario en apoyo de la alimentación.

CÓMO CONSUMIRLO:
- ✔ En la dieta, aumentando alimentos como carne, salmón, caballa, sardinas, huevos, productos lácteos, verduras de hoja verde, nueces y semillas, frijoles, granos integrales, algas marinas, champiñones, aguacate, naranjas y melón, entre otros.
- ✔ Como suplemento, idealmente un complejo de vitaminas A y B, en conjunto.

A pesar de la inmensa cantidad de estudios que existen sobre el proceso hormonal, todavía estamos en los umbrales del conocimiento para saber cómo funciona todo. Sin embargo, cada vez son más las pruebas de que existe una relación directa entre la carencia o disminución de ciertas sustancias, vitaminas y minerales —debido principalmente al tipo de alimentación— y sus efectos en el funcionamiento de las hormonas. En este tema, el complejo de vitaminas B tiene mucho que aportar, pues la mayor parte de los síntomas relacionados con el SPM y la menstruación tienen que ver con el sistema nervioso. De ahí, la irritabilidad, los cambios de humor, el llanto, la ansiedad, las ganas desmesuradas de comer, el dolor de cabeza y todo lo que ya sabes. Pues bien, se ha descubierto que este complejo de vitaminas, especialmente la B1 o tiamina, la B2 o riboflavina y la B6, pueden proteger contra el síndrome premenstrual al colaborar en la sintetización de neurotransmisores cerebrales. Todas están interrelacionadas. Por ejemplo, la B2 se requiere para activar la B6, que es vital para generar serotonina, la cual se necesita para la estabilidad emocional, pues hace que duermas bien y evita la ansiedad, entre otras cosas.

Por qué sí funciona

- La *American Journal of Clinical Nutrition* publicó, en mayo de 2011, los resultados de una investigación liderada por distintas entidades de Estados Unidos, como el Departamento de Salud y Servicios Humanos y varias universidades, que apoya la ingesta de vitamina B para disminuir la incidencia del SPM.

Ensalada rica en complejo B, ideal para prevenir los síntomas del SPM y la menopausia

PARA 2 PERSONAS

INGREDIENTES:

3 tazas de vegetales verdes mixtos
(espinacas, rúcula, lechuga, etcétera)
½ taza de garbanzos cocidos
2 huevos duros cortados en trocitos
½ naranja sin cáscara cortada en trocitos
Zumo de la otra mitad de la naranja
½ taza de papaya cortada en trocitos
½ taza de aguacate en trocitos
2 cucharadas de semillas de girasol
Sal rosada
Aceite de oliva

PREPARACIÓN:

En un recipiente, mezcla las hojas verdes. Agrega los garbanzos, papaya, naranja, aguacate y semillas. Prepara una vinagreta con el zumo de naranja, aceite y sal. Agrégala y revuelve bien. Finalmente, añade los huevos y sirve.

- Una revisión de estudios realizada en Tailandia y publicada en 2018 por la *Cochrane Database of Systematic Reviews* comprobó cómo la suplementación de ciertas vitaminas, incluidas las del complejo B, además de otros minerales, puede disminuir la manifestación de los síntomas del SPM o desorden disfórico.

- En 1999, se dio a conocer una revisión realizada por expertos de la Universidad de Keele, en Inglaterra, de un total de nueve ensayos publicados que abarcaban a 940 pacientes con síndrome premenstrual, en quienes se evaluó la eficacia específica de la vitamina B6 para tratar el SPM. Esos resultados sugirieron que la vitamina B6, en dosis de hasta 100 mg diarios, puede ser beneficiosa para tratar los síntomas premenstruales y la depresión asociada.

- En 2003, en tanto, fue publicado un estudio realizado en Reino Unido que señalaba cómo las vitaminas B ayudan a mantener saludables el cerebro y el sistema nervioso debido a su papel en la producción de neurotransmisores directamente afectados durante el SPM y la menopausia, pero que influyen en la generación de energía, el estado de ánimo, el apetito y la fabricación de hormonas sexuales, etc. De hecho, esta investigación analiza cómo su ingesta se ha relacionado con una mejor función de la memoria y la protección contra el deterioro cognitivo, el alzhéimer y la demencia a medida que se envejece.

Cromo
chromium

PARA QUÉ SIRVE:
- ✔ Ayudar con el síndrome premenstrual al regular el azúcar en la sangre.
- ✔ Reducir el colesterol alto.
- ✔ Prevenir el aumento de peso.
- ✔ Mantener un metabolismo saludable y niveles de energía estables.
- ✔ Mantener la salud del cerebro y combatir el deterioro cognitivo.
- ✔ Mejorar la salud de la piel y prevenir el acné.

CUÁNDO USARLO:
- ✔ Diariamente, en el caso de las mujeres, para prevenir el SPM.
- ✔ Cuando hay tendencia a desarrollar diabetes y a subir de peso debido a los cambios hormonales.

CÓMO CONSUMIRLO:
- ✔ De preferencia, a través de alimentos como brócoli, pavo, ajo, manzana y bananas.
- ✔ Como suplemento, en dosis para adulto de 100 mcg, 3 veces al día.

Se dice que este mineral es el ingrediente mágico del acero inoxidable y la base de las majestuosas construcciones del siglo XX. Es símbolo de modernidad, opulencia y poder "a prueba de todo". Fue descubierto a finales de la década de 1790 en Siberia por el químico francés Louis Nicolas Vauquelin; su nombre deriva del término griego *chrôma*, que significa "color".

Es tan potente que una de sus variedades puede llegar a ser peligrosa y mortal. No en vano, se hizo muy temida la ingesta de cromo a través del agua a raíz de una película protagonizada por Julia Roberts que cuenta un caso verídico. Pero ese es el tipo de cromo hexavalente, o cromo 6+, que, de acuerdo con el Instituto Nacional de Salud, es tóxico para los humanos. Aunque existen opiniones científicas encontradas sobre su efectividad y dosis, el cromo trivalente, o cromo 3+, biológicamente activo, se encuentra en algunos alimentos y, como suplemento, ha probado apoyar el metabolismo, el control de las emociones y los niveles de energía, problemas que se presentan durante el período premenstrual y menstrual.

Por qué sí funciona

- La publicación científica *Journal of Dietary Suplements* publicó en 2013 un estudio realizado por la Universidad de Carolina del Norte, en Chapel Hill, que evaluó los efectos a corto plazo de la suplementación con cromo en el estado de ánimo y los síntomas físicos relacionados con el ciclo menstrual. Los tratamientos se administraron desde la mitad del ciclo hasta el inicio de la menstruación, en intervalos de un mes. En general, el tratamiento con cromo se asoció con una disminución de los síntomas del estado de ánimo y una mayor satisfacción general en la salud de la mayoría de las

Pavo asado con papas y albahaca, un platillo rico en cromo
PARA 2 PERSONAS

INGREDIENTES:

1 pechuga de pavo cortada
en filetes

2 papas medianas cortadas en
lascas delgadas

2 tazas de flores de broccoli

½ taza de hojas de albahaca
fresca picadas o bien,
½ cucharadita de hojas secas

1 manzana cortada en lascas

2 dientes de ajo picados
finamente

Sal al gusto

Aceite de oliva extra virgen

PREPARACIÓN:

En una sartén, pon el aceite de oliva extra virgen y los filetes de pechuga de pavo junto con las papas. Saltea con sal y ajo. Ponlos a dorar a fuego medio, cuidando de voltearlos constantemente para que se vayan cocinando y dorando sin quemarse. Agrega la albahaca. Cuando ya estén suaves, añade las manzanas y el brocoli. La idea es que estos últimos se doren levemente, pero no se cocinen, para que no pierdan sus propiedades. Cuando esté listo, sirve este plato, que es una concentración de cromo biológicamente activo.

participantes. El cromo afecta la insulina, la glucosa y la serotonina de manera que equilibran el estado de ánimo y el apetito.

- Otra investigación, realizada en San Diego, California, y dada a conocer en 1994, también estudió el descontrol emocional vinculado al SPM y demostró los efectos del cromo para promover la actividad de la insulina sobre la actividad del cerebro y sus funciones. El estudio demuestra que el cromo colabora manteniendo el hipotálamo (que está a cargo de regular el sueño, la temperatura y las emociones, entre otras tareas) más sano y previniendo el daño degenerativo de las neuronas.

- El cromo también combate el SPM al estimular la salud del metabolismo y los niveles de energía. Un estudio realizado en Irán, en animales, demostró la relación existente entre la suplementación de cromo y los niveles de las hormonas relacionadas con el metabolismo energético.

- La ingesta de cromo puede combatir diversos procesos que intervienen en el aumento de peso durante el SPM. De acuerdo con el Centro de Información de Micronutrientes del Instituto Linus Pauling de la Universidad Estatal de Oregón, además de actuar sobre el metabolismo de los carbohidratos (glucosa) y la insulina, también tiene efectos beneficiosos en el metabolismo de las grasas y las proteínas.

Hinojo
fennel (*Foeniculum vulgare*)

PARA QUÉ SIRVE:
- ✔ Tratar los síntomas del período premenstrual, menstrual, perimenopausia y menopausia.
- ✔ Ayudar al flujo menstrual.
- ✔ Analgésico.
- ✔ Antiinflamatorio.
- ✔ Antiespasmódico.
- ✔ Diurético y desintoxicante.
- ✔ Depurativo.
- ✔ Antimicrobiano, antiviral.

CUÁNDO USARLO:
- ✔ Durante el SPM y la menstruación.
- ✔ A diario, cuando comienza la perimenopausia y, luego, en la menopausia.
- ✔ Especialmente, junto con alimentos que son pesados.

CÓMO CONSUMIRLO:
- ✔ A través de nuestra dieta, en ensaladas y guisos.
- ✔ En té o infusión.
- ✔ Masticando sus semillas.
- ✔ Como suplemento.

Para distintas culturas, como la egipcia, griega o romana, este vegetal era mucho más que una planta, pues estaba relacionado con el bienestar y el placer. Los romanos creían que, además de ser una delicia por su sabor levemente dulce, era de gran ayuda para perder peso. De hecho, en muchas culturas, quienes acostumbraban a practicar ayuno solían masticar sus semillas para evitar la ansiedad por alimentos.

El emperador Carlomagno lo mandó a plantar en todos los jardines del imperio, pues confiaba ciegamente en sus propiedades curativas, especialmente contra los cólicos.

En la época medieval, en tanto, era parte de las nueve hierbas "mágicas" para combatir las enfermedades, pestes e, incluso, los "malos espíritus". Mientras que en Francia e Italia, durante el siglo XIX, se hizo famoso por sus propiedades, especialmente para estimular la producción de leche materna. En la actualidad, se usan sus hojas para preparar pasta de dientes natural o en la elaboración de licores y sofisticados platillos.

Por qué sí funciona

- La *Journal of Menopausal Medicine* publicó en 2019 una revisión que evalúa el uso de extractos de *Foeniculum vulgare* como una planta popular en el manejo de diferentes dolencias de las mujeres. La eficacia del aceite de hinojo oral en el tratamiento de la dismenorrea, el síndrome premenstrual, la amenorrea, la menopausia, la lactancia y el síndrome de ovario poliquístico fue confirmada por los resultados de los diversos estudios clínicos mencionados en la revisión.

- El hinojo es considerado un fitoestrógeno, es decir, un tipo de químico vegetal similar a los estrógenos humanos. De ahí proviene su capacidad para

Ensalada de hinojo y aguacate para esos días de SPM y menopausia
PARA 2 PERSONAS

INGREDIENTES:
1 bulbo de hinojo cortado en rodajas muy finas, como una cebolla
1 aguacate mediano cortado en trocitos
¼ de cucharadita de albahaca seca o un puñado de hojas frescas
1 cucharadita de semillas de hinojo
Zumo fresco de limón
Sal
Aceite de oliva extra virgen

PREPARACIÓN:
En un recipiente, mezcla todos los ingredientes. Disfruta esta ensalada con tu platillo favorito o como merienda.

combatir ciertos síntomas (depresión, inflamación, dolor, cólicos, problemas para dormir, etc.) de procesos hormonales como el SPM, la perimenopausia y la menopausia, pues ayuda a nivelar el estrógeno. De hecho, un estudio realizado en Irán con 90 mujeres de entre 45 y 60 años, publicado en la *Journal Watch* en 2017, señala que el hinojo puede usarse para disminuir esos síntomas en mujeres con bajos niveles de estrógeno.

- Una investigación realizada en Rusia y publicada en 2003 demostró las propiedades antiespasmódicas del hinojo en infantes, que tiene el mismo efecto en la dismenorrea o menstruación muy dolorosa, la cual ocurre cuando las prostaglandinas contraen el músculo liso uterino y causan cólicos. Por tanto, un medicamento con acción antiespasmódica es un tratamiento eficaz para reducir el dolor. No en vano, un estudio desarrollado en Irán demostró sus efectos frente a esa menstruación muy dolorosa: tras ser tratada con 20 gotas de aceite de hinojo al 2 %, tres días antes y después de la menstruación, durante dos ciclos periódicos, fue menos intensa.

- La capacidad del hinojo para nivelar el estrógeno durante el período premenstrual y menstrual, y en la menopausia, y para disminuir el estrés —ayudando en la relajación y a descansar mejor debido a su efecto analgésico y antiinflamatorio, entre una larga lista de usos y beneficios— se analizó detalladamente en una revisión realizada en India y publicada en 2014 por *BioMed Research International*.

- Un estudio realizado en Irán y publicado en 2018 por la *Journal Menopausal Medicine* investigó el efecto somnífero del hinojo entre las mujeres menopáusicas. El ensayo examinó el efecto de esta planta en la calidad y duración del sueño, entre otros aspectos, en 50 mujeres menopáusicas, con un seguimiento de 12 semanas. Aunque el tamaño de la muestra es pequeño, el tratamiento con hinojo causó un efecto positivo.

Semillas de apio
celery seeds (*Apium graveolens*)

PARA QUÉ SIRVEN:
- ✔ Tratar los síntomas del SPM, período menstrual, perimenopausia y menopausia.
- ✔ Analgésico.
- ✔ Antiinflamatorio.
- ✔ Diurético.
- ✔ Digestivo.

CUÁNDO USARLAS:
- ✔ A diario, especialmente si se padece de períodos menstruales dolorosos.
- ✔ Para evitar los cólicos menstruales, la inflamación del vientre y la retención de líquido que se produce durante el SPM.
- ✔ Para prevenir las enfermedades inflamatorias en general, como artritis y gota, por ejemplo.
- ✔ Si sufres de alzas o bajas de presión.

CÓMO CONSUMIRLAS:
- ✔ Puedes agregar pequeñas cantidades de semillas de apio a las ensaladas, guisos o sopas.
- ✔ La sal de apio se puede comprar en la mayoría de los supermercados. Es una combinación de sal y semillas de apio.

El apio en sí ya era considerado valioso en Europa para ayudar a enfrentar problemas de salud hace por lo menos unos once siglos, específicamente en Francia e Italia. De hecho, existe un poema del siglo IX que menciona sus usos medicinales. Aunque, en realidad, en esa parte del mundo se le conocía hacía bastante, unos ocho siglos antes de Cristo, ya que los griegos creían que el *selinon*, como se le llamaba, era símbolo de buena suerte e, incluso, poseía ciertos poderes afrodisiacos, debido a la fama que le creó Homero en su épica *Odisea*. En Oriente, en tanto, en la medicina ayurvédica, se le conocía muchísimo antes… ¡Miles de años antes! Pero en especial sus semillas, que siempre han sido altamente apreciadas.

El aceite esencial que producen, llamado apiol, puede hacer maravillas: como especia, en la industria del perfume y, sobre todo, apoyando la salud de la mujer. ¡Esas semillas son un arma diminuta, pero muy efectiva!

Por qué sí funciona

- Una investigación realizada en Irán y publicada en la *Journal of Midwifery & Women's Health* en 2009 señaló que las semillas de apio, el anís y el azafrán pueden ayudar a reducir los calambres, los dolores y las molestias en general durante la menstruación y en los días previos a esta. Se estudió a 180 estudiantes del dormitorio de la Universidad de Isfahán, de entre 18 y 27 años, que sufrían de dolor severo de menstruación. El grupo de medicamentos a base de hierbas recibió 500 mg de extractos de azafrán, semillas de apio y anís, 3 veces al día, durante 3 días, a partir del inicio del sangrado o el

Ensalada de apio y semillas de apio, especial para el SPM
PARA 2 PERSONAS

INGREDIENTES:
2 tazas de apio cortado en cuadritos
  pequeños
1 manzana verde cortada en cuadritos
1 aguacate cortado en cuadritos
  o rodajas
⅓ de taza de nueces en trozos
1 cucharada de grosellas negras secas
  (*currants*) o arándanos rojos secos
1 cucharada de semillas de apio
Hojas de albahaca frescas cortadas
  en trocitos
Zumo fresco de limón
Sal
Aceite de grosella negra o de oliva
  extra virgen

PREPARACIÓN:
En un recipiente, mezcla el apio, manzana, aguacate, nueces, grosellas y semillas. Añade la sal, el zumo de limón y el aceite. Revuelve con suavidad para no dañar demasiado el aguacate. Agrega la albahaca encima y sirve con salmón, pollo o lo que gustes.

dolor. Las participantes fueron seguidas durante dos o tres ciclos desde el comienzo de la menstruación hasta los tres días de sangrado. La magnitud de la reducción de síntomas fue significativamente mayor que en aquellas que usaron ácido mefenámico y que las del grupo placebo.

- Existe una completa revisión que reafirma e incluye diversos resultados anteriores. Esta se realizó en Irán y fue publicada en 2014. Entre las 8 mil plantas que hay en Irán, se escogieron las principales, incluyendo las semillas de apio, utilizadas tradicionalmente en la medicina local para tratar la dismenorrea. La investigación asegura que la mayoría de las consumidoras de plantas medicinales en ese país son mujeres y que las usan para aliviar problemas como trastornos menstruales, del estado de ánimo, de la menopausia, mastalgia cíclica y dismenorrea. Usan esos productos más que los medicamentos, ya que son naturales y tienen menos efectos secundarios.

- Las distintas partes de la planta *Apium graveolens Linn.* (o *karafs*, en árabe), incluyendo sus semillas, se usan en la medicina tradicional árabe para el tratamiento de diversas dolencias. Por eso, en Arabia Saudita, en 2017, también se revisaron las bases científicas de sus propiedades y actividades farmacológicas en el tratamiento de diversas enfermedades, destacando las antiinflamatorias, diuréticas y antiespasmódicas, que son vitales para contrarrestar esos síntomas que causan dolor, calambres e incomodidad en el SPM y el período menstrual.

7

LA SALUD DE TU PECHO
En alerta, mientras más temprano, mejor

Estar rodeado de mujeres en mi familia me ha dado el privilegio de aprender a conocerlas y a respetarlas desde siempre. Me consta cuán importante es para ustedes cuidar de su pecho; por eso he querido agregar aquí las sugerencias que les pueden ser más útiles y oportunas, especialmente para evitar que el gran enemigo que las acecha constantemente —el cáncer de seno— continúe arrebatándoles la vida de la manera tan feroz que lo hace en la actualidad. Pero, de la misma manera en que pretendo aportar mi granito de arena en la toma de conciencia para prevenirlo y vigilar los síntomas que permiten detectarlo a tiempo, mi intención es que, si les toca enfrentar el peor escenario, pues desarrollan el cáncer y deben someterse a la extirpación de los senos, tengan presente que estos no representan su esencia como mujeres. Lo que las hace valiosas sigue estando allí dentro y pueden seguir aportando a la vida tanto o incluso más que antes.

¿POR QUÉ LOS SENOS SON TAN DELICADOS?

Los senos están formados por tejido graso, y glándulas y conductos mamarios: una estructura que está diseñada para alimentar a los hijos. Por eso están absolutamente ligados al proceso hormonal que vives como mujer, especialmente determinado por los niveles de estrógeno en tu cuerpo.

La mayor parte de las mujeres experimentan, al menos una vez en la vida, la **mastalgia** o dolor en los senos. Se estima que cerca del 70 % de las mujeres lo padece reiteradamente.

Es normal, por ejemplo, que las adolescentes sufran de dolores antes del ciclo menstrual —el SPM del que ya hemos hablado—, una molestia que, en ocasiones, se repite intermitentemente hasta que se embarazan. También pueden sufrir de mastalgia durante el ciclo, en el embarazo y, con mayor incidencia, mientras están amamantando, lo cual puede convertirse en **mastitis**, que provoca un dolor mucho más intenso y es un problema más complejo, pues generalmente involucra una infección en los conductos.

Los cambios en los niveles de estrógeno generan que los senos estén más sensibles e inflamados, se sientan rígidos y, a veces, se experiemente algo de ardor. Todo es relativamente normal por unos días del mes. Si los síntomas no desaparecen después del ciclo menstrual o tienden a ser permanentes, es necesario acudir a una revisión médica para descartar cualquier problema de salud.

LOS SENOS Y LA MENOPAUSIA

Quizá los mayores problemas en los senos ocurren cuando la mujer comienza a acercarse a la menopausia. Ya sea en ese período o en la premenopausia, cuando empieza a bajar el nivel de estrógeno, comienzan a sentirse las típicas dolencias, como los sofocos nocturnos, la subida de peso, dificultades para dormir y dolor, así como molestias y cambios en los senos.

Hay dos tipos de cambios fundamentales vinculados al dolor y la hipersensibilidad que te pueden ayudar a ponerle atención a los síntomas para ver si debes acudir o no a tu doctor:

1. **Hay síntomas que son cíclicos**: si todavía experimentas el ciclo menstrual, estos síntomas se manifiestan más o menos una semana antes de que comience el período, pero desaparecen una vez que pasa. Muy similar a lo que sucede en la adolescencia, puedes experimentar inflamación, dolor, cambio leve en el tamaño de los senos, entre otros.

2. **Y síntomas no cíclicos**: no están relacionados con el ciclo menstrual, pues ocurren en cualquier momento, incluso aunque hayas pasado la menopausia. Si piensas que las molestias no son normales o tienes un dolor mayor que se prolonga por un par de semanas o lo sientes en una zona específica de los senos que te impide realizar tus actividades normales, es recomendable que acudas a tu médico para un chequeo.

ADEMÁS DE LA VARIACIÓN DE LOS NIVELES DE HORMONAS, ¿HAY OTRAS CAUSAS PARA ESTOS MALESTARES?

Existen causas externas que pueden desarrollar o aumentar estos problemas.

- **Nivel de ácidos grasos**. El tejido de los senos es muy delicado y están formados por una serie de tubos por donde circulan sustancias y hormonas. Los ácidos grasos tienen relación directa con el comportamiento de estas hormonas y afectan su sensibilidad.

- **Estructura de los senos y posibles traumatismos**. Hay diversas situaciones que pueden modificar o alterar el flujo de los conductos mamarios y de las glándulas. Un golpe anterior en la zona del pecho puede generar una lesión durante años, la cual puede tener repercusiones mucho más tarde, o bien generar quistes con el paso del tiempo.
- Las mujeres que tienen **senos más grandes** también suelen presentar mayor propensión al dolor en estos y en la zona alta de la espalda.
- En algunos casos, las **cirugías de senos** generan dolor, y no me refiero solo a la postcirugía, sino tiempo después, debido a cicatrices internas que no logran sanar del todo y duelen.
- ¡**Fumar** también tiene consecuencias para tus senos, ya que aumenta la sensibilidad de estos! El tabaco interfiere con el proceso de adaptación del organismo a los cambios de los niveles de hormonas y provoca que estos sean más sensibles al dolor.
- Si bien la **cafeína** puede ayudar a disminuir el dolor de cabeza debido a que dilata los vasos sanguíneos del cerebro, en el caso de los senos, genera inflamación y dolor en los vasos sanguíneos del área frontal.
- Algunos **medicamentos** pueden ocasionar dolor en los senos, ya sean hormonales —tales como las píldoras anticonceptivas o algunas medicinas que se utilizan para tratamientos de fertilidad—, antidepresivos o los que se usan en terapias de reemplazo hormonal para evitar los efectos de la menopausia a base de estrógeno y progestorona.

PROBLEMAS MÁS COMUNES A LOS QUE DEBES PONER ATENCIÓN

Primero que todo, es indispensable que al menos una vez al año, junto con tu examen de rutina, tanto ginecológico como de sangre, siempre incorpores la palpación y una mamografía, en especial a partir de los 30 años. Si sientes algo diferente o que te incomode antes de esa edad, no te confíes en tu juventud y acude al médico.

Hay distintos problemas que pueden afectarte, los más comunes son:

- **Fibrosis**: la Sociedad Americana contra el Cáncer la define como una cantidad de tejido fibroso que, al tacto, se siente distinta al resto del tejido mamario. Puede sentirse más gomosa o, por el contrario, más firme y dura que el resto del seno, como pequeños nódulos. También te puede llamar la atención que, de manera repentina, los senos se vean distintos en cuanto a tamaño o forma. Esto no es necesariamente señal de que hay algo malo o un principio de cáncer. En innumerables ocasiones, se trata de aplicar algún tratamiento no invasivo para controlarlo. Pero debes acudir a un médico para saber exactamente de qué se trata.
- **Quistes**: Son pequeñas bolitas internas que a veces cambian de tamaño de acuerdo con el momento del ciclo en que te encuentras. A veces están

hechos de tejido, de grasa o de líquido. No todos son dolorosos, pero antes de la menstruación pueden incomodar más y, aunque aparecen a cualquier edad, son más comunes en las mujeres que están entre los 40 y los 50 años. En caso de sentir una bolita, duela o no, debes acudir con tu médico para que la revise. Pero no entres en pánico, pues muchas veces, así como aparecen de repente, de la misma forma se disuelven.

- **Calcificaciones o microcalcificaciones**: contrario a lo que pasa con los nódulos o quistes que se pueden palpar, con estas lesiones no ocurre lo mismo y por lo regular te enteras de que las tienes solo a través de una mamografía. Se trata de pequeños depósitos de calcio en el tejido mamario que no se relacionan con el calcio que consumes para los huesos. A veces se producen por restos de secreción láctea, sobre todo en la juventud o tras los embarazos. Cerca de la menopausia, ocurren con frecuencia por acumulación de secreciones en los conductos mamarios.

  No duelen ni se sienten y, en general, son benignos, aunque pueden llegar a convertirse en cáncer cuando hay presencia de muchos y forman una especie de racimo, por ejemplo. En algunos casos, se requiere una intervención quirúrgica menor u otros tratamientos, pero, por lo general, esto no es necesario.

- **Cáncer de seno**: por supuesto, este es el más temido, y con razón. De acuerdo con datos de la Sociedad Americana contra el Cáncer (ACS, por sus siglas en inglés), en 2018, fueron diagnosticas 24 mil mujeres con esta enfermedad y 3200 murieron por esta misma causa.

  La misma ACS señala que una de las razones que han llevado a estos números tan altos es lo poco rigurosas que son las mujeres en cuanto a cumplir con sus chequeos anuales.

  Otro aspecto fundamental es la poca costumbre que tienen de autoexaminarse; es decir, de **palparse los senos** para ver si todo está normal, hay algo diferente en la textura o se siente algo incómodo. Este es el primer paso y debe ser constante. **ES MUY IMPORTANTE** que al menos una vez al mes te palpes durante la ducha o al terminar el baño. La mejor manera de hacerlo es parada frente al espejo, levantando un brazo y palpando con la mano del otro. De esa forma, puedes investigar si algo luce distinto, al tiempo que vas palpando para sentir la textura. Si hay algo que te causa inquietud, debes acudir de inmediato a tu médico.

  Sé también que para muchas de ustedes, la cobertura médica es una traba. Pero en cada ciudad del país existen centros médicos comunitarios, organizaciones sin fines de lucro y hospitales públicos con programas para cada caso. Incluso, muchas veces puedes conseguir exámenes gratuitos, como mamografías, durante las campañas que se realizan para prevenir el aumento del cáncer. También en nuestra página de Univision puedes encontrar recursos y ayuda disponibles en tu ciudad.

MEDIDAS PARA MANTENER LA SALUD DE TUS SENOS

*Mejora tu alimentación. Intenta que tu piedra angular sean los alimentos para que te den una mano equilibrando, en primer lugar, tus hormonas. Mantén una alimentación balanceada basada en vegetales, frutas, pescados (como el salmón), semillas, granos enteros y frutos secos que te ayuden a incorporar las vitaminas, especialmente la B y la E, pues son muy importantes para que tu nivel de estrógeno no decaiga más de la cuenta y evites el desarrollo de quistes.

*Si desarrollas calcificaciones en los senos (o para prevenirlas), es importante que incorpores **vitamina K.**

*Prueba el **aceite de onagra**. Es rico en ácido linoleico y, por tanto, es antiinflamatorio. Puedes ingerir 1000 mg, 3 veces al día.

*A la mayoría no le gusta mucho esta sugerencia; no obstante, cambiar esos bonitos pero incómodos **sostenes por alternativas más cómodas**, menos apretadas, es una buena opción.

*Acude al secreto de la abuelita: **las compresas**. Si sientes molestias o dolor, pon compresas tibias alrededor de tus senos. También puedes optar por masajes suaves con aceites o con agua tibia durante el baño. Usa estos remedios cuando se trate de molestias de unos días. Pero si se mantienen por un par de semanas, acude de inmediato en busca de ayuda profesional.

*Suma suplementos de **baya casta o chaste tree**. Lo mencioné en el capítulo del síndrome premenstrual y la menopausia porque, desde la época de los griegos, este producto natural era usado precisamente para tratar los problemas de la mujer. Es muy efectivo contra las molestias y los dolores en los senos, pues también ayuda a disminuir la probabilidad de desarrollar quistes. Puedes tomar 20 mg, 3 veces al día, de la hierba fresca o seca, o 40 gotas de tintura, 3 veces al día.

*Hinojo, ha probado ser de gran ayuda para el cuidado de los senos. Puedes incorporarlo regularmente a tus platillos en guisos o ensaladas.

*Hierba de San Juan. Se ha descubierto que es efectiva como tintura para el tratamiento de los senos quísticos dolorosos. Prueba 30 gotas de tintura al día.

A continuación, comparto contigo otras sugerencias de **santos remedios** para apoyar el bienestar de tus senos.

Aceite cítrico
aceite de *citrus*, *citrus oil*

PARA QUÉ SIRVE:
- ✔ Calmar el dolor en los senos o mastalgia y cualquier molestia de los mismos.
- ✔ Desinflamar los senos.
- ✔ Prevenir la formación de células cancerosas en los senos.
- ✔ Calmar los cólicos en el útero por el período.
- ✔ Promover la eliminación de toxinas del cuerpo y el drenaje linfático.

CUÁNDO USARLO:
- ✔ Cada vez que hay molestias y dolor en los senos.
- ✔ Durante los días previos al período menstrual o durante la menopausia.

CÓMO CONSUMIRLO:
- ✔ Como aromaterapia, oliendo el aceite puro, unas 3 veces al día, especialmente antes de dormir.
- ✔ Oralmente, al menos 10 gotas, 3 veces al día.
- ✔ Tópicamente, como aceite de masaje, directamente en el área de los senos.

Este santo remedio no se basa en el fruto —que ya en sí es un maravilloso remedio—, sino en el aceite que se extrae al prensar en frío la cáscara de cítricos como la naranja o, en especial, el limón. De hecho, es esta parte del limón la que posee la mayor cantidad de nutrientes y compuestos naturales que aportan grandes beneficios a la salud y a la vida cotidiana, ya que un limón tiene muchos usos, desde apoyar el sistema inmunitario hasta ¡limpiar la casa!

El aceite cítrico es un producto ampliamente estudiado, ya que se ha descubierto que es un concentrado de poderosos antioxidantes, ayuda a combatir la inflamación, aumenta la energía, mejora la digestión y combate gérmenes y bacterias. De hecho, muchos productos *green* de limpieza, ecológicos o fabricados con conciencia ambiental, tienen entre sus elementos el aceite cítrico, pues ayuda a eliminar plagas, insectos y parásitos como las pulgas.

Por qué sí funciona

- El limoneno, un componente importante del aceite cítrico, ha demostrado poseer efectos anticancerígenos en modelos preclínicos de cáncer de mama. Sin embargo, la dosis oral efectiva se traduce en una dosis humana que puede no ser factible para la dosificación crónica. Por esta razón, un estudio realizado en ratones por el Centro de Cáncer de la Universidad de Arizona, en Tucson, Estados Unidos, dado a conocer a través de la *Journal of Cancer Therapy* en 2012, evaluó su ingesta y aplicación tópica en el seno como una estrategia de dosificación alternativa. También se realizó un estudio clínico exploratorio. Se reclutaron mujeres sanas para aplicar diariamente aceite de naranja en sus senos durante 4 semanas. Ambos estudios arrojaron buenos

Mezcla de aceites esenciales para masaje de los senos con dolor y para prevenir el desarrollo de células cancerosas

PARA 1 PERSONA

INGREDIENTES:

50 gotas de aceite cítrico
50 gotas de aceite de salvia
50 gotas de aceite de tomillo
50 gotas de aceite de manzanilla
    (camomila)
50 gotas de aceite de canela
50 gotas de aceite de sello de oro
    (*goldenseal*)
Aceite de semillas de granada (aceite
    portador) o de oliva
1 botella pequeña limpia y con gotero

PREPARACIÓN:

Abre la botella y vierte dentro las 50 gotas de cada aceite. Termina de llenarla con el aceite de semillas de granada o de oliva. Mezcla bien. Luego, aplica una pequeña cantidad de la mezcla y realiza suaves masajes alrededor de tus senos. Hazlo al menos tres veces al día, especialmente antes de dormir.

resultados, pues demostraron que tanto el uso oral como el tópico ayudan a calmar el dolor en los senos sin efectos secundarios.

- Una revisión de ensayos clínicos sobre la mastalgia realizada por la Universidad de Ciencias Médicas de Mashhad, en Irán, y publicada en 2019, analizó los tratamientos basados en plantas medicinales, incluyendo el aceite esencial de *Citrus sinensis*, para verificar su efectividad en la disminución del dolor. De acuerdo con el informe, la mayoría de las plantas medicinales evaluadas que poseen compuestos antioxidantes con propiedades antiinflamatorias y analgésicas exhibieron efectos curativos en el tratamiento de la mastalgia. Este aceite resultó entre los más efectivos a nivel tópico.

- En 2011, la *Journal of Reproduction & Infertility* dio a conocer un estudio realizado en Irán para probar el uso del aceite cítrico en el tratamiento del síndrome premenstrual, incluyendo dolor en los senos o mastalgia y dolor de útero, entre otras molestias. En este se señala que la efectividad del producto se debe a que el aceite cítrico posee compuestos como limoneno, felandreno y citral, cuyos efectos sedantes, antiespasmódicos, antidepresivos, antieméticos y analgésicos actúan en el sistema nervioso central de manera similar a la fluoxetina. En esta investigación, se estudió el uso oral de este aceite (diez gotas, 3 veces al día) y el tópico, sobre la piel, en 80 mujeres. Los resultados mostraron que en ambos usos el aceite esencial fue más eficaz que el placebo en la reducción de los síntomas físicos del síndrome premenstrual.

Aceite de ricino o de castor

palma Christi, *castor oil* (*Ricinus communis*)

PARA QUÉ SIRVE:
- ✔ Calmar el dolor y las molestias en los senos.
- ✔ Disminuir la inflamación gracias a sus beneficios antiinflamatorios.
- ✔ Aliviar el dolor de las articulaciones.
- ✔ Calmar los espasmos menstruales.

CUÁNDO USARLO:
- ✔ Durante el SPM, el período o la menopausia para calmar el dolor en los senos.
- ✔ Cuando hay inflamación o molestias en la piel alrededor de los senos o axilas por una cirugía o golpe.

CÓMO CONSUMIRLO:
- ✔ Compresas o masajes. En caso de inflamación, usarlas diariamente por 5 días.

No tiene ninguna relación con el animal llamado castor, pues este aceite se extrae de las semillas de una planta similar a la higuera, conocida como higuera del diablo por las llamativas flores rojas y puntiagudas que luce. Es originaria de África, aunque en la actualidad crece en otras latitudes.

Lo curioso es que la semilla es tóxica debido a la ricina: basta una mínima cantidad para matar a un animal mediano. Pero ha sido estudiada porque parece ser útil para matar células cancerosas. Por eso, su extracción la realizan solo expertos y a una temperatura bastante elevada.

Sin embargo, los beneficios de su aceite se conocen desde la antigüedad. Fue usado en Oriente y por casi todas las culturas alrededor del Mediterráneo. Los médicos Hipócrates y Galeno creían que el cáncer de mama se debía a un "exceso de bilis negra" y usaban como tratamientos el opio y el aceite de ricino.

Por qué sí funciona

- La *European Journal of Cancer* publicó en 1994 un estudio de laboratorio realizado por la Universidad de Uppsala, en Suiza, en el que se analizaron los efectos de Cremophor EL (aceite de ricino) en dos líneas celulares de cáncer de mama humano resistentes a múltiples fármacos. El mecanismo estudiado y los efectos positivos que se observaron pudieron explicar, en parte, algunos de los efectos antitumorales en pacientes que no responden a otros tratamientos con medicamentos convencionales.
- En una revisión de estudios realizada por la Universidad de Nantes, en Francia, y el Instituto de Descubrimiento de Drogas, en Israel, se analizaron algunos agentes contra el cáncer de mama derivados de plantas, incluyendo el aceite de castor. En el artículo, publicado en 2015, se investigan las potencias anticancerígenas de algunos extractos de diferentes fuentes vegetales y comparan su eficacia antiproliferativa de extractos crudos con

Compresas de aceite de ricino para desinflamar los senos
PARA 1 PERSONA

INGREDIENTES:
1 contenedor limpio
Aceite de ricino
1 toalla pequeña de algodón
1 pañuelo de tela
Bolsa de agua caliente o
    calentador eléctrico o de gel

PREPARACIÓN:
En el contenedor, pon la toalla y empápala en aceite de ricino. Luego, ponla sobre el seno a tratar, colócale un pañuelo encima y, sobre este, la bolsa de agua caliente, o bien el calentador eléctrico o de gel. Déjalo al menos media hora para que el aceite penetre la piel y desinflame la zona ayudado por el calor. También puedes usarlo para calmar los cólicos del útero, o en otra zona inflamada o con dolor.

las acciones de sus ingredientes purificados. En el caso de la semilla de ricino, se demostró que su extracto es muy rico en ácido Δ-12-hidroxi-9-octadecenoico (ácido ricinoleico, aproximadamente un 90 %) y contiene, como componentes menores, compuestos fenólicos como el ácido p-cumárico, ácido ferúlico, ácidos o-cumáricos, ácidos sirínico, cinámico, clorogénico, neoclorogénico y gálico, entre otros. Esto lo hace un producto que penetra fácilmente en la piel y mejora la inserción transdérmica de otros productos químicos. A ello se debe su buena absorción y mejores resultados al usarse en la piel de los senos.

- El ricino se ha recomendado principalmente como antiinflamatorio, entre muchas otras indicaciones. Una revisión desarrollada por la Universidad de Boloña, en Italia, y publicada en 2019, ofreció una visión general del ricino a partir de una perspectiva histórica: desde sus primeros usos para tratar dolores y problemas del seno en la mujer hasta los conocimientos actuales sobre su proteína. Se informan los pasos principales de la investigación sobre el compuesto, su actividad enzimática, estructura y citotoxicidad; en especial, para desarrollar inmunotoxinas para la eliminación de células no deseadas, principalmente células cancerosas.

Linaza

lino, *flax (Linum usitatissimum)*

PARA QUÉ SIRVE:

- ✔ Disminuir la mastalgia o sensibilidad y el dolor en los senos.
- ✔ Desinflamar.
- ✔ Equilibrar las hormonas.
- ✔ Disminuir el riesgo de desarrollar células cancerosas.
- ✔ Ayudar a regular la presión arterial.
- ✔ Mejorar la salud del sistema digestivo.

CUÁNDO USARLA:

- ✔ Diariamente, como parte de la dieta.

CÓMO CONSUMIRLA:

- ✔ Agregando a tu dieta las semillas enteras, molidas o como aceite. Puedes usarla en ensaladas o postres. Dosis inicial: 1 cucharadita diaria. Ve aumentando lentamente hasta llegar a 2 cucharadas diarias. O bien, 1000 mg de aceite de lino, 2 veces al día.

Es uno de los cultivos más antiguos, pues se conoce desde el comienzo de la civilización; es decir, desde hace unos seis mil años. Su nombre en latín significa "muy útil" y es precisamente eso, un producto que puede usarse para paliar el hambre, para obtener fibra o para convertirlo en tela, así como para beneficiar a nuestro organismo de diferentes maneras.

Todo en la linaza sirve para algo. De su tallo, se puede obtener fibra de excelente calidad, resistencia y durabilidad. De esta, se hace papel y la tela conocida como lino. No en vano, su llegada a Estados Unidos fue a través de los primeros colonos, precisamente para fabricar ropa. De sus semillas, se puede obtener un aceite fabuloso y con un enorme potencial nutricional y medicinal. Por ello, en las últimas décadas, ha sido ampliamente investigada y se ha probado que brinda beneficios para reducir las enfermedades cardiovasculares, disminuye el riesgo de cáncer —particularmente de las glándulas mamarias y de la próstata—, posee actividad antiinflamatoria, tiene efecto laxante y alivia los síntomas menopáusicos y de la osteoporosis.

Por qué sí funciona

- La Facultad de Medicina de la Universidad de Ciencias Medicas de Shiraz, en Irán, publicó en 2014, en la *International Journal of Family Medicine*, los resultados de un estudio realizado para comparar los efectos de una dieta de linaza y del suplemento de ácidos grasos omega 3 en el tratamiento de la mastalgia cíclica. En este estudio, 61, 60 y 60 mujeres consumieron pan de linaza, perlas de ácidos grasos omega 3 y pan de trigo, respectivamente, durante dos ciclos menstruales. Los resultados demostraron que la dieta del pan de linaza fue más eficaz que los ácidos grasos omega 3 para disminuir

Bebida de linaza para evitar el dolor e inflamación de los senos
PARA 1 PERSONA

INGREDIENTES:
1 frasco de vidrio
4 tazas de agua
2 cucharadas de linaza entera
4 cucharadas de zumo de
    limón, lima o naranja
Miel al gusto

PREPARACIÓN:
En un frasco de vidrio, pon a remojar por la noche las semillas de lino en el agua. Por la mañana, revuelve las semillas y sirve un vaso grande. Puedes ponerle más agua si deseas. Agrégale el zumo de limón, lima o naranja y unas gotas de miel. Revuélvelo, tómate la mitad por la mañana y el resto, por la noche. También puedes dividirla en tres porciones que debes beber al menos cuarenta y cinco minutos antes de comer. Guarda el resto en la nevera durante el día.

la mastalgia cíclica y puede prescribirse a las mujeres como un tratamiento simple con pocas complicaciones.

- En otra investigación, realizada por el Departamento de Enfermería y Partería de la Universidad de Ciencias Médicas de Mashhad, en Irán, y publicada en 2017 por la *Journal of Education and Health Promotion*, se comparó el efecto terapéutico de la linaza, el aceite de onagra y la vitamina E sobre la duración del período de dolor en los senos. Si bien los tres productos mostraron eficacia para reducir el dolor, la linaza provocó una reducción significativamente mayor, lo cual avala su uso para este propósito.

- Un grupo de cuatro entidades académicas de Lisboa, Portugal, realizó una revisión de estudios que fue editada por el Instituto Nacional de Salud e Investigación Médica de Francia y revisada por académicos de la Universidad de Roma La Sapienza, en Italia, y de la Universidad Emory, en Estados Unidos. El trabajo, publicado en 2018, analiza el uso de la linaza como uno de los alimentos más estudiados con respecto a sus posibles vínculos con el tratamiento del cáncer de mama. El artículo describe los mecanismos de acción de esta semilla al ser un producto rico en ácidos grasos omega 3, ácido α-linolénico, lignano y fibras. Aunque se señala que la investigación aún es insuficiente, algunos estudios han demostrado que la ingesta de ácidos grasos omega 3 está relacionada con la reducción del riesgo de cáncer de mama, principalmente en mujeres posmenopáusicas.

Vitamina E

PARA QUÉ SIRVE:
- ✔ Disminuir el dolor en los senos.
- ✔ Prevenir el desarrollo de cáncer en los senos.
- ✔ Equilibrar las hormonas, especialmente los estrógenos.
- ✔ Rejuvenecer la piel y los tejidos.

CUÁNDO USARLA:
- ✔ A diario, especialmente en períodos de cambios hormonales.

CÓMO CONSUMIRLA:
- ✔ A través de la dieta, consumiendo productos ricos en vitamina E como almendras, maní, semillas de girasol, castañas, mango, kiwi, aguacate, calabaza, brócoli, espinacas, tomates, germen de trigo, entre otros.
- ✔ Como suplemento diario, en dosis de 400-800 iu de tocoferoles mezclados.

La mayoría de ustedes seguramente conoce la vitamina E como el secreto de la eterna juventud o para que la piel luzca joven y bella. Por supuesto, este antioxidante posee todos esos beneficios porque es realmente poderoso combatiendo el paso del tiempo en nuestro organismo, ya que previene, protege y repara los tejidos del daño que causan los radicales libres. Además de mejorar la piel, lo hace con nuestros ojos, corazón y cerebro —previniendo enfermedades como el alzhéimer— y ayuda a balancear el colesterol en nuestras arterias, entre muchas otras tareas. Incluso, es una de las vitaminas que también te ayuda a mantener tu sistema inmunitario fuerte. Sin embargo, en esta ocasión, quiero que sepas que la puedes considerar una aliada para tu salud como mujer, pues es beneficiosa interviniendo en todos los procesos hormonales, ya que se ha descubierto que es vital para el equilibrio de las hormonas. De hecho, es un arma para cuidar la salud de tus senos, por fuera y por dentro.

Por qué sí funciona

- El Centro Integral del Cáncer de la Universidad Wake Forest, en Carolina del Norte, Estados Unidos, realizó una revisión de estudios publicada en 1997 para establecer el nexo entre la suplementación dietética de vitamina E y la reducción del riesgo en la mujer de desarrollar cáncer de seno, ya que, en modelos animales, la vitamina E había disminuido la incidencia de tumores mamarios inducidos por carcinógenos. En esta revisión, se examinó la evidencia disponible y, aunque los resultados del estudio epidemiológico habían sido inconsistentes, sugiere prestar atención a las interacciones con otros antioxidantes de utilidad preventiva en el cáncer de seno.
- Otro estudio más reciente, realizado por la División de Nutrición y la Escuela de Ciencias Biológicas de la Universidad de Texas, en Austin, Estados Unidos, publicado en 2004, se enfocó en comprender cómo ciertas formas

Ensalada rica en vitamina E para cuidar la salud de los senos
PARA 1 PERSONA

INGREDIENTES:

1 taza de espinacas
1 taza de flores de brócoli crudas
½ taza de aguacate cortado en cuadritos
½ taza de mango cortado en cuadritos
2 cucharadas de semillas de girasol
1 kiwi bien maduro
2 cucharadas de aceite de oliva extra virgen
Sal
1 cucharada de zumo de limón

PREPARACIÓN:

En un contenedor pon las hojas de espinacas y el brócoli. Agrega el mango y el aguacate. Encima esparce las semillas de girasol. Aparte, mezcla en la licuadora el kiwi, dos cucharadas de aceite de oliva extra virgen, una cucharadita de zumo de limón y una pizca de sal. Procésalos muy bien hasta que la mezcla quede líquida. Con esta salsa, aliña la ensalada. No la pongas toda. Ve probando a tu gusto y el resto lo puedes guardar en un frasco de vidrio en la nevera.

de vitamina E pueden inducir a las células cancerosas a sufrir apoptosis o muerte celular. La investigación señala que existe evidencia de que la vitamina E promueve la apoptosis de varios tipos de células de cáncer epitelial, incluidos los de mama, próstata, pulmón, colon, ovario, cuello uterino y endometrio, y que es eficaz reduciendo la carga tumoral y la metástasis en un modelo de tumor mamario de ratón singénico, así como xenoinjertos (tejido tumoral) de células de cáncer de mama humano. Los estudios también muestran que, usada en combinación con un fármaco quimioterapéutico, disminuye la carga tumoral del modelo animal del cáncer de mama e inhibe la metástasis significativamente mejor que los tratamientos con un solo producto.

• La División de Hematología y Oncología, del Departamento de Medicina, perteneciente a la Universidad de California en Los Ángeles, realizó un estudio que fue publicado en 2003 para tratar de entender el mecanismo mediante el cual la suplementación dietética con vitamina E puede reducir el riesgo de desarrollar cáncer de seno. El alfa-tocoferol es la forma biológicamente más activa de vitamina E. Por lo tanto, se investigó el efecto de la vitamina E (alfa-tocoferol) en el crecimiento celular de cáncer de mama. Los resultados mostraron que, dependiendo de la dosis, hay evidencia de que esta vitamina puede inhibir el crecimiento celular positivo para el receptor de estrógeno al alterar la respuesta celular a este.

Yodo
iodine

PARA QUÉ SIRVE:
- ✔ Prevenir el desarrollo de quistes y cáncer de seno.
- ✔ Equilibrar el buen funcionamiento de la glándula tiroides.
- ✔ Mantener el metabolismo del cuerpo.

CUÁNDO USARLO:
- ✔ Cuando hay tendencia o historial familiar de cáncer de seno.
- ✔ Regularmente, como parte de la alimentación y como prevención.

CÓMO CONSUMIRLO:
- ✔ A través de los alimentos, sin exceder las dosis sugeridas. Se encuentra en vegetales como brócoli, espinacas y algas marinas; en pescados como caballa y bacalao; mariscos como los mejillones; pollo; frutas como arándanos azules, manzanas y fresas; legumbres como las judías blancas; papas; huevos; productos lácteos, especialmente la leche; nueces, como los anacardos y el maní; y en la avena. Y, por supuesto, en la sal yodada.
- ✔ Dosis sugerida: 12.5 mg diarios de yodo y yoduro de potasio.

A pesar de que es un elemento que se encuentra en la naturaleza, fue descubierto a principios de 1800 por un empresario francés mientras trataba de sacar nitro de las cenizas de unas algas marinas. Más tarde, dos químicos, también franceses, confirmaron el descubrimiento de un nuevo elemento al que llamaron *iodes*, que en griego significa "violeta", ya que en el proceso mediante el cual lo obtenían se generaba un vapor de ese color.

Este elemento se encuentra en algunas algas y mariscos, entre otros productos, y desde hace años se agrega a la sal de mesa para prevenir la deficiencia de yodo, debido a que esta es esencial para el adecuado funcionamiento de la glándula tiroides. Además, se ha descubierto que la falta de yodo tiende a relacionarse con una mayor sensibilidad de las células mamarias. También tiene un papel fundamental en el tejido de la glándula y en los senos. Incluso, hay investigaciones que sugieren que podría contribuir, en alguna medida, a la prevención del cáncer de seno.

Por qué sí funciona

- Con el propósito de comprender las causas del aumento de cáncer mamario en mujeres de entre 25 y 39 años, la Escuela de Medicina Lewis Katz de la Universidad Temple, en Filadelfia, realizó una revisión de estudios publicada en 2017. En esta, la hipótesis principal es que, en Estados Unidos, la deficiencia de yodo desempeña un papel en el aumento de la incidencia de cáncer de mama. En ese contexto, la investigación destacó tres preguntas: por qué un agente o factor de riesgo causaría una enfermedad avanzada,

> ### Merienda rica en yodo natural para apoyar la salud de tus senos
> **PARA 1 PERSONA**
>
> **INGREDIENTES:**
> 1 taza de yogur griego sin azúcar
> ½ taza de arándanos azules
> ½ taza de manzana cortada
> en cubitos
> ⅓ de taza de anacardos picados
> 1 cucharada de granola de avena
> Miel (opcional)
>
> **PREPARACIÓN:**
> En un vaso, pon la manzana picada y una capa de yogur. Agrega los arándanos, los anacardos y otra capa de yogur. Espolvorea la granola de avena y la miel, si gustas. Disfrútalo.

por qué afectaría preferentemente a las mujeres más jóvenes y cómo las tendencias temporales del agente causal han cambiado desde mediados de la década de 1970.

- Un artículo realizado por el Instituto de Neurobiología de la Universidad Nacional Autónoma de México y publicado en 2005 revisa la evidencia que presenta al yodo como un agente antioxidante y antiproliferativo que contribuye a la integridad de la glándula mamaria normal. Señala que el alto consumo de algas marinas en pueblos orientales (25 veces más que en Occidente) se ha asociado con la baja incidencia de enfermedad mamaria benigna y cancerosa en las mujeres japonesas. En estudios en animales y humanos, la suplementación con yodo molecular ejerce un efecto supresor sobre el desarrollo y el tamaño de los tumores benignos y los cancerosos. El yodo, además de su incorporación a las hormonas tiroideas, se une a los yodolípidos antiproliferativos en la tiroides, llamados yodolactonas, que también pueden desempeñar un papel en el control proliferativo de la glándula mamaria. Se propone, también, el uso de un suplemento de yodo en la terapia contra el cáncer de mama.

- La deficiencia de yodo se asocia con la enfermedad fibroquística de la mama, que se puede tratar o prevenir eficazmente con suplementos de yodo. Así lo demostró una revisión de estudios clínicos realizada por la Universidad de Queen, Hospital Hotel Dieu, en Kingston, Ontario, Canadá, publicada por la *Canadian Journal of Surgery* en 1993. En esta se determinó la respuesta de pacientes con enfermedad fibroquística de seno a la terapia de reemplazo de yodo. Se concluyó que la mama fibroquística reacciona de manera diferente al yoduro de sodio, al yoduro unido a proteínas y al yodo molecular. El yodo molecular no es tirotrópico y fue el más beneficioso.

8

SALUD ÓSEA
Cómo cuidar la estructura que nos sostiene

Es difícil imaginarnos sin la capacidad de ser autosuficientes. A la mayoría de las personas nos eriza la piel la sola idea de depender de alguien: nos da pánico que por alguna discapacidad física o producto de la edad no podamos movilizarnos por nosotros mismos o realizar cualquier actividad cotidiana, por mínima que sea. Y es que la dependencia no es fácil. Sus efectos no solo van carcomiendo y deteriorando nuestro "cascarón físico", sino que es dinamita pura para nuestro desenvolvimiento social y nuestra autoestima. Sí, la autoconfianza cae como un castillo de naipes, carta a carta, cuando sentimos que ya no podemos valernos por nosotros mismos.

Esa escena la veo repetirse muchas veces en mi consulta, pues, lamentablemente, cuando existe alguna condición vinculada al corazón, suele venir de la mano con otros problemas motores, no porque necesariamente se vinculen, sino a causa de nuestro estilo de vida, poco asiduo al ejercicio y apegado a la mala alimentación. Estos factores terminan siendo una bomba de tiempo para el desgaste del sistema óseo, ese molde que nos sostiene y permite ejecutar cada movimiento.

¿CÓMO ESTÁ CONFORMADO NUESTRO SISTEMA ÓSEO? ¿SOLO POR HUESOS?

El hueso es un tejido metabólicamente activo, mineralizado —especialmente, gracias al calcio y otros elementos que le aportan la resistencia y estructura—, que se renueva a lo largo de la vida. Las citocinas o proteínas reguladoras de las células, junto con varios factores hormonales, nutricionales y de crecimiento, intervienen en la construcción ósea, que alcanza su máximo nivel de masa y fuerza al final del período de crecimiento, esto es, entre los 16 y 25 años.

Tenemos un total de 206 huesos en nuestro cuerpo. Estos son los que forman el esqueleto, en el que se sostiene todo nuestro cuerpo, pues es lo suficientemente resistente para soportarlo. Por eso nos llamamos seres vertebrados. Sin embargo, el sistema óseo no solo está conformado por estos, pues también participan los cartílagos, ligamentos y tendones, que son los encargados de unir y crear las conexiones necesarias para que los músculos puedan dar movimiento a ese esqueleto. De otra forma, seríamos una masa de órganos cubiertos de piel, pero incapacitada para generar acción alguna.

- Los **cartílagos**: son el "colchón" o la amortiguación de los huesos. Hechos principalmente de colágeno, permiten a los huesos mantener su ubicación y evitar el roce entre ellos. De no ser así, sería imposible el movimiento por mucho tiempo, pues los desgastaría. Por eso los cartílagos se encuentran en los extremos de los huesos.
- Los **ligamentos**: son una especie de tela *stretch* o tejido fibroso que une a los huesos en los lugares donde existe rotación, por ejemplo, las rodillas, muñecas, tobillos, hombros, etc., y los ayuda a mantenerse en su lugar.
- Los **tendones**: también son tejido, pero más grueso, que une el hueso al músculo para que se puedan realizar los movimientos.

LA FUNCIÓN DE LOS HUESOS ¿SOLO ES SOSTENERNOS EN PIE?

¡No! En absoluto. Hay distintas tareas que cumplen este conjunto de piezas armadas a la perfección. De entrada, son nuestro soporte, pues están diseñados como un armazón interno que nos provee de la estructura que necesitamos para mantener la postura adecuada y desarrollar distintas actividades como caminar, mover los brazos, etc. Sobre ese armazón se encuentran todos los músculos, órganos, tejidos y sistemas que forman parte del cuerpo. Sin esta base, sería imposible que la "orquesta" de nuestro organismo pudiera funcionar; seríamos una masa amorfa, determinada por el peso y la gravedad.

Los huesos también nos permiten **desplazarnos y realizar distintos movimientos**. Si alguna vez has visto esos modelos de madera del cuerpo humano que sirven para mostrarles a los dibujantes y artistas las diferentes posturas del cuerpo, tendrás una idea de cómo está hecha nuestra estructura ósea, con sus respectivas articulaciones que permiten realizar diversos movimientos. Las articulaciones y los músculos nos permiten desarrollar todas nuestras actividades.

La estructura ósea también es el escudo de los órganos internos, pues los protege de accidentes y golpes. Imagina cómo sufrirían en caso de una caída o choque. Gracias a los huesos, que son en extremo duros, podemos salir bien librados de muchas situaciones.

Además, los huesos permiten y generan diversos procesos orgánicos. Su interior no está hueco, pues por él corre una sustancia vital llamada médula ósea, la cual tiene la capacidad de crear glóbulos rojos y otras sustancias. Además, los huesos son una reserva de diversos minerales a la que el cuerpo puede recurrir cuando no los encuentra disponibles en los órganos donde deberían estar.

¿CUÁLES SON LOS PRINCIPALES PROBLEMAS QUE SUFREN LOS HUESOS?

Hay algunas dolencias o síndromes que son poco comunes, pero que interfieren en el desarrollo normal de los huesos. También existen otros que, lamentablemente, cada día pasan a formar parte de las grandes estadísticas. Por eso, es bueno poner atención a los que podemos evitar o, al menos, combatir.

*Enfermedad de Paget**. Es un mal que provoca la deformación de algunos huesos debido al descontrol entre las células que los generan. El resultado son huesos mucho más anchos de lo normal, lo cual desencadena otros problemas, como el agrandamiento de la cabeza o cráneo y el arqueamiento de las piernas, por ejemplo. No se sabe con certeza si su origen es genético o debido a una infección viral. No es tan común en Estados Unidos como en otros países de Europa y Oceanía. En las últimas cinco décadas ha ido disminuyendo.

*Cáncer de hueso.** Afortunadamente, no está entre los tipos de cáncer más comunes, ya que representa menos del 0.2 % de todos los casos. Sin embargo, es una enfermedad que cambia la vida de la persona desde el primer momento, ya que causa dolor, mucha fatiga, inflamación y debilidad de los huesos, haciendo más fácil que se produzcan fracturas. En general, el cáncer de hueso ocurre dentro de este, en las células de la médula ósea, al endurecerse y producir el sarcoma, o bien al reproducir de manera anormal células enfermas, lo que genera el mieloma. De acuerdo con la Sociedad Americana contra el Cáncer, en 2020 podrían diagnosticarse 3600 nuevos casos en Estados Unidos y ocurrir 1720 muertes a causa de este tipo de cáncer. Lamentablemente, no hay una causa clara que lo genere. En ocasiones, puede ocurrir por mutaciones genéticas provocadas por la exposición a radiación o a sustancias químicas. Pero, por lo general, no hay una causa aparente.

*Artritis reumatoide**. Es una enfermedad autoinmune, progresiva, dolorosa y en extremo incapacitante. Aunque no afecta los huesos en sí, genera inflamación y dolor en las articulaciones, y esto, poco a poco, va dañando los huesos al deformar la estructura y posición de los dedos de las manos y los pies, fundamentalmente. Puede manifestarse en cualquier otra articulación y presentar problemas en otros órganos del cuerpo.

*Osteomalacia o raquitismo**. Antes se pensaba que esta enfermedad, que es causada por el debilitamiento de los huesos (los hace muy frágiles) debido a la carencia de minerales, se debía solo a una mala alimentación, en especial a la falta de calcio. Pero ahora sabemos que en realidad se trata de deficiencia de vitamina D, y no necesariamente porque no se consuma, sino porque existe algún problema mayor en el proceso de absorción de esta vitamina, generalmente vinculado a un trastorno en los riñones, pues no logran retener el fosfato necesario para procesarla. En los niños, se llama raquitismo y uno de los primeros síntomas es un retraso en el crecimiento y dolor en la columna vertebral, la pelvis y las piernas, así como debilidad muscular. La misma enfermedad, en los adultos, se denomina osteomalacia y la diferencia con la osteoporosis es que, en este caso, la matriz ósea no cambia. Sin embargo, en ambos casos, aumenta el riesgo de fracturas.

*Osteoporosis. La osteoporosis es un trastorno metabólico óseo silencioso, pero progresivo, en el cual existe una pérdida importante de la masa ósea debido a la disminución del calcio que endurece los huesos y afecta su densidad y calidad, lo que aumenta en gran medida el riesgo de fracturas. En todo el mundo, una de cada tres mujeres y uno de cada cinco hombres corren el riesgo de sufrir una fractura osteoporótica; las más comunes son en la cadera, columna vertebral o muñeca.

Este es, sin lugar a duda, el mayor temor de la mayoría de las personas, pues a medida que pasan los años, debido a los cambios hormonales y metabólicos, va aumentando también la posibilidad de padecerla.

En Estados Unidos, aproximadamente 44 millones o el 55 % de las personas mayores de 50 años tienen osteoporosis o baja masa ósea. Según datos del Departamento de Salud, se estima que en 2020 habrá más de 61 millones de mujeres y hombres afectados por este mal. Además, según estos datos, más del 80 % de los afectados son mujeres.

Sin lugar a duda, es un problema de salud pública, ya que la osteoporosis es la causante de la mayor cantidad de fracturas en los adultos mayores y una discapacidad grave, que reduce considerablemente la calidad de vida de una persona. Los expertos en salud pública creen que en 2025 los costos de los gastos relacionados con la osteoporosis aumentarán a 25.3 mil millones de dólares, ya que es una de las enfermedades que más discapacidad ocasiona.

¿POR QUÉ LA OSTEOPOROSIS AFECTA MÁS A LAS MUJERES?

La osteoporosis es producto de la interacción de procesos fisiológicos que incluyen el estado hormonal, así como factores genéticos, ambientales y conductuales. Lamentablemente, ustedes en esto llevan las de perder a causa de los cambios hormonales, ya que aumenta mucho más el riesgo a medida que se alcanza la menopausia. De hecho, se habla de una osteoporosis posmenopáusica, la cual ocurre debido a que en esa etapa disminuye la producción de estrógeno, la hormona fundamental para mantener la consistencia de la masa ósea. Entonces, a medida que baja el estrógeno, los huesos también se debilitan. En el caso de los hombres, sucede algo similar con la disminución de la testosterona, pero no es tan drástico como en el de las mujeres.

OTROS FACTORES DE RIESGO PARA LA OSTEOPOROSIS

*La genética juega un papel que, aunque no es fundamental, sí tiene algo de peso. Si hay antecedentes de osteoporosis en los ancestros directos, puede haber mayor probabilidad de desarrollarla.

*El uso de ciertos medicamentos —entre ellos los esteroides y otros para tratar problemas de tiroides, asma, convulsiones o lupus— se ha asociado, en algunos casos, a un debilitamiento de los huesos y al desarrollo de esta enfermedad.

*Sufrir de enfermedad celiaca. Cada día son más personas que presentan esta condición intestinal que genera una reacción al gluten, presente en algunos cereales como el trigo. Se ha visto que estas personas tienen mucho más del doble de probabilidades de desarrollar osteoporosis.

*Las personas que fuman o beben también presentan mayor riesgo de desarrollarla.

*Falta de exposición solar. Este es un factor bien importante, porque hay una estrecha relación entre el calcio y la metabolización de la vitamina D y la mayor fuente de esta vitamina está en la asimilación de luz solar. Sin embargo, producto del trabajo, el aislamiento de las personas a medida que envejecen y el exceso de protección solar no se obtiene suficiente vitamina D para fortalecer los huesos.

*Falta de ejercicio. Es cierto que una persona que ha sufrido de una fractura no puede realizar actividades fuertes o demasiado bruscas, pero mantener el cuerpo en movimiento es importante para no perder esa calidad, tanto de los huesos como de los músculos.

¿CÓMO AYUDAR A PREVENIR EL DEBILITAMIENTO DE LOS HUESOS?

*Hazte la prueba de densidad ósea, en especial, si cuentas con antecedentes familiares de esa enfermedad o consideras que eres una persona que posee algunos factores de riesgo: suma esta prueba a tu siguiente control médico de rutina. Por lo regular, la recomendación para las mujeres es hacerlo a partir de los 65 años. Sin embargo, si puedes hacerlo antes, tanto mejor, para que adoptes medidas de control de inmediato.

*Si fumas o bebes, anota otro punto negativo para que te impulse a dejar de hacerlo. Ya sabes que aumentan tus probabilidades de desarrollar algo tan debilitante y doloroso como la osteoporosis.

*Asegúrate de que tu alimentación sea en efecto nutritiva. Lo mejor es acudir a un especialista en nutrición para que te dé una guía específica de acuerdo con tus condiciones, sobre todo si sufres alguna enfermedad o limitación alimenticia. Hoy en día, hay muchas personas que padecen restricciones debido a ciertos alimentos y productos: lácteos, gluten, azúcares, etc. Por eso es mejor buscar la manera más adecuada de incluir alimentos que reúnan la mayor cantidad de nutrientes y no sean un simple reemplazo de algo que no puedes comer.

Sin embargo, por lo general, mientras más cercana es tu dieta a la naturaleza, en sus maneras más puras y frescas, tienes más posibilidades de ir en la dirección correcta hacia tu salud plena. Come productos lácteos (u opciones que puedan acercarse en cantidad de calcio, otros minerales y vitaminas) y vegetales de hojas verdes, como la espinaca, la col rizada y el brócoli. Si no tienes problemas de diabetes, suma ciruela pasa o *prunes* a tu dieta. Existen estudios que demuestran que el consumo de frutas secas, como la ciruela pasa, proporcionan cantidades significativas de vitamina K —verás en este capítulo lo importante que es para los huesos— y ciertos minerales: manganeso, boro, cobre y potasio, lo cuales, además del calcio, pueden ayudar a mantener y mejorar la salud de tus huesos. Se ha descubierto, por ejemplo, que la ingesta de 50 g de ciruela pasa al día, durante 6 meses, reduce la resorción ósea (o disminución del calcio) en mujeres con baja densidad ósea y posmenopáusicas.

Existe una creciente evidencia de que los alimentos integrales y otros micronutrientes juegan un papel importante en la prevención de la osteoporosis. Hasta hace poco, con respecto a la salud ósea, la atención se enfocaba básicamente en el calcio y la vitamina D, pero ahora se sabe que también se necesita suficiente hierro, cobre, selenio, entre otros.

Las frutas y verduras deben comerse en cantidades generosas y adecuadas, pues contienen muchos micronutrientes y fitoquímicos útiles para la formación de los huesos y la prevención de la pérdida de masa ósea. Asimismo, son importantes para disminuir la inflamación y el estrés oxidativo, factores que también afectan a los huesos.

*Otro uso para el magnesio. Lo menciono en varios capítulos porque este mineral es realmente valioso para la salud de las mujeres. Se ha demostrado que el bajo contenido de magnesio reduce la actividad de las células que construyen los huesos. En cambio, cuando hay niveles más altos, suele haber una mejor densidad ósea. Puedes aumentar el consumo de este elemento agregando más nueces, semillas y lácteos a tu dieta. Y por supuesto, si tomas un suplemento, en dosis que sean de entre 140 y 200 mg diarios.

*Ácidos grasos omega 3. No solo son buenos para tu cerebro y corazón, también son aliados de tus huesos. Se ha demostrado que mejoran la absorción de calcio, reducen su excreción o pérdida y aumentan la integración de calcio en los huesos, especialmente el ácido eicosapentaenoico o EPA. Bastan 500 mg de EPA al día para conseguirlo.

*Otro punto a favor de la linaza. La menciono en el capítulo de salud de tus senos, pero también es buenísima para los huesos. Es un producto rico en fitoestrógenos, que ayudan a preservar la masa ósea. También encuentras abundancia de fitoestrógenos en el trébol rojo y la alfalfa. Con 1 a 3 cucharaditas de linaza al día, estás apoyando tus huesos.

*Intenta hacerte amiga del sol. No estoy diciendo que te expongas durante horas y perjudiques tu piel. ¡Para nada! Pero regálate unos veinte minutos cada día de exposición a la luz solar, que es la mejor fuente de vitamina D en su forma completa. Esta vitamina no solo sirve para los huesos, sino para distintos procesos del organismo.

*Muchos de los científicos que se han dedicado a estudiar a fondo el proceso, tratamiento y desarrollo de la osteoporosis concuerdan en que, si bien todos los puntos que te he mencionado para su prevención son importantes, los realmente fundamentales son la **nutrición adecuada** y la **actividad física**. Se recomienda que los adultos cumplan con al menos 30 minutos de ejercicio al día. Caminar es una maravillosa idea, aunque, si puedes agregar algunas actividades de resistencia y peso, sería ideal, ya que son fundamentales para desarrollar y mantener la masa ósea durante toda la vida. Otro ejercicio que ha probado ser excelente para los huesos, músculos, coordinación y mantener una buena actitud es el taichí. Es especialmente adecuado para personas que no pueden realizar ejercicios muy bruscos debido a lesiones anteriores. Los resultados son extraordinarios para cualquier edad. Por supuesto, siempre debes consultar a tu médico de atención primaria para saber si no hay inconveniente con tu situación particular.

A continuación, comparto contigo algunos **santos remedios** que te van a hacer más sencillo y agradable el cuidado de tu sistema óseo.

Avena
oat (*Avena sativa*)

PARA QUÉ SIRVE:
- ✔ Apoyar y mejorar la salud ósea.
- ✔ Controlar el peso.
- ✔ Controlar el azúcar en la sangre.
- ✔ Bajar el colesterol.
- ✔ Apoyar la salud cardiaca.

CUÁNDO USARLA:
- ✔ A diario o varias veces a la semana.

CÓMO CONSUMIRLA:
- ✔ A través de la dieta, incorporándola en tu desayuno, ya sea como *porridge*, panquecas o agregándola al yogur; también en tortillas, guisos o sopas. La avena puede reemplazar a la harina en la mayoría de las preparaciones, o a la leche, y ser utilizada tanto cocida como cruda. Incluso, hay versiones sin gluten para las personas que tienen problemas con este.

Tuvo inicios contradictorios en Occidente, pues, en países como Escocia, era parte de la dieta humana; en cambio, en la vecina Inglaterra, era el alimento destinado a los caballos y otros animales. Algunos escritos afirman que por eso se decía que Inglaterra tenía tan buenos caballos y Escocia, hombres muy fuertes.

Se cree que la avena que conocemos derivó de una avena roja que crece en Asia, donde, antes de ser un cereal comestible, dos mil años antes de la era cristiana, ya se usaba con propósitos medicinales.

Es uno de los alimentos más completos, posee un espectacular equilibrio de componentes bioactivos, como proteínas, hidratos de carbono, oligamentos, grasas de buena calidad, vitaminas y minerales. Es lo que se conoce como un alimento funcional, que contiene β-glucano, fibra soluble —saludable para el corazón—, ácidos fenólicos y flavonoides, entre otros. Dos cucharadas equivalen a unas cien calorías de pura energía y nutrición.

Por qué sí funciona

- La Universidad Nacional de Sunchon y otras instituciones, en Corea, investigaron la acción del salvado de avena en la homeostasis ósea o equilibrio del sistema óseo y publicaron los resultados en la revista *Molecules* en 2018. El modo de acción estudiado reveló que el extracto de salvado de avena potencia el mecanismo de la homeostasis ósea al restablecer significativamente la pérdida de hueso. Estos resultados *in vitro* e *in vivo* mostraron que el salvado de avena tiene el potencial de prevenir y tratar los trastornos metabólicos óseos, incluida la osteoporosis.

- La publicación científica *EFORT Open Reviews* dio a conocer en 2017 una completa revisión de estudios y literatura realizada en Inglaterra que estuvo enfocada en la nutrición y prevención de la osteoporosis. Allí se explica

Leche de avena para apoyar la salud de los huesos

PARA 1 PERSONA

INGREDIENTES:
2 cucharadas de avena entera
8 onzas de agua fría
Canela en polvo
Miel o endulzante

PREPARACIÓN:
En un frasco, deja la avena remojando en agua por al menos un par de horas. De preferencia, hazlo la noche anterior. Déjalo en la nevera. Luego, pon la avena y el agua en la licuadora y procésalos. Puedes dejarla así o colarla si prefieres. Sírvela y agrégale miel o tu endulzante favorito y encima, la canela molida. Puedes preparar el doble y guardar el resto para una merienda de media tarde.

la composición nutricional de frutas, vegetales, productos lácteos, granos, carnes y huevos, y su papel en el fortalecimiento de los huesos para evitar el desarrollo de osteoporosis. En el caso de la avena, por ejemplo, las proteínas, vitaminas (como la E, B1 y B2) y minerales (como el calcio, fósforo y magnesio, entre otros) que posee este cereal juegan un papel importante en la integridad ósea y del músculo esquelético.

- Otro artículo y revisión de estudios a cargo de la Oficina del Cirujano General de Estados Unidos, publicada en 2004, abordó el papel de una dieta y estilo de vida adecuados para promover la salud ósea. En esta se habla tanto de la importancia de la actividad física para mantener la flexibilidad y fortaleza en los aparatos muscular y óseo como de los nutrientes que son importantes para la salud ósea. Por eso se señala que es vital una dieta diaria bien balanceada que contenga gran variedad de alimentos, incluidos granos, frutas y verduras, productos lácteos sin grasa o bajos en grasa u otros alimentos ricos en calcio, así como carne o frijoles. La avena cumple un papel muy importante en aquellos casos en que las personas no pueden consumir productos lácteos, tal como lo señala otro estudio realizado por la Universidad de Búfalo y publicado por la *Journal of Pediatric Gastroenterology and Nutrition* en 2017. Este compara la calidad nutricional y biodisponibilidad de la leche de vaca con las opciones vegetales más usadas, entre estas, la avena. Si bien ambos estudios varían en las cantidades contenidas, la avena posee los elementos nutricionales necesarios para promover la salud ósea.

Calcio
calcium

PARA QUÉ SIRVE:

✔ Apoyar la salud y densidad de huesos y dientes.

✔ Mantener cabello y uñas fuertes.

✔ Mejorar la presión sanguínea.

✔ Apoyar el buen desempeño muscular.

CUÁNDO USARLO:

✔ A diario.

CÓMO CONSUMIRLO:

✔ A través de nuestra dieta, en alimentos como soya, garbanzos, lentejas, castañas, pistachos, acelgas, lechugas, kiwi, fresas, huevos, etcétera.

✔ Como suplemento, en dosis entre 300 y 500 mg, 2 veces al día (para un total de 1000 a 1200 mg por día), con alimentos. De preferencia, nitrato de calcio unido a vitamina D para su mejor absorción. Entre 400 y 800 ui diarias para mujeres menores de 50. Mayores de esa edad, entre 800 y 1000 ui diarias.

✔ Es mejor evitar el calcio fabricado sin refinar, de concha de ostra, harina de hueso o dolomita, ya que podría tener altos niveles de plomo.

Es el quinto elemento más abundante en la naturaleza, pero fácilmente forma otros compuestos cuando entra en contacto con el agua y el oxígeno, por eso nunca está libre. En 1808, se logró aislar una versión de calcio metálico. Existen también el carbonato, sulfato y nitrato de calcio, pero es el fosfato de calcio el que forma parte de la lista *top* de minerales necesarios para nuestro desarrollo. La mayoría lo relaciona de inmediato con la salud y densidad de nuestros huesos y dientes; si bien es cierto que hacia estos se va el 99 % del que tenemos en el cuerpo, también es verdad que el calcio es imprescindible para la coagulación de la sangre, la contracción de los músculos y, lo más importante, para que nuestro corazón pueda latir. Todos los días perdemos calcio a través del sudor, la orina y las heces, así como en la producción de uñas y cabello. Por eso necesitamos reponerlo, pero las cantidades van cambiando a lo largo de nuestra vida.

Por qué sí funciona

• El Departamento de Ciencias de la Alimentación y la Nutrición del Colegio Universitario de Cork, en la República de Irlanda, realizó un artículo investigativo sobre el papel del calcio en la salud ósea que fue publicado por *The Proceedings of the Nutrition Society* en 2003. En este se señala que las dietas con insuficiencia de calcio aceleran la pérdida ósea y pueden contribuir a la osteoporosis, especialmente entre adolescentes y mujeres mayores. También constata que se ha demostrado que la suplementación con calcio en la dieta habitual de mujeres posmenopáusicas y hombres mayores reduce

Ensalada rica en calcio para apoyar la salud ósea

PARA 1 PERSONA

INGREDIENTES:

1 taza de rúcula
½ taza de garbanzos cocidos
½ taza de fresas cortadas en trozos
½ taza de tofu extrafirme cortado
  en cuadritos
⅓ de taza de pistachos pelados
⅓ de taza de zumo de naranja recién
  exprimido
½ cucharadita de vinagre balsámico
1 cucharadita de aceite de oliva extra
  virgen
Sal al gusto

PREPARACIÓN:

En un recipiente, pon la rúcula, los garbanzos, fresas, pistachos y tofu. Aparte, prepara la vinagreta mezclando el zumo de naranja, vinagre, sal y aceite. Viértela sobre la ensalada y revuelve cuidadosamente para no destrozar el tofu. Disfrútala.

la tasa de pérdida de densidad mineral ósea, disminuyendo el riesgo de fractura. Aunque no existe unanimidad sobre las cantidades a suplementar, se recomienda aumentar la ingesta total de calcio.

- La Facultad de Medicina de la Universidad de Gachon, en Incheon, junto con la Facultad de Medicina de la Universidad de Yonsei y el Institute of Women's Life Medical Science (Instituto de Ciencias Médicas de Vida de la Mujer), en Seúl, todos de Corea, realizaron un estudio, publicado en 2017, para evaluar los efectos combinados de la ingesta diaria de calcio y vitamina D en la densidad mineral ósea y la osteoporosis en mujeres posmenopáusicas coreanas. Se consideró a 1921 mujeres posmenopáusicas, de entre 45 y 70 años, sin disfunción tiroidea. Los resultados mostraron que los efectos combinados de la ingesta diaria insuficiente de calcio y la deficiencia de vitamina D pueden causar baja densidad mineral ósea y un aumento en la prevalencia de osteopenia y osteoporosis en mujeres posmenopáusicas. Por eso es importante añadirlos como suplemento.

Diente de león

dandelion (*Taraxacum officinale*)

PARA QUÉ SIRVE:
- ✔ Apoyar la salud ósea.
- ✔ Apoyar músculos, tendones y articulaciones, evitando el reumatismo.
- ✔ Apoyar el tratamiento contra la diabetes.
- ✔ Antiinflamatorio.
- ✔ Diurético.

CUÁNDO USARLO:
- ✔ Permanentemente.

CÓMO CONSUMIRLO:
- ✔ En ensaladas, agregando sus hojas.
- ✔ En té o infusión, solo o como parte de una fórmula herbal.

Es triste que hasta hoy en día muchas personas se pierdan la infinidad de beneficios de esta sencilla planta, de flores de un amarillo intenso, porque la confunden con maleza. Sin embargo, desde la época de los griegos, romanos y egipcios, así como en la medicina china, tanto sus raíces como sus hojas se utilizaban medicinalmente como un tónico para eliminar toxinas del torrente sanguíneo. También se usaba como diurético y para tratar infinidad de problemas, desde trastornos estomacales, renales y hepáticos hasta estreñimiento, inflamación de la vesícula biliar, irritaciones de la piel y verrugas, dolor de muelas y fiebre, entre muchos otros. Hoy también se le usa en medicina complementaria para tratar la diabetes y la artritis. Se sabe que sus hojas son ricas en vitaminas C, E y A, así como en calcio, potasio, zinc, boro y hierro. No en vano hay países en que es uno de los vegetales y hierbas para té más apreciados.

Por qué sí funciona

- Existe evidencia científica que respalda el uso del diente de león debido a que sus componentes tienen actividades antioxidantes, prebióticas y antiinflamatorias, entre otras, que producen diversos efectos biológicos. De hecho, sus hojas son ricas en minerales como calcio, magnesio, manganeso y boro, esenciales para la salud ósea y otros sistemas del cuerpo. Por esto, el Instituto IMDEA Alimentación, en España, realizó una revisión que fue publicada en 2012 en *Nutrition Reviews*; la misma proporciona un análisis exhaustivo de los componentes del diente de león, una evaluación de sus propiedades farmacológicas y una descripción de estudios relevantes que respaldan su uso como planta medicinal.

- Una revisión de estudios realizada por la Universidad Estatal de Míchigan, publicada en el sitio de investigaciones científicas SpringerLink en 2015, se enfocó en explicar el papel de los prebióticos —presentes en las hojas de diente de león— y los probióticos para tratar ciertas alteraciones de la microbiota o flora intestinal. Esto se debe a que los científicos que estudian el origen de ciertas enfermedades y padecimientos, como la diabetes u

Té de hojas y raíz de diente de león para apoyar la salud de los huesos

PARA 1 PERSONA

INGREDIENTES:

5 tazas de agua recién hervida

2 cucharadas de hojas frescas de diente de león (o bien secas o en bolsitas)

1 trocito de raíz de diente de león

Hojas de menta o
1 bolsita de té de menta

1 cucharada de cola de caballo seca o una bolsita

Miel o endulzante (opcional)

PREPARACIÓN:

En un contenedor resistente al calor, pon las hierbas, la raíz, la miel y el agua recién hervida. Deja reposar unos diez minutos, cuela una taza y bébela. Guarda el resto a temperatura ambiente o en la nevera para que bebas el resto durante el día. Puedes agregarle hielo o una rodaja de limón si gustas.

osteoporosis, cada vez se convencen más de que la microbiota juega un papel importante en la salud de otros órganos y sistemas distantes del intestino, incluida la piel, los pulmones, las arterias y los huesos. Se ha probado que hay una estrecha relación entre comunidades microbianas alteradas y diversas enfermedades. Ahora también se sabe que los huesos son regulados por el intestino mediante la absorción del calcio, el mineral óseo clave. Además, existe un número creciente de estudios que sugieren que hay formas adicionales para regular la salud ósea, como la de los microorganismos del intestino. Esta revisión se centra en cómo el entorno intestinal puede incidir en la salud ósea, por lo cual se sugiere incorporar productos como el diente de león para ayudar a mejorarla.

• Por su parte, la revista *Journal of Herbal Pharmacotherapy* publicó en 2005 una revisión sistemática de estudios y evidencia científica sobre el *Taraxacum officinale*, comúnmente llamado diente de león, en la que se afirma que se ha utilizado desde hace mucho en la medicina tradicional por sus propiedades antiinflamatorias, antirreumáticas y diuréticas, entre otras. Es decir, que puede ayudar a tratar y disminuir las molestias y dolores del reumatismo que afectan tanto a las articulaciones como a los huesos, cartílagos, músculos, ligamentos, tendones y tejido conectivo.

Isoflavonas de soya
soya, *soy isoflavones*

PARA QUÉ SIRVE:

✔ Apoyar la densidad ósea y evitar las fracturas.

✔ Aliviar los efectos de la menopausia.

✔ Evitar la oxidación del cuerpo gracias a su poderoso efecto antioxidante.

✔ Combatir el sobrepeso.

CUÁNDO USARLA:

✔ Ante los primeros síntomas de cambio hormonal, en la perimenopausia.

✔ Idealmente, a partir de los 45 años.

CÓMO CONSUMIRLA:

✔ Agrega productos de soya a tu dieta: granos, carne vegetal, tofu, *tonyu* o leche de soya, *tempeh*, *shiro*, *edamame*, *shoyu*, *yuba* o nata, etcétera.

✔ Como suplemento. Aunque no hay unanimidad en la dosis, se cree que 1500 mg al día pueden ser adecuados.

Este frijolito es una verdadera maravilla de la naturaleza. Fue cultivado en Asia más de mil años antes de Cristo y llegó a América en 1765, con un colono inglés que plantó esas semillas en Georgia.

Después, varios científicos empezaron a investigarla y descubrieron sus múltiples beneficios. Uno de ellos fue George Washington Carver, quien se dio cuenta de que ayudaba a preservar y mejorar la calidad del suelo para las cosechas de algodón. Incluso, el magnate de los automóviles Henry Ford la utilizó para fabricar un plástico que usaba en sus coches.

Es un grano extremadamente versátil que hoy en día se ha convertido en una de las mayores fuentes alimenticias del veganismo y de tratamientos alternativos para la mujer gracias a las isoflavonas, sustancias que poseen una estructura muy parecida al estrógeno humano. Por ello son muy útiles para equilibrar la pérdida de estrógeno a medida que se acerca la menopausia.

Por qué sí funciona

• Un artículo publicado en la *Journal of Medicinal Food* en 2016 proporciona una revisión sistemática de estudios realizada por la Universidad de Connecticut, en Estados Unidos, sobre la pérdida ósea osteoporótica relativa a la ingesta de isoflavonas de soya a través de la dieta o de suplementos para explicar, de manera exhaustiva, cómo afectan la modulación de la remodelación ósea. La evidencia de estudios epidemiológicos respalda que estas sustancias atenúan la pérdida ósea osteoporótica inducida por la menopausia al estimular la formación de hueso. Esto, de acuerdo con la revisión, representa una buena alternativa a las terapias farmacológicas actuales disponibles que tienen múltiples efectos secundarios, incluido un mayor riesgo de desarrollar ciertos tipos de cáncer o complicaciones.

Ensalada rica en isoflavonas para cuidar tus huesos
PARA 1 PERSONA

INGREDIENTES:
1 taza de tofu extrafirme cortado en cuadritos
½ taza de edamame
1 taza de hojas verdes mixtas (lechugas rojas, verdes, chicoria, etcétera)
⅓ de taza de manzana verde
⅓ de taza de fresas en rodajas
Aceite de oliva extra virgen
Sal
Vinagre balsámico
1 cucharada de zumo de naranja fresca

PREPARACIÓN:
Prepara una vinagreta con sal, aceite, vinagre y el zumo de naranja. En una ensaladera, pon los ingredientes y alíñalos con la vinagreta. Disfrútala.

- Otro artículo científico, publicado en *Forum of Nutrition* en 2009, señala que las isoflavonas de soya son estructuralmente similares al estrógeno y se ha comprobado que juegan un papel importante en la prevención de enfermedades dependientes de hormonas, incluidas la osteoporosis, las cardiovasculares, el cáncer y el síndrome posmenopáusico. El artículo se apoya en diversas investigaciones realizadas en modelos animales que muestran que las isoflavonas previenen la pérdida ósea causada por la deficiencia de estrógeno; así como en otras que han comprobado que la combinación de tratamiento con isoflavonas y ejercicio evita la pérdida ósea cuando hay deficiencia de estrógeno, como en las mujeres durante la menopausia. De hecho, menciona algunos estudios epidemiológicos que mostraron la relación existente entre una menor incidencia de osteoporosis en mujeres asiáticas y una dieta rica en alimentos de soya.
- El Departamento de Ciencias de los Alimentos de la Universidad de Purdue, en West Lafayette, Indiana, Estados Unidos, realizó un estudio —que apareció publicado en la *Journal of Natural Products* en 2006— sobre los efectos del consumo de altos niveles de isoflavonas de soya en cada etapa de la vida de la mujer. El fin era evaluar las relaciones riesgo-beneficio. Se afirmó que las isoflavonas son compuestos activos endocrinos naturales generalmente considerados para promover la salud y prevenir o retrasar la aparición de ciertas enfermedades crónicas como la osteoporosis. Se encontró que sus efectos beneficiosos en los huesos pueden ser específicos, dependiendo de la etapa en que se encuentre la mujer. Por ejemplo, las mujeres perimenopáusicas y menopáusicas tempranas pueden ser más receptivas a los efectos terapéuticos de las isoflavonas en la pérdida ósea.

Té verde
green tea (*Camellia sinensis*)

PARA QUÉ SIRVE:

✔ Apoyar la salud ósea al fortalecer los huesos y prevenir posibles fracturas.

✔ Mantener el peso, ya que promueve la quema de grasas.

✔ Estimular el cerebro.

✔ Combatir los radicales libres.

✔ Prevenir ataques cardiovasculares.

CUÁNDO USARLO:

✔ A diario o, al menos, con frecuencia.

CÓMO CONSUMIRLO:

✔ En té, de 2 a 3 tazas al día, frío o caliente.

Por no pasar por la oxidación de sus hojas, esta variante de té posee mayor concentración de clorofila, vitaminas y antioxidantes.

Los comienzos del té como bebida (en todas sus variantes: negro, rojo, *oolong*, blanco, jazmín o verde) se encuentran en China, casi tres mil años antes de la era cristiana. Aprender a beberlo fue un hecho accidental, pues el emperador chino Shennong tomó, sin darse cuenta, una taza con agua hervida que tenía una hoja seca de té. Para su sorpresa, le gustó el sabor y aroma con que se había impregnado el líquido. Desde ese momento, aprendieron cómo cultivarlo y degustarlo en muy variadas formas. Aunque no era para todos, pues solo las castas más altas de la sociedad tenían acceso a ese refrescante placer.

A su arribo a Estados Unidos, tuvo una época de gloria, obsesión y política, pues debido a los altos impuestos que tenía a finales del siglo XVIII, tuvo lugar el famoso Motín del té de Boston (BostonTea Party) y 45 toneladas de hojas fueron arrojadas al mar.

Por qué sí funciona

• El Departamento de Patología, perteneciente al Centro de Ciencias de la Salud de la Universidad Tecnológica de Texas, en Estados Unidos, realizó un estudio, publicado en 2012, que investigó el efecto del té verde y la práctica del taichí sobre la salud ósea en 171 mujeres osteopénicas (en desarrollo de osteoporosis) y posmenopáusicas asignadas aleatoriamente a cuatro grupos. Durante el ensayo aleatorizado, controlado con placebo, las mujeres recibieron un suplemento de polifenoles de té verde y/o realizaron ejercicio de taichí durante 6 meses. Los resultados mostraron que la suplementación con té verde y la práctica de taichí aumentaron la densidad de los huesos y la fuerza muscular.

• También la Universidad Tecnológica de Texas, en Estados Unidos, lideró una revisión en 2009 sobre el efecto del té en el metabolismo de los huesos, debido a la evidencia epidemiológica que ha demostrado la existencia de

Té verde con albahaca y piña para apoyar la salud de tus huesos
PARA 1 PERSONA

INGREDIENTES:
4 tazas de agua hervida
4 cucharaditas de hojas
de té verde
4 rodajas de piña
4 hojas de albahaca
fresca

PREPARACIÓN:
En un recipiente de vidrio resistente al calor, deja enfriar el agua hasta que esté entre 140 y 185 grados Fahrenheit (60 y 85 grados Centígrados). No puede estar ni demasiado caliente ni muy fría para extraer bien sus nutrientes y sabor sin ponerlo amargo. Pon las hojas de té y albahaca, y las rodajas de piña. Déjalas reposar por unos tres o cuatro minutos. Luego, sirve una taza y bébela. Deja el resto en la nevera para beberlo durante el día. Si no tienes restricciones, como diabetes, cómete las piñas o úsalas luego para un batido.

una relación entre el consumo de té y la prevención de la pérdida ósea tanto en hombres como en mujeres de edad avanzada. Esta revisión describe el efecto del té verde o sus componentes bioactivos en la salud ósea, concluyendo que, en general, estos pueden disminuir el riesgo de fractura al mejorar la densidad mineral ósea y apoyar las actividades osteoblásticas (lesiones en el hueso) mientras se suprimen las actividades osteoclásticas o generadoras de osteoporosis.

- El Instituto Laura W. Bush para la Salud de la Mujer, perteneciente al Centro de Ciencias de la Salud de la Universidad Tecnológica de Texas, junto con el Departamento de Patología de la misma institución, el Hospital Universitario Winthrop de Mineola, en Nueva York, y la Universidad de Georgia, en Atenas, Estados Unidos, entre otras entidades académicas del país, realizaron una revisión de las evidencias de estudios de laboratorio que prueban el aporte del té verde a la salud ósea. Teniendo en cuenta que el impacto del consumo de té en la masa ósea y el riesgo de fracturas osteoporóticas en humanos se ha informado exhaustivamente en artículos de revisiones anteriores, este se enfocó más en el té verde que en otras variedades de té, y resaltó que, en efecto, la ingesta de sus compuestos bioactivos puede mitigar la pérdida ósea en hombres y mujeres de edad avanzada y, de esa forma, disminuir el riesgo de fracturas osteoporóticas. Esta revisión consideró estudios en animales en varios modelos con énfasis en la salud ósea. También analizó un estudio que emplea un suplemento de té verde administrado a mujeres posmenopáusicas con baja masa ósea.

Vitamina D

PARA QUÉ SIRVE:

✔ Mantener la salud de nuestros huesos y dientes.

✔ Vital para la absorción de calcio en nuestro cuerpo.

✔ Ayudar al movimiento muscular.

✔ Fortalecer el sistema inmunitario.

✔ Ayudar al buen funcionamiento de nuestro cerebro y a mantener un estado anímico estable.

CUÁNDO USARLA:

✔ A diario.

CÓMO CONSUMIRLA:

✔ No hay muchos alimentos que la contengan, aun cuando algunos son enriquecidos con esta. Las mejores opciones son los pescados grasos, como salmón, caballa y atún; el hígado vacuno; el queso y la yema de huevo.

✔ La mejor fuente natural para procesarla es a través de la exposición al sol.

Para ser exactos, el término *vitamina*, en este caso, no es tal, ya que se trata de una hormona, porque existen receptores de esta en nuestro organismo para que desempeñe importantes tareas, entre las que se cuentan las endocrinas, y actúa regulando la proliferación y diferenciación de las células. Entonces, ¿por qué se le llama *vitamina*? Resulta que, cuando se logró identificar como sustancia en Gales, a principios del siglo XX, fue porque un grupo de doctores se dio cuenta de que los niños que trabajaban en las minas de carbón padecían de raquitismo. Entonces, se asumió que eso se debía a la falta de alguna vitamina y, al encontrarla, la nombraron *D*. Sin embargo, ya en 1920, el científico alemán Adolf Windaus se dio cuenta del error al descubrir su papel en el organismo y su estructura molecular. De hecho, recibió el Premio Nobel por ese descubrimiento.

Lo cierto es que, como sea que se llame, es vital en el mantenimiento de un esqueleto mineralizado y saludable para la mayoría de los vertebrados terrestres, incluyéndonos, especialmente la D3, que es más eficiente.

Por qué sí funciona

• La hipovitaminosis D o falta de vitamina D es común y se asocia con un riesgo de debilitamiento de los huesos u osteomalacia, particularmente en adultos mayores, en quienes las tasas de deficiencia de vitamina D oscilan entre un 10 % y un 66 %. En 2017, la Universidad de Newcastle, en Inglaterra, realizó una revisión de estudios y literatura científica en la que se resumen aspectos del metabolismo de la vitamina D, las consecuencias de su deficiencia y el impacto de los suplementos de esta en la salud musculoesquelética en edad avanzada.

Hamburguesas de pescado, ricas en vitamina D para apoyar los huesos

PARA 1 O 2 PERSONAS

INGREDIENTES:
Una taza de pescado graso molido de tu elección (una lata de atún, caballa, sardinas o salmón desmenuzado)
2 papas grandes, peladas y hervidas (que queden firmes)
⅓ de taza de albahaca picada finamente
1 tomate picado en cuadritos
1 cebolla picada en cuadritos
½ taza de semillas de cáñamo o pan molido
Sal
Pimienta
Aceite de oliva extra virgen

PREPARACIÓN:
En un recipiente, pon el pescado molido, la albahaca, el tomate y la cebolla. Alíñalo con sal y pimienta al gusto. Mézclalos bien y arma bolitas medianas. Aplástalas levemente para darle forma a las hamburguesas. Pon las semillas o el pan molido en un plato y pasa las hamburguesas por este para cubrirlas. Pica las papas en rodajas gruesas. En una sartén, vierte un poco de aceite de oliva y dora las hamburguesas junto con las papas. Sirve y disfruta.

- Un estudio realizado por la Escuela de Farmacia y Ciencias Médicas de la Universidad de Australia Meridional, publicado en 2012 por la *Scandinavian Journal of Clinical and Laboratory Investigation*, informó que la deficiencia de vitamina D contribuye al desarrollo de, al menos, dos enfermedades óseas metabólicas: la osteomalacia y la osteoporosis.

- Otra revisión de estudios científicos, realizada esta vez por la Escuela de Ciencias Biomédicas de la Universidad de Ulster, en Inglaterra, y publicada en 2010, se enfocó en las investigaciones que explicaban el mecanismo de acción de la vitamina D en la salud ósea. Este trabajo señaló que algunas han sugerido que el papel de la vitamina D en la prevención de fracturas puede ser a través de sus efectos mediadores en la función muscular y contra la inflamación. Los estudios han demostrado que la suplementación con vitamina D puede mejorar la fuerza muscular, lo cual, a la vez, contribuye a una disminución en la incidencia de caídas, una de las principales causas de la incidencia de fracturas. Dado que, a menudo, la osteoporosis se considera una afección inflamatoria, pues las citocinas proinflamatorias se han asociado con el aumento del metabolismo óseo, los mecanismos inmunorreguladores de la vitamina D pueden modular el efecto de estas citocinas en la salud ósea y el riesgo de fractura posterior.

Vitamina K

PARA QUÉ SIRVE:
- ✔ Proteger los huesos de la osteoporosis.
- ✔ Disminuir el riesgo de fracturas.
- ✔ Colaborar en la coagulación de la sangre.
- ✔ Regular el metabolismo del calcio en los tejidos.

CUÁNDO USARLA:
- ✔ Diariamente.

CÓMO CONSUMIRLA:
- ✔ A través de los alimentos, principalmente vegetales de hojas verdes oscuras como espinacas, nabos, acelgas, perejil, lechuga romana, repollo y col de Bruselas. También pescado, huevos, aguacate, cereales, hígado y carne de res; frutas como el kiwi; y aceites de canola, soya y oliva.
- ✔ Como suplemento, en dosis de 100 mcg diarios.

Se descubrió casualmente en la década de 1930 cuando un científico danés buscaba la solución natural para tratar la hemorragia en unos pollos. Por eso la bautizo *K*, por *koagulation*, en su idioma. La encontró presente en muchos vegetales y en el hígado de los animales, pero no fue sino hasta una década después que un grupo de bioquímicos estadounidenses lograron aislarla. Y no solo eso, sino que encontraron que había sutiles diferencias entre un tipo y otro, por eso las nombraron *K1*, *K2* y *K3*, aunque esta última es sintética. Sin embargo, sus acciones son similares. La K2 también la producimos en nuestro tracto digestivo a través de la microbiota intestinal o flora, aunque en cantidades más pequeñas.

El 90 % de lo que necesitamos lo obtenemos de la dieta, pero cuando hay una leve deficiencia, no solo se nos dificulta la coagulación, sino que puede provocar osteoporosis y otros problemas óseos. Su escasez también se vincula a un mayor riesgo de cáncer, enfermedades cardiovasculares y calcificación de tejidos blandos.

Por qué sí funciona

- La revista *Nutrition*, en Estados Unidos, publicó en 2001 un artículo basado en una revisión científica realizada por la empresa Hoffmann-La Roche, en Suiza, sobre la evidencia, en estudios epidemiológicos y de intervención en humanos, que demuestra claramente que la vitamina K puede mejorar la salud de los huesos. Los estudios de intervención en humanos han demostrado que la vitamina K no solo puede aumentar la densidad mineral de los huesos en personas con osteoporosis, sino que también reduce la posibilidad de fracturas. Además, existe evidencia, en estudios realizados en humanos, de que las vitaminas K y D funcionan sinérgicamente en la densidad ósea. La mayoría de estos estudios emplearon vitamina K en dosis

Tortilla rica en vitamina K para apoyar los huesos

PARA 1 O 2 PERSONAS

INGREDIENTES:

2 huevos

4 tazas de hojas de acelga cortadas en trocitos

½ taza de perejil picado

½ taza de pimiento verde picado en trocitos

½ taza de hojuelas de avena cruda, salvado de trigo o muesli

Sal

Aceite de oliva extra virgen

PREPARACIÓN:

En un recipiente, bate los huevos. Luego, agrégales todos los ingredientes, excepto el aceite. Mezcla bien. Mientras, pon unas gotas de aceite en una sartén para que se caliente. Vierte la mezcla en la sartén y espera a que se dore. Despégala cuidadosamente y voltéala para dorar el otro lado. Sírvela acompañada o sola.

bastante altas. Sin embargo, se mostró que la vitamina K, en una dosis mucho más baja, también puede beneficiar la salud ósea, en particular, cuando se administra junto con vitamina D.

- La Universidad de Ciencias Médicas de Teherán, en Irán, realizó una revisión exhaustiva de los estudios preclínicos sobre las propiedades de la vitamina K y sus efectos sobre el metabolismo óseo. El análisis se basó en que la vitamina K es multifuncional y juega un papel fundamental en la resistencia de los huesos. Se demostró que dicha vitamina tiene un impacto positivo en el metabolismo de los huesos.

- El Instituto de Fisiología Clínica de Pisa, la Universidad de Padua y la Universidad de Milán, todas en Italia, realizaron una revisión de literatura científica con el propósito de evaluar el papel protector de la vitamina K en la salud ósea y vascular. Se tomó en consideración que la falta de vitamina K está asociada con varias enfermedades, incluida la osteoporosis. Este trabajo fue publicado por la *Clinical Cases in Mineral and Bone Metabolism* en 2017.

9

INFECCIONES URINARIAS
El problema "incómodo"

Si existen problemas complejos y hasta vergonzosos para la mayoría de las mujeres, son las infecciones urinarias. Es muy difícil encontrar a una que se atreva a reconocerlo con la naturalidad que en realidad tiene, pues no se trata de nada anormal ni infrecuente. Al contrario, un cuarto del total de las infecciones que padecen las mujeres son de este tipo. De acuerdo con un estudio que realizó el Departamento de Urología del Hospital de Mujeres Royal Brisbane de Queensland, en Australia, junto con una universidad local, una de cada tres mujeres experimenta una infección del tracto urinario (ITU, por sus siglas en inglés) clínicamente significativa antes de los 24 años y, al menos, casi la mitad sufre una en su vida. Por otra parte, la Escuela de Salud Pública de la Universidad de Míchigan publicó en 2002 una investigación que señala que el 60 % de las mujeres en Estados Unidos en algún momento de su vida padecen una infección urinaria.

Por ello, dichas infecciones son consideradas un problema de salud pública, ya que en el 2000 le costaron al país cerca de 2.47 mil millones de dólares anuales y, 20 años después, esta cifra ha ascendido a 25 mil millones de dólares en diagnósticos y tratamientos.

Entonces, ¿por qué tanto temor a acudir al médico por ayuda cuando sienten molestias o a tratar este asunto de manera abierta? De acuerdo con mi experiencia clínica y basado en los cientos de preguntas que me llegan al respecto de este tema, creo que es porque todavía existen algunos mitos o desinformación al respecto. Por eso, en este capítulo, quiero despejar tus dudas.

Primero que todo, te quiero explicar qué es exactamente una infección urinaria. En realidad, se llaman *infecciones de las vías urinarias*, ya que pueden atacar cualquier órgano que sea parte del aparato urinario, tanto en hombres como en mujeres. Y en este último caso, podría tratarse de una infección en

la vejiga, la uretra, los uréteres o, incluso, los riñones. Estos últimos son los que se encargan de producir la orina, a través de la cual expulsamos el líquido sobrante en el cuerpo y todas las toxinas. Esa orina pasa a través de dos tubos llamados uréteres hasta llegar a una especie de bolsa llamada vejiga. Allí se acumula hasta que sientes la necesidad de orinar o eliminarla. En ese momento, sale a través de la uretra, que es la parte encargada de expulsarla.

Toda esa maquinaria que acabo de mencionar forma tu **sistema urinario**.

¿POR QUÉ SE PRODUCEN LAS INFECCIONES URINARIAS?

La causa principal de las infecciones urinarias son microorganismos, principalmente bacterias. Las sufrimos ambos sexos, pero es al menos 50 veces más común en las mujeres, especialmente adultas, porque tienen anatómicamente las uretras más cortas, lo que provoca que las bacterias suban con más facilidad por ellas hacia la vejiga.

Sucede que, en el sistema urinario, los conductos y órganos conservan líquido y toxinas. Por eso, muchas veces, se van llenando de bacterias que entran a través de la uretra y, al llegar a la vejiga, encuentran las condiciones para instalarse y comenzar a reproducirse.

La bacteria más común que se instala allí es la *Escherichia coli* o *E. coli*, de la que tanto escuchas hablar cada vez que hay alguna alerta sanitaria por algún vegetal o producto que se ha contaminado con ella. Seguramente la asocias con problemas digestivos porque, en efecto, su lugar más frecuente es el tracto intestinal, pero suele desviarse también hacia la zona del sistema urinario. Aunque no es la única que causa estos problemas —hay otras como *Staphylococcus saprophyticus*—, la *E. coli* es, sin duda, la más común.

Primero, las bacterias colonizan los tejidos periuretrales, es decir, que rodean la uretra; después, se adhieren a las paredes de esta y de la vejiga, donde se siguen reproduciendo.

De hecho, la *E. coli* es la que más problemas provoca porque tiene una especial capacidad de adherencia al tejido del huésped. En este capítulo, te mostraré cómo ayudan los santos remedios que te recomiendo, ya que poseen propiedades para desprender a dichas bacterias de las paredes y eliminarlas. Ahora bien, en los casos de infecciones recurrentes, suele ocurrir que las cepas más virulentas de *E. coli* tienen otro tipo de filamentos para agarrarse con más fuerza, y estos las ayudan a permanecer por más tiempo. Sin embargo, hay productos naturales, como los arándanos rojos, de los cuales te hablaré, que son especialmente poderosos contra esas bacterias insistentes.

Nuestro organismo, de manera natural, tiene los recursos para hacerles frente y deshacerse de ellas en las primeras 24 horas. Pero en ocasiones, cuando las defensas no están pasando por su mejor momento o existen otras condiciones que no favorecen esa batalla, entonces el cuerpo tiende a reaccionar con una infección.

SÍNTOMAS A LOS QUE DEBES PONERLES ATENCIÓN

Muchas pacientes creen que si tienen molestias, se trata solo de una infección en la vejiga, pero no es así. Por lo general, puede comenzar allí o en la uretra, que son las más comunes, y es cuando se sienten mayores molestias, ardor y esas ganas de orinar a cada rato. Pero el problema puede avanzar si no se atiende a tiempo y pasar a los riñones, lo que resulta mucho más complicado y grave.

Según la Clínica Mayo, si tienes alguna de estas manifestaciones, debes ponerles atención y buscar ayuda:

- **Urgencia constante de orinar**. Es la más característica, porque no importa que no hayas tomado líquido durante la última hora o que hayas ido al baño recientemente. Lo más probable es que aun cuando hayas acabado de orinar, al instante sientas esa necesidad nuevamente, pero cada vez que lo haces apenas eliminas una pequeña cantidad.
- **Ardor al orinar**. Cada vez que lo haces, se siente esa molesta sensación que no es en absoluto normal.
- **El color de la orina puede cambiar**. En ocasiones, se vuelve muy oscuro, casi café, cuando hay pequeñas cantidades de sangre. Aunque, por lo general, cuando existe una infección moderada, tiende a ser opaco y turbio.
- Otro detalle que es importante tomar en consideración es **el olor**, que se vuelve intenso, muy fuerte.
- Ponle atención al **dolor** que sientes en la zona de la pelvis, especialmente en el centro.

Sin embargo, los síntomas anteriores son los que se pueden presentar comúnmente durante una infección urinaria. Pero si se trata de una infección en los riñones, la vejiga o la uretra, pueden ser distintos.

Mira algunas diferencias:

Uretra	Vejiga	Riñones
Molestia o ardor al orinar Secreciones	Dolor o presión en la pelvis Ganas frecuentes de orinar Sangre en la orina Molestias o dolor abdominal	Fiebre alta/escalofríos Náuseas y/o vómitos Dolor en la parte alta de la espalda y en un costado

Es muy común que ustedes, cuando sienten algún malestar, le pidan consejo a alguna de sus amigas o a un familiar de confianza. La respuesta suele ser: "Lo que tienes es cistitis". Pero como acabo de mencionar, no siempre los síntomas corresponden a esa infección.

La **cistitis** es, precisamente, la infección de la vejiga y es causada, por lo general, por la bacteria *E. coli*. Se da cuando las bacterias se desvían internamente desde el tubo gastrointestinal al urinario. También puede que estés pasando una **uretritis** o infección de la uretra. Esta es diferente debido a su origen, ya que ocurre cuando la misma bacteria del tracto gastrointestinal se desvía hacia la uretra, pero desde el ano.

¿CUÁLES SON LAS CONDICIONES QUE FAVORECEN LAS INFECCIONES URINARIAS?

Primero quiero contestar una pregunta que me hacen con mucha frecuencia: ¿hay alguna relación entre las relaciones sexuales o las enfermedades de transmisión sexual y las infecciones urinarias?

La respuesta es sí y no. Veamos.

En el caso de la cistitis o infección de la vejiga, a veces las relaciones sexuales pueden favorecer que ocurra una infección, ya sea por el exceso de actividad, las condiciones de higiene después de practicarlas o, simplemente, porque el organismo tiene sus defensas un poco deprimidas. Pero no necesariamente es la causa como tal. Hay mujeres que padecen cistitis de manera constante sin ser activas sexualmente, pues la anatomía de su sistema reproductivo hace que sea muy fácil que ocurran. Puede haber también exceso de humedad u otros factores hormonales, que te explicaré más adelante.

Ahora bien, a veces la uretritis puede producirse por un descuido al asearse, usar un baño poco higiénico o a causa de algunas infecciones de transmisión sexual, como herpes, gonorrea, clamidiosis, entre otras. Esto sucede porque los distintos órganos están muy cerca uno de otro.

OTROS FACTORES DE RIESGO

Repito, algo que debes quitarte de la cabeza es que las infecciones urinarias son sinónimo de falta de higiene o de exceso de actividad sexual, y algo por lo que te puedes sentir incómoda. Para nada. Hay niñas y adolescentes, por ejemplo, que padecen frecuentemente infecciones urinarias, sobre todo cistitis, y algunas de estas se complican, simplemente, porque les avergüenza contarlo para no alarmar a sus padres. ¡Grave error! De hecho, las infecciones urinarias pueden ser muy frecuentes entre las jóvenes por el cambio hormonal, nuevos hábitos, genética, etcétera.

Los cambios hormonales generan que las embarazadas también padezcan de infecciones, así como las mujeres durante la perimenopausia y la posmenopausia. Un estudio realizado por la Universidad de Washington, publicado por *The Journal of Gender Specific Medicine* en 2000, señala que la anatomía y fisiología de cada persona pueden ser factores de riesgo, como las "lesiones obstructoras y la deficiencia de estrógenos; factores genéticos, como el estado secretor del grupo sanguíneo; la exposición a antibióticos; el estado funcional; y, posiblemente, coito anal receptivo e infección por VIH".

De acuerdo con esa investigación y con otra realizada por el Departamento de Medicina de la Universidad de Washington, en Seattle, publicada en 1996, el uso de **anticonceptivos espermicidas** puede promover infecciones urinarias. Este segundo estudio asegura que "el uso de agentes espermicidas aumenta las probabilidades de infección por *Escherichia coli* o por *Staphylococcus saprophyticus* en un factor de dos a tres, independientemente de si la exposición ocurre con el uso de un diafragma o un condón recubierto de espermicida".

También existen algunos problemas de inmunidad, ya sea de tipo genético o por enfermedades degenerativas, que pueden tener cierta ingerencia. Se ha visto que hay alguna relación con enfermedades como fatiga crónica, fibromialgia, síndrome del intestino irritable, endometriosis, trastornos de pánico y enfermedad inflamatoria intestinal, entre otras.

Hay estudios que sugieren que existen algunos factores ambientales y de alimentación que pueden promover, aumentar o empeorar ciertos síntomas. Por ejemplo, la comida picante, el cigarro, alcohol, frutas cítricas, entre otros.

También el estrés puede colaborar a que aumenten las probabilidades de sufrirlas.

¿CUÁL ES EL TRATAMIENTO MÁS COMÚN PARA LAS INFECCIONES URINARIAS?

El tratamiento clínico más utilizado para tratar una infección, del tipo que sea, continúan siendo los antibióticos, en especial cuando ha durado más de tres días. Sin embargo, existe un problema que cada vez se hace más recurrente: el rechazo a estos que estamos desarrollando en la actualidad, lo que se conoce como "resistencia a los antibióticos". Es decir, la persona puede completar la dosis, pero la infección continúa allí. Esto ocurre, en especial, en aquellas personas que durante su vida han utilizado muchos tratamientos con antibióticos. Por ello, de alguna manera, las bacterias cada vez se han vuelto más fuertes y rebeldes.

También ocurre con frecuencia que los tratamientos, aunque sean efectivos, tengan efectos secundarios como la superinfección por hongos (candidiasis oral o vaginal) o infecciones gastrointestinales. No en vano, en este libro, esa fue una de mis mayores motivaciones para incluir opciones naturales que ataquen dicho problema, pues me consta la frecuencia con que ocurren esos efectos secundarios y la cantidad de ocasiones en que el tratamiento convencional no funciona. Por esta razón, más que nunca, me propuse buscarte las mejores alternativas, respaldadas científicamente con innumerables estudios. Pero antes de mostrarte las opciones que suelen dar mejores resultados, quiero compartir contigo algunos *tips* genéricos que también te van a ayudar a prevenir las infecciones urinarias y tratarlas.

*Mantén la higiene, en especial después de tener relaciones sexuales

Como mencioné anteriormente, la actividad sexual no es necesariamente sinónimo de infección urinaria "porque sí", pero puede incrementar las posibilidades, ya que los microorganismos de la vagina se pueden desplazar hasta la abertura de la uretra. De hecho, de acuerdo con un estudio realizado por el Departamento de Cuidado Primario y Medicina Social del Colegio Imperial de Londres, publicado en 2006, las probabilidades de desarrollar cistitis aguda aumentan en un factor de 60 durante las 48 horas posteriores a tener relaciones sexuales. Por lo tanto, intenta mantener una rigurosa higiene, darte un baño y tomar algunas medidas que mencionaré más adelante para apoyar tu sistema urinario.

*Mantente lejos de la humedad

Un ambiente húmedo favorece las infecciones. Por eso, intenta mantenerte no solo con la higiene adecuada, sino también seca. Utiliza protectores o telas de algodón que te ayuden a evitar que el calor y el sudor propicien la existencia de un paraíso para las bacterias.

*Utiliza un jabón específico para tu zona íntima, sin perfumes ni químicos

Si bien la idea es mantener a las bacterias lejos de ti, hay ciertos microorganismos que son parte esencial de tu cuerpo. Son la llamada "flora o microbiota vaginal". Pero resulta que los jabones comunes, con perfume, la matan y eliminan. Para ayudar a mantener la salud de tu sistema urinario completo, necesitas mantener el equilibrio y conservar el pH o acidez adecuado, ya que este te ayuda a combatir las infecciones. Puedes optar por jabones como el de glicerina u otros naturales.

*Bebe mucho líquido

Ya sabes que beber agua es clave para una buena salud en general. Pero para mantener tu sistema urinario funcionando de buena manera, es fundamental. Tus riñones y todo tu tracto la necesitan para que fluyan las toxinas y barra con las bacterias antes de que se instalen y empiecen a propagarse. Ya te daré sugerencias de tés especiales para ayudarte con eso.

*Vitamina C

Una investigación realizada por la Universidad de São Paulo, en Brasil, publicada en 2003, sugiere que tiene efectos bacteriostáticos y actúa como agente acidificante. Bastan 500 mg cada 4 horas para ayudar a prevenirlas.

*Sulfato de glucosamina

Un estudio realizado por la Escuela de Medicina de la Universidad Tufts y el Centro Médico Tufts de Boston, publicado en 2008, prueba que este económico suplemento, usado comúnmente para apoyar el tratamiento contra la osteoartritis, puede ayudar a reconstruir el revestimiento de la mucosa de la vejiga, así como reducir su inflamación. La dosis recomendada es 500 mg, 3 veces al día.

Para ayudarte a combatir y prevenir las infecciones desde el primer momento, te doy algunas sugerencias que, seguramente, serán un **santo remedio**.

Arándano rojo (concentrado)
cranberry (*Vaccinium oxycoccus*)

PARA QUÉ SIRVE:
- ✔ **Combatir infecciones urinarias.**
- ✔ Aumentar el flujo de la orina.
- ✔ Matar gérmenes y bacterias en la orina.
- ✔ Tratar los cálculos renales.
- ✔ Tratar la vejiga neurogénica.
- ✔ Ayudar a las personas con dificultad para controlar la orina.
- ✔ Limpiar los conductos de la orina y evitar que se bloqueen.

CUÁNDO USARLO:
- ✔ Si hay dolor o molestias al orinar.
- ✔ Cuando hay incontinencia temporal.
- ✔ Después de una cirugía o tratamiento en la vejiga o tracto urinario.

CÓMO CONSUMIRLO:
- ✔ Como jugo, siempre y cuando no esté endulzado artificialmente. Beber 3 o 4 vasos al día de jugo concentrado, diluido solo con agua, hasta que los síntomas hayan desaparecido por completo.
- ✔ Las pastillas de arándano concentrado pueden ser una mejor opción cuando hay mucho malestar.

Una celebración de Acción de Gracias sin la tradicional salsa de arándanos rojos sobre el pavo no se disfruta igual. ¡Está en el ADN de la cultura estadounidense! En realidad, estos pequeños frutos son parte de la dieta de casi todos los países que están en los extremos gélidos del mundo, tanto Ártico como Antártico, ya que crecen en zonas frías. Son parte de la cultura culinaria y de la medicina tradicional en Escandinavia o en países como Escocia o Rusia.

En todo el territorio del noreste de América, los nativos que vivieron antes de la llegada de los primeros colonos la usaban como base de un alimento con el que pasaban los largos inviernos. Su nombre es *pemmican*, y se trata de una mezcla de carne seca molida, arándanos desecados y grasa animal. ¡Una bomba de calorías, proteínas y mucha vitamina C para mantenerse saludables! Además, tiene la propiedad de resistir mucho tiempo sin dañarse. Los nativos valoraban tanto estos productos que apreciaban las bayas como uno de sus grandes tesoros.

Por qué sí funciona

- En 2008, la Biblioteca Cochrane, una base de datos especializada en estudios científicos, publicó una completa revisión de dos autores independientes que, conforme a diversas investigaciones, apoyan el potencial del arándano en el tratamiento recurrente de infecciones urinarias (ITU) en mujeres jóvenes. De acuerdo con el sitio especializado en salud WebMD, que también es tomado en cuenta en esa revisión, beber jugo de arándano o tomar ciertos extractos de esta fruta puede ayudar en la prevención de las

Jugo casero de arándanos para prevenir y tratar infecciones urinarias
PARA 1 PERSONA

INGREDIENTES:

2 tazas de arándanos secos
4 tazas de agua
2 hojas de menta fresca (opcional)
½ cucharadita de zumo de limón
   (opcional)
1 frasco o contenedor de vidrio

PREPARACIÓN:

En un recipiente de vidrio, pon a remojar los arándanos en el agua. Déjalos al menos unas horas o durante la noche. Luego, vierte el agua y los arándanos remojados en una licuadora. Si gustas, pon las hojas de menta para darle un toque fresco. Procésalo. Pon el jugo de vuelta en el frasco o recipiente. Si quieres, agrega el zumo de limón. Bebe un vaso y guarda el resto en la nevera. Bebe el resto durante el día.

ITU. También afirma que puede reducir el riesgo de infecciones urinarias repetidas en algunas personas, como mujeres, niños, personas mayores y personas hospitalizadas.

- La Universidad de São Paulo y el Departamento de Infecciones y Enfermedades Parasitarias, ambas en Brasil, publicaron en 2012 una revisión de estudios sobre el uso de los arándanos como una medida preventiva para las infecciones del tracto urinario inferior, incluidos los estudios *in vitro* y los ensayos clínicos. Entre los estudios que consideraron hay varios que explican el mecanismo de acción de los arándanos para prevenir la adhesión de bacterias como la *E. coli* a las paredes del tracto urinario y la vejiga. Sin adhesión, la bacteria no puede infectar la superficie de la mucosa. Un posible mecanismo es que, dependiendo de la dosis, los compuestos con arándano inhiben la adhesión de *E. coli* a las células huésped gracias a un compuesto activo en esos frutos.

- Otro mecanismo de actividad del arándano demostró que puede disminuir la virulencia de las cepas de *E. coli*, según probó un estudio realizado en la Universidad de Montpelier, en Francia, publicado en 2008.

- La revista de la Sociedad Americana de Geriatría publicó en 2014 un estudio realizado en los Países Bajos en el que se determinó la capacidad de las cápsulas de arándano para prevenir las infecciones urinarias en residentes de centros de atención a largo plazo. Las participantes fueron 703 mujeres de 84 años de edad, como promedio. Las cápsulas de arándano y placebo se tomaron 2 veces al día durante 12 meses. Los resultados mostraron que ingerir cápsulas de arándano 2 veces al día reduce la incidencia de infección urinaria clínicamente definida.

Manosa

D-manosa, *D-mannose*

PARA QUÉ SIRVE:

- ✔ Tratar y prevenir infecciones urinarias.
- ✔ Prebiótico, estimulando el crecimiento de bacterias buenas o probióticos en los intestinos.
- ✔ Ayudar a prevenir y disminuir la diabetes 1.

CUÁNDO USARLA:

- ✔ Si hay molestias relacionadas con infecciones urinarias.

CÓMO CONSUMIRLA:

- ✔ A través de alimentos, como algas, vegetales y, especialmente, algunas frutas.
- ✔ Como suplemento, en dosis de 2 g, 2 veces al día, durante 3 días.

A diferencia de muchos productos que tienen un historial milenario de uso, la manosa es menos conocida, aunque ha existido desde siempre. Así es, pues, en realidad, se trata de un tipo de azúcar presente de manera natural en gran parte de las células de nuestro cuerpo y, por supuesto, también en aquellas que forman las paredes de la vejiga. Su función principal es ayudar a formar mielina, esa capa protectora alrededor de las células nerviosas.

Pero la manosa también está presente en algunas secreciones de árboles y plantas, como aloe vera, algas, setas *shiitake*, algunos vegetales como pimiento o repollo, y en frutas como los arándanos.

Su uso como terapia alternativa para tratar problemas urinarios comenzó a ser más popular a partir de la década de los ochenta, cuando algunos médicos naturistas se percataron de que al suplementarla se eliminaban bacterias como la *E. coli*, responsable de gran parte de esos malestares.

Por qué sí funciona

- La *World Journal of Urology* publicó, en febrero de 2014, el resultado de una investigación realizada por el Departamento de Bioquímica Médica del Hospital General de Zabok, en Croacia, sobre la efectividad del uso de manosa para tratar infecciones del tracto urinario recurrente en 308 mujeres durante 6 meses, después de un tratamiento antibiótico inicial para cistitis aguda. La comparación se hizo con el medicamento nitrofurantoína. Finalmente, el polvo de D-manosa redujo significativamente el riesgo de infección urinaria recurrente, de la misma forma que lo hizo la nitrofurantoína.
- La *Journal of Clinical Urology* dio a conocer, en enero de 2014, un ensayo cruzado aleatorio realizado por el Departamento de Urología, la Unidad de Epidemiología Clínica y Biométrica y la Clínica de Obstetricia y Ginecología, pertenecientes a la Fundación IRCCS Policlínico San Mateo de Pavía, en Italia. Este tuvo el objetivo de evaluar la eficacia de la D-manosa en el

Ensalada de frutas, ricas en D-manosa, para combatir infecciones urinarias

PARA 2 PERSONAS

INGREDIENTES:
1 manzana
⅓ de taza de arándanos rojos
⅓ de taza de arándanos azules
1 naranja
1 mango
1 cucharada de semillas de
     cáñamo, girasol o chía

PREPARACIÓN:
Lava y pela las frutas que lo requieran, como el mango y la naranja. Corta el mango, naranja y manzana en trozos. Ponlas en un contenedor. Agrega los arándanos y espolvorea las semillas. Sirve la ensalada y disfrútala.

tratamiento de las infecciones urinarias recurrentes, debido a que el uso de antibióticos profilácticos habituales no cambia el riesgo de recurrencia a largo plazo. Las pacientes mujeres habían sufrido una infección urinaria sintomática aguda y tres o más infecciones urinarias recurrentes durante los 12 meses anteriores. Fueron asignadas aleatoriamente a un tratamiento antibiótico con trimetoprima/sulfametoxazol o a un régimen de D-manosa oral de 1 g, 3 veces al día, cada 8 horas, durante 2 semanas; y, posteriormente, de 1 g, 2 veces al día, durante 22 semanas. Los resultados mostraron una diferencia significativa en la proporción de mujeres que permanecieron libres de infección versus el tratamiento con antibióticos.

- Tal como muestra un estudio publicado por la Sociedad Americana de Microbiología y realizado por científicos de la Universidad George Washington, en Estados Unidos, y de la Universidad de Manitoba, en Canadá, entre otros institutos, el mayor problema del uso de antibióticos para tratar las infecciones urinarias es la resistencia a estos que presenta un gran porcentaje de las pacientes. De acuerdo con esta investigación, más del 40 % del grupo reaccionó positivamente al usar manosa, por lo que esta sustancia representa una ventaja como tratamiento.

- Como expliqué al principio del capítulo, la mayor cantidad de infecciones urinarias se producen debido a que las bacterias, especialmente la *E. coli*, se adhieren a la capa protectora del tracto urinario, donde comienzan a reproducirse. El beneficio más reconocido y estudiado de la manosa es precisamente su capacidad para evitar que esto ocurra. Así lo comprobó un estudio realizado por el Departamento de Urología de la Escuela de Medicina de la Universidad del Noroeste, en Chicago, publicado en 1980, al demostrar su efecto inhibitorio en comparación con otros carbohidratos que no tuvieron efecto sobre la adherencia de *E. coli* a las células uroepiteliales.

Probióticos

PARA QUÉ SIRVEN:

- ✔ Reducir la frecuencia de infecciones urinarias en las mujeres.
- ✔ Combatir la inflamación.
- ✔ Apoyar nuestro sistema inmunitario.
- ✔ Disminuir la resistencia a los antibióticos.
- ✔ Mejorar la conexión entre nuestro cerebro y nuestro sistema digestivo.

CUÁNDO USARLOS:

- ✔ A diario, especialmente aquellos que contienen *L. rhamnosus GG* y *L. reuteri* para apoyar nuestro tracto urinario.

CÓMO CONSUMIRLOS:

- ✔ Agregando a nuestra dieta alimentos como *tempeh*, miso, *natto*, yogur probiótico, chucrut, kéfir y bebidas probióticas como la *kombucha*.
- ✔ Como suplemento. Busca uno de buena calidad que contenga lactobacilos activos.

A principios del siglo pasado, el científico ruso Elie Metchnikoff, miembro del reconocido Instituto Pasteur, en Francia, estaba dedicado a estudiar cómo mejorar nuestra calidad de vida cuando envejecemos. Durante algunos de sus viajes por Bulgaria, se percató de que los campesinos locales disfrutaban de muy buena salud y eran bastante longevos. ¿Su secreto? Una especie de leche agria, parecida al yogur, que contenía microorganismos muy particulares, los cuales parecían apoyar su sistema inmunitario. Se trataba del *Lactobacillus*, descubierto por el científico búlgaro Stamen Grigorov. Metchnikoff decidió investigar más al respecto y descubrió los probióticos, bacterias vivas que recubren nuestro tracto digestivo y lo ayudan a absorber nutrientes y combatir infecciones.

Él postulaba que "somos tan viejos como nuestros intestinos" y sugirió que el envejecimiento del organismo podría retrasarse modificando la conocida flora intestinal o microbiota usando microorganismos "buenos", como los probióticos, para contrarrestar los tóxicos y dañinos. Gracias a eso, ganó el Premio Nobel de Medicina en 1908.

Por qué sí funciona

- De acuerdo con una revisión de estudios y artículos realizada por el Instituto Alfa de Ciencias Biomedicas de Atenas, Grecia, publicada en 2006, restaurar la flora urogenital de las mujeres es vital para prevenir y tratar infecciones del tracto urinario y las zonas genitales. La evidencia encontrada sugiere que los probióticos, especialmente los lactobacilos, pueden ser beneficiosos para prevenir las infecciones urinarias recurrentes en las mujeres con un buen perfil de seguridad, puesto que ayudan a restablecer ese equilibrio.

Probióticos: pepinillos fermentados en salmuera para ayudar a tu tracto urinario
PARA 1 O 2 PERSONAS

INGREDIENTES:

2 pepinos frescos
2 dientes de ajo pelados
1 cebolla mediana
1 cucharadita de semillas de mostaza
1 cucharadita de eneldo, tomillo u otra hierba que te guste, seca
⅓ de cucharadita de pimienta negra molida
2 cucharadas de sal de mar o rosada (que no tenga yodo ni fluor)
Agua destilada
1 frasco con tapa

PREPARACIÓN:

Lava muy bien los pepinos. Luego, quítales los extremos y córtalos en rodajas. Repite el proceso con la cebolla y los ajos. Lava muy bien el frasco. Pon todos los trozos dentro de este. En una taza, prepara la salmuera mezclando el agua, la sal (hasta que se disuelva bien), la mostaza, el eneldo y la pimienta. Añádela al frasco hasta llegar al tope. Ciérralo, pero no muy apretado, pues debe entrarle aire. Déjalo a temperatura ambiente por un par de días. Luego, guárdalo en la nevera. Puedes agregar los pepinillos a tus ensaladas o sándwiches.

- En 2016 la *Journal of Midwifery & Women's Health* publicó las conclusiones de otra revisión sistemática de 20 estudios sobre la eficacia del uso de probióticos en el tratamiento y prevención no solo de las infecciones urinarias, sino también genitales, en mujeres adultas. Todos incluían al menos una especie de probióticos de lactobacilos, debido a que estos pueden prevenir la adherencia, el crecimiento y la colonización de bacterias uropatógenas. Por lo tanto, el uso de probióticos fue efectivo para el tratamiento y la prevención de la vaginosis bacteriana, la prevención de las recurrencias de la candidiasis y las infecciones urinarias, y la eliminación de las lesiones por papiloma humano. Ningún estudio informó eventos adversos significativos relacionados con la intervención probiótica.
- Una revisión de estudios realizada por la Universidad de Ciencias de la Salud, Hospital de Formación e Investigación de Ankara, en Turquía, publicado por la *Turkish Journal of Urology* en septiembre de 2018, investigó el rol de los probióticos en mujeres con infecciones urinarias recurrentes. De acuerdo con esta, el uso de probióticos puede ayudar tanto a combatir las infecciones urinarias como a prevenirlas.
- Algunos estudios sugieren que los probióticos pueden ser efectivos como tratamiento alternativo, junto con múltiples medicamentos y la profilaxis de infecciones urogenitales. Así quedó señalado en una revisión de investigaciones realizada por el Instituto de Microbiología Clínica e Higiene, Hospital Universitario de Ratisbona, en Alemania, publicada en 2017.

Raíz de malvavisco
marshmallow root (*Althaea officinalis*)

PARA QUÉ SIRVE:
- ✔ Tratar infecciones urinarias y del tracto urinario.
- ✔ Diurético, para aumentar la secreción de orina.
- ✔ Aumentar la acidez de la vejiga.
- ✔ Revestir y proteger la vejiga y la uretra.
- ✔ Tratar infecciones de garganta y resfríos.

CUÁNDO USARLA:
- ✔ Al primer síntoma, dolor o ardor al orinar.
- ✔ Cuando hay hinchazón.
- ✔ Si hay que eliminar cálculos renales.

CÓMO CONSUMIRLA:
- ✔ En té, con hojas o polvo de raíz de malvavisco. Beber un litro al día puede ser efectivo para ayudar a eliminar una infección.

Seguro tienes algún recuerdo de tu infancia relacionado con un momento junto al calor de una fogata, sosteniendo un trozo de madera con un malvavisco ensartado que se derretía lentamente entre los cuentos e historias de familiares o amigos.

Se cree que fueron los egipcios los primeros en disfrutar de esa melcocha deliciosa como tal, unos 2800 años antes de la era cristiana, y lo fabricaban con miel y la raíz de malva.

Pero ¿qué tiene de saludable? Bueno, pues te cuento que esa masa está hecha de una planta, originaria de los lugares húmedos y pantanosos del norte de África, Europa y Asia, cuya raíz es tremendamente beneficiosa, y no solo para tratar problemas urinarios. De hecho, antes de probarla como un dulce, los egipcios la usaban para calmar la tos y otras molestias. Pero fueron los griegos quienes, además de nombrarla "sanadora", la usaban para curar heridas y calmar el dolor. En el período renacentista, en tanto, se le utilizó para tratar el dolor de muelas, los resfriados, los problemas de la piel y estomacales, entre otros.

Por qué sí funciona

- Distintas investigaciones realizadas en el mundo sugieren que el extracto de raíz de malvavisco puede apoyar la salud urinaria en general. Entre ellas, destaca un estudio dado a conocer en 2016 por la *Journal of Pharmacognosy and Phytochemistry*, realizado por científicos del Instituto de Medicina Indígena de la Universidad de Colombo, en Sri Lanka, y otros de la Facultad de Medicina de Jamia Hamdard, en India. Este sugiere que el efecto calmante del malvavisco puede aliviar la irritación interna y la inflamación en el tracto urinario.

- En tanto, otra investigación realizada por tres entidades académicas de Irán, publicada en 2015 por la *Avicenna Journal of Phytomedicine*, señala que la

Té de raíz de malvavisco e hibisco para disminuir una infección urinaria

PARA 1 PERSONA

INGREDIENTES:
4 tazas de agua
2 cucharaditas de hojas
   de raíz de malvavisco o
   en polvo
2 cucharaditas de hojas de
   té de hibisco o flor de
   Jamaica
Zumo de limón (opcional)

PREPARACIÓN:
Hierve el agua y pon ambas hierbas en un recipiente resistente al calor. Agrega el agua recién hervida. Deja reposar por unos minutos. Bebe una taza con limón si gustas. Tómate el resto durante el día.

raíz de malvavisco posee un efecto antibacteriano que puede ser útil en el tratamiento de infecciones del tracto urinario.

- De acuerdo con una revisión de investigaciones realizada por la Universidad Tecnológica Behbahan Khatam Al-Anbia, en Behbahanen, Irán, publicada en 2017, la raíz de malvavisco, entre otras cualidades, funciona como un mucílago al producir una sustancia espesa y pegajosa que recubre las membranas. Su extracto, además, contiene flavonoides, los cuales poseen propiedades antiinflamatorias, un factor necesario en las infecciones urinarias, que provocan inflamación en la uretra. Los flavonoides pueden reducirla, mientras que el mucílago evita un mayor daño. Los extractos también inducen la fagocitosis, el proceso en el cual ciertas células engloban bacterias, tejidos de células muertas u otras partículas sólidas para sacarlos del cuerpo.

- Según el portal de salud CMA, perteneciente a la Asociación Médica Complementaria, en Inglaterra, la raíz de malvavisco se encuentra entre las mejores opciones naturales para tratar la cistitis o infección de la vejiga con inflamación, ya que "aumenta la acidez de la orina, inhibiendo así el crecimiento bacteriano". Recomiendan tomar al menos dos tazas de té al día de esta hierba.

- Las mismas propiedades y mecanismos presentes en la composición química de la raíz de malvavisco, con sus efectos antiinflamatorios y antivirales, entre otros, son analizados en varios estudios. Entre estos, destaca uno realizado en Tokio, Japón, dado a conocer en 2001.

Uva ursi

gayuba, *sandberry, rockberry, beargrape, bearberry*
(*Arctostaphylos uva-ursi*)

PARA QUÉ SIRVE:
- Prevenir y aliviar infecciones urinarias.
- Diurética.
- Astringente.
- Antiinflamatoria.
- Antiséptica.

CUÁNDO USARLA:
- A la primera molestia o sensación de urgencia por orinar.
- Cuando hay infección urinaria, cistitis, uretritis o inflamación como tal.

CÓMO CONSUMIRLA:
- Como tintura o té.

Aunque se da con mayor facilidad en climas fríos, esta es, literalmente, una especie "todoterreno", porque crece en sitios completamente inhóspitos, desde la gélida Alaska o el Himalaya hasta ambientes mediterráneos como España. Por esa razón, en algunos lugares se le conoce como *sandberry*, porque se da en áreas arenosas; *rockberry*, porque crece entre las rocas; o *beargrape*, es decir, uva de oso, porque a estos animales les encanta comer las bayas de la planta, que es típica de las zonas donde habitan.

Esta sencilla hierba silvestre es, en realidad, un tipo de arándano que los nativos americanos han usado desde hace mucho tiempo para aliviar la inflamación del tracto urinario y, en algunos países, para eliminar las piedras en los riñones. Es una gran aliada para todos los problemas relacionados con el sistema urinario porque ayuda a eliminar bacterias como la *E. coli*, que causa muchas infecciones en esa área. De hecho, la Comisión E alemana, similar a la FDA de Estados Unidos, la tiene como primera opción de tratamiento para la infección urinaria aguda.

Por qué sí funciona

- La *Alternative Medicine Review: a Journal of Clinical Therapeutic* publicó en 2008 una revisión realizada en Estados Unidos que sugiere que los productos botánicos como uva ursi y berberina pueden ser efectivos a la primera señal de una infección urinaria y para la profilaxis a corto plazo.
- Un estudio realizado entre expertos de la Universidad y el Hospital General de Southampton, en Inglaterra, publicado en 2017, comparó el uso de uva ursi con ibuprofeno (y placebo) para tratar a 328 pacientes mujeres con infecciones urinarias. Aunque el grupo puesto a prueba no era amplio, los resultados mostraron que la uva ursi, efectivamente, alivia los síntomas urinarios al igual que el ibuprofeno y reduce el uso de antibióticos.

Té verde y uva ursi para tratar infecciones urinarias
PARA 1 PERSONA

INGREDIENTES:
4 tazas de agua
2 cucharadas de hojas secas
de uva ursi
1 cucharada de té verde o dos
saquitos
Miel o endulzante (opcional)

PREPARACIÓN:
Pon a hervir el agua. Déjala entibiar. Cuando esté tibia, agrega el té verde. Deja que repose y se enfríe. Luego, pon a remojar las hojas de uva ursi en el té frío durante unas cuatro o cinco horas. También puedes dejarlo durante la noche. Cuela y bebe una taza de inmediato y el resto a lo largo del día.

- Tomando como punto de partida que durante más de un siglo esta especie de planta se ha utilizado para tratar distintos problemas y trastornos relacionados con las vías urinarias —inflamaciones del tracto urinario, de la vejiga y los riñones; uretritis; cistitis; y para fortalecer e impartir tono a las vías urinarias, entre otros—, la Universidad de Niš, en Serbia, realizó un estudio que fue publicado en septiembre de 2010. Se analizaron los aceites esenciales hidrodestilados de las hojas secas de *Arctostaphylos uva-ursi* y *Vaccinium vitis-idaea*, se identificaron 338 componentes en total y los mecanismos de acción que les permiten producir estos beneficios.

- Otra investigación, realizada por el Programa Nacional de Toxicología, el Instituto Nacional de Ciencias de Salud Ambiental, los Institutos Nacionales de Salud y el Departamento de Salud y Servicios Humanos de los Estados Unidos, en Carolina Norte, publicada en enero de 2006, analizó los componentes de la uva ursi para entender su mecanismo de acción en el tratamiento de los problemas urinarios. De acuerdo con el estudio, "la arbutina se encuentra en las hojas secas de varias especies de plantas diferentes, incluida la gayuba (*Arctostaphylos uva-ursi*). Las hojas y los extractos de hojas de uva ursi se usan en medicamentos sin receta, principalmente para tratar infecciones del tracto urinario, cistitis, cálculos renales y como diurético. El componente activo, arbutina, se convierte en hidroquinona (HQ), la cual tiene propiedades antimicrobianas, astringentes y desinfectantes". Solo se advierte que no debe ser usada a largo plazo para evitar daño hepático.

Vara de oro

*golden rod flowers (**Solidago** o **Solidago canadensis**)*

PARA QUÉ SIRVE:

✔ Analgésica, se usa para reducir el dolor y los espasmos de una infección urinaria.

✔ Diurética, para ayudar a eliminar orina.

✔ Antiinflamatoria.

✔ Prevenir los cálculos renales.

CUÁNDO USARLA:

✔ Si hay molestias o una sensación constante de deseos de orinar.

CÓMO CONSUMIRLA:

✔ En té, 3 veces al día. Se debe consumir bastante agua para ayudarla a cumplir sus funciones.

Se usan las hojas o el aceite que se destila de las flores de esta planta, cuyo nombre en latín significa "hacerlo todo" debido a sus poderosas capacidades para resolver muchos problemas, como curar heridas, hemorroides, tuberculosis, gota, diarrea, asma, reumatismo, agrandamiento de la próstata, infecciones de la boca y la garganta, entre otras. Los nativos de las montañas Apalaches de Estados Unidos usaban (y todavía usan) sus hojas en la preparación del "té azul de montaña" para combatir la fatiga y el agotamiento físico.

Esta planta, de hecho, se da fundamentalmente en América del Norte, sobre todo en Canadá. A diferencia de muchos remedios naturales que se conocieron primero en Asia y desde allá se expandieron, esta fue exportada primero a Europa por los colonizadores del siglo XVII. Allá se empezó a popularizar en países como Rumania. Y, a principios del siglo XX, fue llevada a China, donde empezaron a cultivarla y a conocer sus propiedades.

Por cierto, las mariposas y, sobre todo, las abejas son fieles admiradoras de la vara de oro por sus llamativas flores amarillas y el exquisito néctar que poseen.

Por qué sí funciona

- El Instituto de Farmacología de la Universidad de Berlín, en Alemania, publicó en 2004 una completa revisión de remedios y preparaciones basadas en la vara de oro (*Solidago virgaurea* L.), ya que asegura que se han probado durante siglos en el tratamiento de enfermedades del tracto urinario. Su fundamento agrega que las preparaciones a base de hierbas poseen un amplio espectro de acción que incluye propiedades antiinflamatorias, antimicrobianas, diuréticas, antiespasmódicas y analgésicas, entre otras, recomendadas especialmente para el tratamiento seguro y eficaz de infecciones e inflamaciones, así como para prevenir la formación de cálculos renales y ayudar a eliminar la grava (o calcificaciones) en las vías urinarias.

- Otra revisión de medicinas botánicas para el tracto urinario, realizada por la Universidad Bastyr de Kenmore, en Estados Unidos, y publicada por la

Té de vara de oro para ayudar a tratar una infección urinaria

PARA 1 PERSONA

INGREDIENTES:
4 tazas de agua recién hervida
4 cucharaditas de hojas y/o flores
  de vara de oro secas
Miel o endulzante natural
  al gusto (opcional)
Zumo de limón (opcional)

PREPARACIÓN:
En una botella o recipiente resistente al calor, pon las flores y hojas de vara de oro. Déjalas reposar por diez minutos. Cuela una taza y endulza, agrégale unas gotas de zumo de limón si gustas y bébela. Bebe el resto durante el día.

World Journal of Urology en diciembre de 2002, se enfocó en cuatro categorías importantes de hierbas urológicas, su historia y las investigaciones científicas modernas sobre ellas. En el caso de la vara de oro, analizó la evidencia científica en torno a su reconocida capacidad diurética. A diferencia de lo que ocurre con los medicamentos, la vara de oro no reduce los niveles de electrolitos importantes como el sodio.

- La misma revisión de la Universidad de Kenmore, publicada en SpringerLink en 2002, señala que la vara de oro ha sido aprobada por la autoridad alemana Comisión E (similar a la FDA) para tratar los trastornos del tracto urinario, así como para la eliminación de los cálculos renales o vesicales, gracias a sus propiedades diuréticas, antiinflamatorias y antiespasmódicas. A menudo se combina con la hoja de té de Java, la hoja de abedul o la hoja de uva ursi. Comparada con otros diuréticos herbales, no tiene efectos secundarios ni contraindicaciones.

- El poder de esta hierba para eliminar las bacterias y los cálculos al aumentar el flujo de orina y ejercer una acción de "limpieza" del tracto urinario quedó demostrado en un estudio realizado por el Departamento de Urología del Hospital Regional Santa Clara de Trento, en Italia, publicado por la *World Journal of Urology* en 2014. El objetivo fue evaluar, durante 30 días, la eficacia de una preparación con extractos de solidago, ortosifón, abedul y arándano para reducir la colonización microbiana y el desarrollo de biopelículas en pacientes con sondas urinarias permanentes. El resultado mostró que su uso produce una reducción significativa de la colonización microbiana en los pacientes.

10

ESTREÑIMIENTO

Cuando el cuerpo no quiere fluir

El cuerpo necesita evacuarse al menos una vez al día para mantenerse saludable. Esa es su manera de deshacerse de todas aquellas toxinas y restos de comida que sobran y que no necesita una vez que ha obtenido los nutrientes necesarios de los alimentos. Cada vez que comemos o bebemos, los alimentos pasan a través del tracto intestinal. Nuestro organismo, mediante los distintos órganos, toma los nutrientes que necesita de ese alimento y el resto pasa en forma líquida al intestino grueso. Allí se absorbe el exceso de líquido y se transforma en deposiciones o heces, las cuales pueden tener una consistencia más blanda o rígida de acuerdo con la cantidad de agua y fibra que tengamos. Las deposiciones van desde el colon hasta el recto y allí se almacenan hasta que se produzca el movimiento intestinal que nos dé la señal de que es momento de ir al baño y eliminarlas.

Evacuar esas heces debería ser algo cotidiano y sencillo. Sin embargo, para la mayor parte de la población, esto es considerado casi un privilegio, pues, aunque les cueste aceptarlo, limpiar "su organismo" no es una tarea sencilla y sufren de lo que conocemos como estreñimiento o constipación.

Según la Organización Mundial de la Salud (OMS), se trata de "un trastorno caracterizado por una dificultad persistente para defecar o una sensación de que la defecación es aparentemente incompleta o hay movimientos intestinales infrecuentes (cada 3-4 días o con menor frecuencia)". Los síntomas son, básicamente, evacuar menos de 3 veces por semana (hay personas que pueden pasar hasta 10 días sin ir al baño, lo cual es realmente complicado). También, las deposiciones son muy duras, difíciles de eliminar; puede haber cólicos, hinchazón o gases y molestias o dolor al momento de defecar. Otra sensación que puede manifestarse es la de defecar, pero continuar sintiendo la necesidad de ir al baño. La verdad es que se convierte en un momento difícil, incómodo y doloroso.

Lo peor del caso es que es un problema que afecta a más del 80 % de las mujeres en el mundo. En algunos países como España, por ejemplo, por cada hombre, hay dos mujeres que lo padecen y en otros, el porcentaje es todavía mayor. De acuerdo con los Institutos Nacionales de Salud de Estados Unidos (NIH), el estreñimiento es uno de los problemas más comunes en el país y se produce con mayor frecuencia en mujeres embarazadas, que recién han dado a luz o que están pasando ciertos cambios hormonales como la menopausia.

Existen casos en que este padecimiento es pasajero y ocurre en momentos de mucho estrés o cuando hay una modificación de la rutina. Por ejemplo, un viaje inesperado, cambios en la alimentación durante unos días, ritmo de vida, falta de ejercicio o uso de algún medicamento. Sin embargo, una vez que se retoma la rutina, todo vuelve a la normalidad. No obstante, hablamos de un problema habitual o crónico, cuando el estreñimiento se produce por un período prolongado. En esos casos, luego de recibir el diagnóstico adecuado, la única manera de remediarlo es modificando algunos hábitos y sumando algunos productos a la alimentación.

POSIBLES CAUSAS DEL ESTREÑIMIENTO

Como en todo, hay innumerables causas posibles que determinan este problema. Algunas son **de tipo fisiológico**, por ejemplo:

- **Hipomotilidad intestinal**: para que las deposiciones salgan del cuerpo se necesita generar un movimiento intestinal, es decir, contracciones que van creando las deposiciones y van generando, al mismo tiempo, la sensación o necesidad de defecar. Pero hay ocasiones en que esto no ocurre con normalidad, pues, por alguna razón, el intestino no tiene la energía suficiente para mover los músculos que se encargan de generar esas contracciones.
- **Hipermotilidad intestinal**: esto no se refiere a un exceso de contracciones que generan diarrea. Se trata de contracciones que ocurren en una parte del intestino, pero que retienen las heces y, por lo tanto, no logran salir.
- **Lesiones rectales**: a veces hay heridas o problemas en los músculos ubicados alrededor del recto, lo cual genera que no pueda hacer su parte de la manera adecuada. Generalmente, hay dolor, lo que complica todavía más el proceso de expulsión. También puede que haya lesiones en el intestino grueso o en el ano.

CAUSAS PSICOLÓGICAS Y SOCIALES

En muchos casos, las razones son más **psicológicas, emocionales y sociales**, así como por estrés. Por ejemplo, hay personas que no pueden defecar en otro lugar que no sea su hogar. Les incomoda usar baños desconocidos o públicos, incluso si se trata de uno que esté en casa de algún familiar, amigo o un lugar conocido. Tan solo el hecho de no estar en su ambiente les imposibilita relajarse y soltar el cuerpo. Necesitan tiempo y tranquilidad para dejar que el organismo haga su trabajo. Por eso, cada vez que están fuera de su zona de confort, como en el trabajo, en la escuela o durante un viaje, así sea de vacaciones, no pueden evacuar hasta que regresan a su hogar.

Hay especialistas en el sistema digestivo que piensan que la mayor incidencia de este problema en las mujeres tiene que ver también con hábitos culturales, o lo que denominan el "pudor social", pues desde niñas les han enseñado a "comportarse" y a mostrar lo mejor de sí, lo cual, por supuesto, no incluye momentos tan personales y "banales" como ir al baño. Por eso, a medida que crecen, se van acostumbrando a aguantar esos instintos naturales de defecar después de comer si están fuera de casa o, incluso, estando en su hogar, pero rodeadas de personas. Es como si ir al baño fuera una actividad inapropiada o poco decorosa. Así, el cuerpo va recibiendo y guardando esa información de que no puede deshacerse de la basura cuando quiere, sino cuando existen las condiciones adecuadas, lo cual, con el correr del tiempo, genera estreñimiento.

CAUSAS EXTERNAS (Y MODIFICABLES)

En la mayoría de los casos, sin embargo, el problema se debe al tipo de alimentación, la falta de agua, los cambios hormonales, los medicamentos ansiolíticos o antidepresivos y la poca actividad física.

Empecemos con la alimentación, que es esencial. La vida tan rápida que llevamos y el trabajo nos han cambiado la manera de alimentarnos. Pero como lo he manifestado desde el primer libro, *Mejora tu salud de poquito a poco*, cambiar ciertos hábitos es algo muy sencillo, que está en nuestras manos. Al incorporar más fibra a nuestra alimentación, con frutas y vegetales frescos y crudos, sin duda colaboraremos a que todo el proceso de expulsión de desechos se realice con más facilidad.

El sitio MedlinePlus, dependiente de la Biblioteca Nacional de Medicina de Estados Unidos, sugiere "evitar los alimentos procesados o comidas rápidas, tales como panes blancos, pasteles, rosquillas, salchichas, hamburguesas de comida rápida, papitas fritas y papas a la francesa".

El agua pura es otro elemento importante. No es lo mismo llenarse de bebidas azucaradas que beber líquido, especialmente agua. Hay muchas pacientes que, cuando tocamos el tema, me explican que beben mucho zumo y té. Eso está bien, siempre y cuando no tengan azúcar agregada. Siempre lo digo en mis programas y te lo vuelvo a recordar: beber entre seis y ocho vasos de agua al día es vital para el buen funcionamiento de tu organismo, pero, en especial, para que pueda realizar todo el proceso de digestión y posterior eliminación de desechos.

Los medicamentos son otra causa de estreñimiento, principalmente en las mujeres, pues es mucho más común que ustedes utilicen analgésicos para el dolor premenstrual y menstrual o se les receten ansiolíticos y antidepresivos para tratar esos cuadros de estrés o cambios de ánimo que sufren durante los ciclos hormonales o después de un parto. Pues bien, esas medicinas afectan los intestinos y su movimiento normal, lo que promueve el estreñimiento.

La falta de actividad física, especialmente caminar, también es un factor que influye en este problema.

MALA DIGESTIÓN, MALOS PENSAMIENTOS

Muchas personas todavía creen que una mala digestión y la falta de evacuación solo implican unas libras extra. No es así. Aunque no lo creas, el mal funcionamiento digestivo influye en tu vida diaria. Ante la imposibilidad de realizar de manera cotidiana este proceso natural, empiezan a surgir otros problemas que se reflejan en todo tu cuerpo, desde la punta de tu cabello hasta los pies. Por supuesto, la retención de excesos te hace ver más hinchada, con más peso, y la piel, que todo lo delata, luce opaca; además, aparecen brotes de acné. Por eso es esencial limpiar el organismo y de que internamente todo funcione como debe.

Cada día aparece más información que apoya la idea de que nuestro sistema digestivo no solo nos mantiene bien físicamente al proveernos de nutrientes que nos aportan energía y vitalidad, sino que, también, influye en nuestro cerebro y estado de ánimo. No en vano, muchos llaman al sistema digestivo nuestro "segundo cerebro".

En 2017, por ejemplo, *Psychosomatic Medicine* publicó un estudio que se realizó en Francia acerca de la estructura cerebral y la respuesta a estímulos emocionales relacionados con perfiles microbianos intestinales en mujeres sanas. Sus resultados apoyan el concepto de interacciones cerebro-intestino-microbiota (o flora intestinal) en humanos sanos, las cuales pueden afectar el estado de ánimo y el comportamiento.

Como lo menciono en varios capítulos de este libro, gran parte de sentirnos bien se lo debemos a las hormonas, en especial a la serotonina. Dado que esta hormona se produce en el cerebro y en el sistema digestivo, cualquier alteración en uno de estos procesos también afecta su producción. Por ejemplo, si es afectado el proceso del aparato digestivo en la mujer, el estado anímico se altera y desencadena una serie de problemas que impactan su vida. De hecho, diversas investigaciones, como una realizada por la Universidad de California, publicada en 2018, señala que problemas como el síndrome del intestino irritable, la obesidad y varios trastornos psiquiátricos y neurológicos han mostrado que están relacionados con alteraciones en la comunicación cerebro-intestino-microbiota.

El resultado concreto de todo esto se plasma en: mal humor, estrés, ansiedad, baja autoestima, aislamiento y desgano por socializar, inseguridad, incomodidad, depresión, etcétera.

¿CÓMO MEJORAR LA EVACUACIÓN?

*Primero que todo, **intenta conocer tu patrón de comportamiento digestivo**; es decir, analiza cuándo sueles tener ganas de ir al baño. Hay personas que apenas se levantan por la mañana, necesitan hacerlo. Otras, en cambio, sienten el impulso por la noche, o bien a mediodía después de almorzar. Pon atención a lo que te indica tu cuerpo. Luego, **intenta crear las condiciones** para que, en ese momento, puedas dedicarle unos minutos y hacerlo en calma, sin presión y en las mejores condiciones posibles. Es decir, si sientes que tu momento es al mediodía y estás en el trabajo, trata de buscar la manera de organizar tu horario para tomar una pausa que te permita ir a un baño donde te sientas tranquila. Que ese sea el primer paso para evacuar como corresponde. Seguramente, organizarte y disciplinar tu organismo no sucederá de un día para otro, pero, con paciencia, irás mejorando tu patrón digestivo.

*Intenta caminar o **ejercitarte** al menos 3 o 4 veces a la semana. Eso, sin lugar a duda, será de gran ayuda para mover tus intestinos y apoyar todo el proceso de expulsión. No olvides beber de 6 a 8 vasos de **agua** o líquido (sin azúcar) al día.

*Acude a la naturaleza para **mejorar tu alimentación**. Integra a tu dieta **frutas** como las bayas o berries, melocotones, ciruelas, kiwis, uvas pasas, manzanas, naranjas, etc. La mayoría de las frutas que no tienen tanta pulpa ni azúcar son buenas aliadas contra el estreñimiento.

Los **vegetales** también son importantes. Entre los que más fibra aportan están las espinacas, lechuga, espárragos, repollo o col, brócoli, calabaza y la papa dulce. También agrega legumbres como los garbanzos, lentejas, judías, gandules y frijoles. De igual forma, las s**emillas y frutos secos** son una buena fuente de fibra.

También puedes sumar **fibra natural extra** espolvoreando, en ensaladas o postres, 1 o 2 cucharaditas de hojuelas de salvado de trigo, así como semillas de chía o de linaza.

***Evita utilizar laxantes** de venta libre. Si bien pueden ayudarte a salir del paso, no es conveniente que los uses de manera permanente o prolongada, ya que generan otros inconvenientes, como distensión y daño intestinal.

Aloe vera o sábila
(*Aloe vera*)

PARA QUÉ SIRVE:
- ✔ Combatir el estreñimiento.
- ✔ Aliviar el dolor abdominal y la flatulencia.
- ✔ Proteger y desinflamar las paredes del tracto digestivo.
- ✔ Desinflamar y humectar la piel.
- ✔ Aliviar quemaduras y lesiones.

CUÁNDO USARLA:
- ✔ Si hay estreñimiento leve o severo.
- ✔ Para las molestias estomacales.
- ✔ Tratar quemaduras o problemas de la piel, incluso eczema.

CÓMO CONSUMIRLA:
- ✔ Se puede tomar como bebida o en cápsulas, aunque su efecto puede tardar algunos días.
- ✔ Si es aloe natural, puedes usar 2 cucharadas de gel, 2 veces al día.
- ✔ En cápsulas de 5 g, 3 veces al día, hasta por una semana. Descansar y retomar el tratamiento luego de unos días.

Los egipcios, hace unos seis mil años, sabían que si había una planta casi milagrosa era precisamente esta. Y le sacaban todo el partido posible, especialmente mujeres como Nefertiti y Cleopatra, para su cuidado personal interno y externo. No en vano, la consideraban la planta de la eternidad, símbolo de belleza, salud e inmortalidad.

Siglos más tarde, el médico y naturalista griego Dioscórides la tenía entre sus plantas favoritas para tratar heridas, problemas de la piel, mal olor bucal y molestias gastrointestinales, entre una larga lista de problemas.

También cuenta la historia que el emperador Alejandro Magno decidió conquistar la isla de Madagascar solo con el propósito de poder usar las impresionantes plantaciones de aloe vera silvestre que existían allí para curar las heridas de sus soldados. La misma razón que tuvo Cristóbal Colón para cargar con macetas de aloe en sus expediciones en barco.

Por qué sí funciona

- El uso del aloe vera como purgante está autorizado por la farmacopea de Estados Unidos de manera oficial desde 1820. Por su parte, la Organización Mundial de la Salud la señala, desde 1999, como un tratamiento a corto plazo para el estreñimiento ocasional, constatando que el látex del aloe está respaldado por datos clínicos. La Agencia Europea de Medicamentos también lo aprueba como un "producto a base de hierbas para uso a corto plazo en casos de estreñimiento ocasional".
- En 1994 se dio a conocer un estudio realizado en la Universidad de Shizuoka, en Japón, que investigó el mecanismo de acción del látex del aloe como laxante. De acuerdo con el mismo, las antraquinonas que contiene aumentan el contenido de agua intestinal, estimulan la secreción de moco

Licuado de aloe vera para el estreñimiento
PARA 1 PERSONA

INGREDIENTES:
2 cucharadas de gel de aloe vera
    natural (puedes comprar una
    vara de aloe y cortar trocitos)
1 vaso u 8 onzas de té de menta,
    previamente preparado
1 manzana verde
1 trocito de pepino
Unas gotas de miel cruda,
    si gustas, o de zumo de limón
    para cambiar el sabor

PREPARACIÓN:
Pon todos los ingredientes en la nevera por al menos un par de horas para que estén bien fríos. Luego, colócalos en la licuadora y procésalos. Si lo prefieres más líquido, agrega un poco de agua hasta que quede con la consistencia que deseas. Disfrútalo antes de desayunar.

y aumentan la peristalsis o movimiento de los intestinos, generando la expulsión de las heces.

- El Hospital General de Massachusetts, en Boston, también analizó las cualidades laxantes de la planta en una revisión publicada en 2007 por la *Journal of Herbal Pharmacotherapy*. En esta se señalan las propiedades catárticas (es decir, que aceleran la defecación) bien establecidas de los glucósidos de antraquinona presentes en esta planta, que proporcionan una fuerte evidencia en apoyo de las propiedades laxantes del aloe vera.
- Otro estudio publicado en 2011 por CRC Press, Taylor and Francis Group, especializada en publicaciones científicas, también comprobó el efecto laxante del aloe vera natural en el organismo. El ensayo doble ciego, aleatorizado y controlado se realizó con 28 adultos sanos. Los resultados mostraron que el látex de aloe vera tiene un efecto laxante más fuerte que el laxante con fenolftaleína.
- En India, en 2008, el Hospital Gokuldas Tejpal de Mumbai realizó una completa revisión de las distintas propiedades, composición, mecanismos de acción y usos del aloe vera, incluyendo su poder laxante y su acción antiinflamatoria y curativa, entre otras.

Anís

anís verde, *anise* (*Pimpinella anisum*)

PARA QUÉ SIRVE:

✔ Combatir el estreñimiento.

✔ Tratar úlceras estomacales.

✔ Calmar los espasmos.

✔ Disminuir la hinchazón estomacal y la flatulencia.

✔ Antioxidante.

CUÁNDO USARLO:

✔ Si hay evacuación inconstante.

✔ Si hay cualquier tipo de molestia estomacal.

CÓMO CONSUMIRLO:

✔ En té o infusión.

✔ Masticar la semilla es otra forma de ayudar a la función intestinal y aliviar el estreñimiento.

En Babilonia, unos dos mil años antes de la era cristiana, ya el anís era considerado un producto valioso. También en India se usaba para tratar innumerables afecciones, especialmente estomacales.

En la Biblia se le menciona entre las hierbas más destacadas. En el evangelio de Mateo, Jesús dice que los escribas y fariseos pagan el diezmo de esta hierba junto con el de la menta y el comino, pero olvidan otros preceptos de la ley.

Los egipcios, por su parte, lo usaron para tratar los problemas respiratorios y digestivos, otros males e, incluso, aquellos de tipo espiritual. Luego, en Europa se convirtió en uno de los ingredientes favoritos para darle aroma y sabor a numerosos platillos y licores. Pero fue, sin duda, Carlomagno uno de los que más destacó la importancia de esta y otras hierbas al incluirlas en la ley imperial *Capitulare de villis vel curtis imperii*, en la que ordenaba plantarlas en todos sus territorios. En la actualidad, en países del Medio Oriente y en nuestra Latinoamérica, se sigue usando como calmante natural para el estómago.

Por qué sí funciona

• *BMC Complementary and Alternative Medicine* publicó en 2010 un estudio realizado por la Universidad Federal de Río Grande del Sur, en Porto Alegre, Brasil, sobre un compuesto fitoterapéutico con anís (*Pimpinella anisum* L.), hinojo o *fennel* (*Foeniculum vulgare* Miller), saúco o *elder* (*Sambucus nigra* L.) y sen o *senna* (*Cassia angustifolia*) usado principalmente en Brasil para el tratamiento del estreñimiento. Sin embargo, la eficacia laxante del compuesto nunca antes había sido probada en un ensayo clínico aleatorizado. Se estudió a 20 pacientes que presentaban estreñimiento crónico de acuerdo con los criterios de la Asociación Americana de Gastroenterología. La mitad de los sujetos recibió el compuesto fitoterapéutico durante un período de 5 días, mientras que la otra mitad recibió placebo durante el mismo tiempo. El número de evacuaciones por día aumentó durante el uso del compuesto,

> ### Té de anís para regularizar la digestión y combatir el estreñimiento
> PARA 1 PERSONA
>
> **INGREDIENTES:**
> 3 tazas de agua
> 2 estrellas de anís
> 1 trocito de jengibre fresco
>   o seco
> Miel al gusto (opcional)
>
> **PREPARACIÓN:**
> En un recipiente pequeño, pon a hervir el agua con el anís y el jengibre. Déjalo hervir por un par de minutos y luego apaga. Deja reposar por al menos diez minutos. Endúlzalo, si gustas, con miel y bebe una taza. Bebe el resto durante el día, de preferencia tibio.

mostrando que tiene eficacia laxante y es una opción alternativa segura para el tratamiento del estreñimiento.

- El estudio anterior fue considerado en una exhaustiva revisión de investigaciones realizada en la Universidad de Padua, en Italia, publicada en 2016. En esta se agrega que el compuesto fitoterapéutico que contiene anís, junto con otras tres hierbas, demostró también que mejora el tiempo de tránsito del colon y el número de evacuaciones por día. Además, la revisión también reveló su uso como protector gástrico y sus efectos hipoglucémicos, entre otros.

- Una investigación realizada en Delhi, India, publicada en 2011 por Science-Direct, analizó los componentes del *Pimpinella anisum* L. o anís con el fin de respaldar los usos tradicionales para tratar dolencias dispépticas; es decir, enfermedades gastrointestinales espasmódicas, hinchazón, flatulencia y catarro del tracto respiratorio superior. Su buen desempeño aliviando estos problemas, así como el estreñimiento, se debe en gran parte a los efectos antiespasmódicos, secretolíticos, secretomotores y antibacterianos de su aceite esencial. Los datos farmacológicos muestran un efecto relajante de esta sustancia en los músculos de las paredes intestinales que favorecen la contracción. Su acción con respecto al estreñimiento también tendría que ver con la presencia de anetol, el componente principal del aceite de anís.

- Varios estudios han apuntado al uso del anís para tratar distintos trastornos gastrointestinales relacionados con el estreñimiento, como la hinchazón, los cólicos e indigestión, entre otros. Como ejemplo, está uno realizado en la Universidad de São Paulo junto con otras entidades académicas de Brasil, publicado en 2007 por la *Journal of Ethnopharmacology*, el cual analizó los efectos antiespamódicos y relajantes del anís que justifican su uso tradicional.

Fibra
fiber

PARA QUÉ SIRVE:
- ✔ Evitar el estreñimiento y eliminar toxinas del cuerpo.
- ✔ Mover y activar los intestinos.
- ✔ Evitar las hemorroides.
- ✔ Ayudar a bajar el colesterol y los triglicéridos.
- ✔ Controlar el azúcar en la sangre.
- ✔ Saciar más rápido y evitar que comamos en exceso.

CUÁNDO USARLA:
- ✔ A diario, como parte de nuestra alimentación.
- ✔ Si tenemos tránsito lento y mala digestión.

CÓMO CONSUMIRLA:
- ✔ Como parte de la dieta diaria, agregando alimentos como frijoles negros, garbanzos, arvejas, lentejas, coles de Bruselas, alcachofas, aguacates, vegetales verdes crudos, higos, peras y arándanos.
- ✔ Como suplemento, puedes usar, por ejemplo, fibra de acacia. Agrega una cucharadita de 6 a 8 oz de agua diariamente. Bebe suficiente agua durante el día.
- ✔ La cantidad diaria recomendada de fibra dietética es de 20 a 35 g.

Como médico y como persona responsable de mantener su propia salud en buen estado, soy un convencido de que gran parte de los problemas que desarrollamos a lo largo de nuestra vida se deben a las decisiones que tomamos sobre nuestra alimentación. De hecho, no solo en el caso del estreñimiento, sino prácticamente de todas las dolencias, la dieta que llevamos es fundamental. En esta, los estadounidenses y los hispanos, en general, no somos fanáticos de los alimentos ricos en fibra, por lo que nos falta prácticamente la mitad de la dosis diaria recomendada para que el organismo funcione adecuadamente.

La fibra funciona como una escoba que se encarga de "barrer" los sedimentos o lo que sobra en el intestino para sacarlo de nuestro organismo. Por lo tanto, ayuda a mantener todo el tracto digestivo limpio y sano al evitar no solo la acumulación de heces, sino otros problemas como cálculos renales, enfermedades cardiacas, sobrepeso y obesidad e, incluso, el cáncer, entre otros.

Por qué sí funciona

- De acuerdo con una revisión de protocolos médicos para tratar el estreñimiento realizada por el Departamento de Gastroenterología de la Fundación Clínica Ochsner en Nueva Orleans, Louisiana, publicado por *Clinics in Colon and Rectal Surgery*, existe directa relación entre el consumo diario de

Ensalada rica en fibra para apoyar la digestión y evitar el estreñimiento

PARA 2 PERSONAS

INGREDIENTES:

3 tazas de hojas verdes mixtas (espinaca, lechuga verde y roja, rúcula, etcétera)

1 aguacate pequeño o mediano cortado en cuadritos

1 naranja o mandarina, pelada y cortada en gajos o trocitos

¼ de taza de dátiles sin semilla cortados en trocitos

½ taza de nueces en trozos

1 cucharada de arándanos rojos secos

1 cucharada de semillas de chía, linaza o cáñamo

Para la vinagreta:
vinagre balsámico, sal, aceite de oliva extra virgen y unas gotas de miel (todo mezclado)

PREPARACIÓN:

En un recipiente, pon las hojas verdes y agrega encima el resto de los ingredientes. Aliña con la vinagreta y espolvorea al final las semillas de tu elección.

---

fibra y la cantidad de heces que el cuerpo elimina, así como el tiempo de tránsito por el colon.

- El Departamento de Medicina Interna del Policlínico A. Gemelli, Universidad Católica, en Roma, realizó un estudio, publicado en 1998, con el propósito de determinar los efectos de una dieta alta en fibra y suficiente líquido en pacientes con estreñimiento crónico. La muestra consideró a 117 pacientes de entre 18 y 50 años, divididos en dos grupos y monitoreados durante 2 meses. Ambos grupos consumieron 25 g de fibra diarios. De ellos, 58 bebieron agua a elección personal y al resto se le indicó beber dos litros de agua mineral al día. Las conclusiones mostraron que una ingesta diaria de fibra de 25 g puede aumentar la frecuencia de las heces en pacientes con estreñimiento funcional crónico, pero puede mejorarse significativamente al aumentar la ingesta de líquidos de 1.5 a 2 litros al día.

- Otra revisión científica y clínica sobre las terapias para tratar el estreñimiento, realizada por el Centro Médico de la Universidad Baylor de Dallas, Texas, y publicada en 2001 en *Alimentary Pharmacology & Therapeutics*, señala el incremento de fibra a través de la alimentación como primera opción para combatir ese mal. Para mejorar la tolerancia y la adherencia, sugiere comenzar con dosis bajas de fibra y aumentar su consumo gradualmente hasta ingerir de 20 a 25 g diarios. En caso de no mejorar el estreñimiento, entonces la opción es sumar suplementos de fibra y aumentar el consumo de agua.

Pimienta negra
black pepper (Piper nigrum)

PARA QUÉ SIRVE:
- ✔ Tratar el estreñimiento.
- ✔ Acelerar el tiempo de tránsito intestinal.
- ✔ Combatir el dolor e hinchazón del estómago.
- ✔ Proteger el hígado.

CUÁNDO USARLA:
- ✔ Cuando hay problemas de tránsito intestinal lento.
- ✔ Si la persona padece el síndrome de intestino irritable.

CÓMO CONSUMIRLA:
- ✔ Aunque puede ser usada como suplemento, la mejor manera de consumirla es, simplemente, agregándola a la comida.

En India se cree, desde hace miles de años, que esta pequeña especia logra encender el *agni* o fuego digestivo, equilibrando los *doshas* o energías del cuerpo, mente y alma. En tanto, en la medicina tradicional china, se considera que la pimienta negra trabaja en los meridianos del estómago y el intestino grueso, calmando el *qi* o energía vital cuando se ha salido de control.

Lo cierto es que esta especia, originaria de la zona de Kerala, al sur de India, ya se mencionaba en escritos griegos y romanos.

Fueron los comerciantes árabes quienes se encargaron de comercializarla a través de la Ruta de la Seda y llevarla hasta Europa, donde, en la época medieval, llegó a convertirse en un lujo muy costoso. Tanto así, que fue una fuerte motivación para que innumerables viajeros, como Cristóbal Colón, cruzaran el mundo tras la pista de este fruto, el cual llegó a ser más cotizado que el mismísimo oro.

Por qué sí funciona

- Diversos libros y estudios han analizado el rol de la pimienta negra en la estimulación de las papilas gustativas para enviar la señal al estómago de que aumente la secreción de ácido clorhídrico y mejorar de esa manera la digestión. Este ácido es vital para procesar las proteínas y otras sustancias en el estómago. Cuando no hay suficiente, se produce el tránsito lento de los alimentos y el estreñimiento. En Bangkok, Tailandia, en 2016, se publicó un análisis de diversos efectos de la pimienta, incluyendo el gastrointestinal.
- Analizar el uso medicinal de la pimienta y su alcaloide principal, la piperina, en el estreñimiento y la diarrea, mediante ensayos *in vitro* e *in vivo*, fue el objetivo de una investigación realizada por la Escuela de Medicina de la Universidad Aga Khan, en Karachi, Paquistán, publicada en 2010 por la *Journal of Medicinal Food*. Los resultados mostraron que, en ratones, estos compuestos tuvieron un efecto laxante.
- Los beneficios, propiedades y mecanismos de acción de la pimienta negra fueron analizados extensamente en una amplia revisión realizada en

Pollo a la pimienta para combatir el estreñimiento y mejorar la digestión

PARA 1 PERSONA

INGREDIENTES:
½ cucharada de pimienta negra
1 pechuga de pollo
2 dientes de ajo picados finamente
½ cebolla picada en rodajas
¼ de cucharadita de tomillo seco o fresco
¼ de cucharadita de romero
Sal al gusto
Aceite de oliva extra virgen

PREPARACIÓN:
En una superficie de vidrio o losa, abre la pechuga de pollo para que quede tipo bistec y adóbala con sal y pimienta molida. Agrega el romero y el tomillo; luego, el ajo y la cebolla. Deja reposar por unos minutos. Posteriormente, en una sartén, vierte unas gotas de aceite y pon el pollo para que se cocine a fuego medio, cuidando de que no se queme. Acompáñalo con ensalada y quinoa, o lo que desees.

Paquistán y publicada por la *Asian Pacific Journal of Tropical Biomedicine* en 2012. Según las revisiones de la evidencia científica, los beneficios para la salud de la pimienta negra incluyen su capacidad de desintoxicar el colon, entre muchas otras. El compuesto picante de *P. nigrum*, especialmente la piperina, aumenta la producción de saliva y secreciones gástricas. Además, aumenta la producción y activación de la amilasa salival. La producción de enzimas digestivas, probablemente, estimula al hígado a secretar bilis, que digiere aún más las sustancias alimenticias. Dado que estimula las enzimas digestivas terminales de la mucosa del intestino delgado, ayuda a eliminar las heces y evitar el estreñimiento.

- La Universidad de Agricultura de Faisalabad, en Paquistán, publicó en 2013 otra investigación que explica cómo funcionan los compuestos químicos de la pimienta negra para lograr sus distintos beneficios en la salud. Según este estudio, la pimienta negra, con piperina como ingrediente activo, posee una rica fitoquímica que también incluye aceites volátiles, oleorresinas y alcaloides, los cuales aumentan la absorción de nutrientes y mejoran la funcionalidad gastrointestinal, ayudando a eliminar el estreñimiento.

- El papel de los compuestos picantes piperina y capsaicina, en su impacto para mejorar la digestión y todos los procesos intestinales, así como los síntomas del intestino irritable (estreñimiento y diarrea), son tratados con detalle en un estudio realizado en Inglaterra y publicado por la *British Journal of Pharmacology* en 2005. Se mencionan estudios que constatan que estas sustancias producen, además, resultados potencialmente beneficiosos frente a los efectos dañinos de una dieta rica en grasas; también se señalan sus propiedades antidiarreicas y gastroprotectoras.

Psilio

psyllium husks (plantago ovata)

PARA QUÉ SIRVE:

- ✔ Combatir el estreñimiento al mejorar la digestión y facilitar la expulsión de las heces.
- ✔ Evitar las hemorroides.
- ✔ Diverticulitis o dolor en el tracto digestivo.
- ✔ Síndrome de intestino irritable.
- ✔ Colitis o diarrea.

CUÁNDO USARLO:

- ✔ Si hay problemas de estreñimiento suave o crónico.
- ✔ Frente a inconstancia en las deposiciones (diarrea alternada con estreñimiento).

CÓMO CONSUMIRLO:

- ✔ Como fibra, en polvo, agregándolo a jugos, agua o té.
- ✔ Dosis: de 1 a 2 cucharadas en, al menos, 12 onzas de agua. Es importante beber más agua durante el día para que cumpla su propósito.

En India, de donde es originaria, esta fibra es conocida y respetada desde hace unos cinco mil años. De hecho, está incorporada en la medicina ayurvédica, en la que se conoce como *asvakarna*, conformada por dos palabras sánscritas: *asva*, que quiere decir "caballo", y *karna*, "oído". Esto se debe a la forma de sus semillas, que se asemejan a la oreja de un caballo. De ahí también su nombre en persa, *isabgol* o *ispaghula*, que es la unión de *isap*, que significa "oreja de caballo", y *gol* o *ghula*, cuyo significado es "solución". No en vano, en esas y otras culturas antiguas, siempre ha sido una de las mejores soluciones para tratar problemas de tipo intestinal como el estreñimiento, indigestión o diarrea y otros trastornos asociados a estos, como las hemorroides. Cada planta genera unas quince mil semillas de las que se obtiene esa cáscara que, para muchos, es un verdadero milagro que les cambia la vida.

Por qué sí funciona

- Una exhaustiva revisión de los efectos físicos de las fibras aisladas en el intestino delgado y grueso, que generan beneficios para la salud clínicamente significativos, fue realizada en conjunto entre la Clínica Mayo y Procter & Gamble, y publicada en la *Journal of the American Association of Nurse Practicioners* en 2017. En sus conclusiones, se mostró que el psilio genera efectos metabólicos, como disminución del colesterol y control glucémico, en el intestino delgado. Mientras que, en el intestino grueso, proporciona un efecto laxante que ayuda a terminar con el estreñimiento, ya que tiene la capacidad de permanecer intacta —sin fermentarse— en todo el intestino grueso y aumentar el porcentaje de contenido de agua para ablandar o abultar las heces.

Batido de cáscara de psilio con zumo de pera y limón para evitar el estreñimiento

PARA 1 PERSONA

INGREDIENTES:
1 vaso grande de agua fría
   (mínimo 12 oz)
1 cucharada de cáscara
   de psilio (sin azúcar
   ni agregados)
1 pera pequeña
   (o ½ grande) madura
   cortada en trozos
Unas gotas de zumo de limón

PREPARACIÓN:
Pon todos los ingredientes en la licuadora, procésalos y bébelo de inmediato, antes de que el psilio se ponga gelatinoso.

- En Finlandia, en 2019, se realizó una investigación que apareció publicada en la *International Journal of Molecular Sciences*. En este estudio, se determinó el efecto de la suplementación con cáscara de psilio en la composición de bacterias en el intestino —tanto de sujetos sanos como de pacientes con estreñimiento crónico—, las cuales ayudan a combatir el estreñimiento al colaborar con el proceso digestivo. Aunque en los sujetos sanos hubo un cambio muy pequeño en esa composición bacteriana, en los pacientes con estreñimiento, sin embargo, hubo un cambio mayor de la misma.

- Tomando como punto de partida que el ablandamiento de las heces es el primer paso en el tratamiento del estreñimiento crónico, en 1998 se realizó un estudio en Ohio que comprendió 170 sujetos con estreñimiento idiopático crónico con el propósito de comparar la efectividad para lograrlo entre el psilio y el magnesio. Los resultados mostraron que el psilio, efectivamente, es superior para ablandar las heces al aumentar el contenido de agua en estas y tiene mayor eficacia laxante general en sujetos con estreñimiento idiopático crónico.

- De acuerdo con una revisión de estudios sobre el manejo del estreñimiento crónico en adultos mayores de 60 años, realizada por la Universidad de Carolina del Norte, en Chapel Hill, Carolina del Norte, la ingesta adicional de fibra en forma de policarbofilo, metilcelulosa o psilio puede mejorar los síntomas de este problema. La ingesta de fibra debe aumentarse lentamente durante varias semanas para disminuir los efectos adversos.

Sen

sen de la India, *senna* **(***Cassia angustifolia***)**

PARA QUÉ SIRVE:

- ✔ Combatir el estreñimiento: como laxante, depurativo y desintoxicante natural.
- ✔ Tratar el síndrome de intestino irritable.
- ✔ Tratar las hemorroides.
- ✔ Antiácido.
- ✔ Perder peso.

CUÁNDO USARLO:

- ✔ Cuando hay problemas para depurar y evacuar el cuerpo.
- ✔ Previo a una colonoscopia, para preparar y limpiar los intestinos.

CÓMO CONSUMIRLO:

- ✔ Tomado como un té es un laxante muy efectivo y rápido. Sin embargo, no se recomienda usarlo por períodos prolongados para evitar que los intestinos se acostumbren.
- ✔ Como suplemento, 17.2 mg diarios. Los expertos recomiendan no superar los 34.4 mg al día para evitar la pérdida de minerales y vitaminas, así como posibles intoxicaciones.

De este árbol, se utiliza prácticamente todo, sus hojas, frutos y vainas, pues cada una proporciona beneficios para la salud; aunque para tratar problemas digestivos, las vainas y hojas suelen ser la parte más efectiva y poderosa para generar movimientos intestinales. Es originario de Asia, desde donde fue llevado al Medio Oriente, al norte de África y, luego, con las conquistas de territorios e imperios, a Europa y al resto del mundo, siendo especialmente valorada entre griegos y romanos.

Como gran parte de los productos naturales, la *senna* sentó su buena reputación hace siglos. En su caso, los egipcios, por ejemplo, ya la utilizaban para tratar el estreñimiento; y los médicos árabes también la recomendaban para tratar ese y otros problemas intestinales. Pero fue a partir de la era renacentista cuando comenzó a ser más popular por sus poderes laxantes y depurativos.

Por qué sí funciona

- Según MedlinePlus, dependiente de la Librería Nacional de Medicina, el Departamento de Salud y Servicios Humanos y los Institutos Nacionales de Salud de Estados Unidos, el sen o *senna* es un laxante natural y de venta libre sin receta, aprobado por la Administración de Alimentos y Medicamentos (FDA, por sus siglas en inglés). Se usa para tratar el estreñimiento y para limpiar el intestino antes de las pruebas de diagnóstico, como la colonoscopia. También se menciona su uso para el síndrome de intestino irritable,

Té de sen para acabar con el estreñimiento
PARA 1 PERSONA

INGREDIENTES:
1 taza de agua
1 cucharada de hojas de sen
Miel o endulzante natural
   (opcional)
Gotas de zumo de limón

PREPARACIÓN:
Pon las hojas de sen y el agua a hervir durante unos minutos. Luego apágala y déjala reposar por unos minutos. Agrega el limón y miel, si gustas. Puedes beber como máximo dos tazas de este té al día.

cirugía anal o rectal, desgarros en el revestimiento del ano (fisuras anales), hemorroides y pérdida de peso.

- Diversos estudios han mostrado que la efectividad como laxante del sen puede ayudar a preparar y limpiar los intestinos antes de someterse a pruebas de diagnóstico como la colonoscopia. Uno de ellos fue realizado en Pekín, China, y dado a conocer en 2017. Ciento ochenta pacientes fueron evaluados en tres grupos y se concluyó que 3 días de ayuno y *senna* oral, combinados con un 20 % de manitol y simeticona, antes de la colonoscopia, pueden reducir los efectos de la bilis en el intestino delgado y mejorar la limpieza del mismo.

- El Departamento de Gastroenterologia de la Fundación Clínica Ochsner, en Nueva Orleans, realizó un completo análisis de los mecanismos de funcionamiento de los diferentes tipos de tratamientos para el estreñimiento, obstrucción de colon y problemas asociados, publicado en 2012. De acuerdo con este, los laxantes estimulantes como sen o aloe contienen sustancias llamadas antraquinonas, que aumentan la motilidad y las secreciones intestinales. Señala que sus efectos ocurren luego de ocho horas de uso y son ideales en una dosis única para el estreñimiento temporal. Agrega, entre otras cosas, que se ha demostrado, en ensayos controlados, que el sen suaviza las heces y aumenta la frecuencia y el peso húmedo y seco de estas.

- La capacidad de generar movimiento intestinal y solucionar el estreñimiento temporal que posee la sustancia antraquinona, presente en las hojas y vainas de *senna* (también descubierta en la raíz de ruibarbo, la cáscara sagrada, el espino cerval y el aloe), es explicada en profundidad en un artículo científico publicado en ScienceDirect en 2009. Este afirma que las antraquinonas poseen varios efectos biológicos que facilitan la expulsión de las heces.

Triphala
(*Terminalia chebula, Terminalia bellerica* y *Phyllanthus emblica*)

PARA QUÉ SIRVE:
- ✔ Tratar el estreñimiento.
- ✔ Estimular y apoyar el sistema digestivo.
- ✔ Limpiar el colon.
- ✔ Tratar la diarrea.
- ✔ Apoyar las defensas del cuerpo.

CUÁNDO USARLO:
- ✔ Cuando hay problemas para evacuar el cuerpo.
- ✔ Si se padece síndrome de intestino irritable.

CÓMO CONSUMIRLO:
- ✔ Como suplemento, 1 o 2 veces al día, en cápsulas de 500 mg. Puede ser más efectivo si se toma antes de acostarse, con un vaso grande de agua tibia.
- ✔ También está disponible en polvo. Este debe disolverse en agua tibia y consumirse como té.

Este remedio natural es, en realidad, una preparación que mezcla tres frutas: *amalaki*, *bibhitaki* y *haritaki*. Es originario de India, donde ha sido utilizado por la medicina ayurvédica durante más de dos mil años. De acuerdo con la manera de entender la salud integral en la medicina india, hay fuerzas elementales llamadas *doshas* que impregnan nuestro cuerpo, mente y espíritu; y el *triphala* tendría la capacidad de lograr un impacto positivo en los *doshas* del cuerpo, específicamente aquellos ligados a nuestro sistema digestivo. Por eso se le considera un *rasayana* o elixir de la vida, capaz de rejuvenecer los órganos.

Según *The Charak Samhita*, un texto fundamental en esta medicina, tomar *triphala rasayana* (que es la mezcla de *triphala* con miel y *ghee* o mantequilla clarificada) diariamente "tiene el potencial de hacer que una persona viva durante cien años sin envejecer ni enfermarse". Quizá no sea una panacea como lo plantean, pero lo concreto para el resto de los mortales es que se ha comprobado que esta mezcla, efectivamente, mejora la digestión y apoya la salud del cuerpo en general.

Por qué sí funciona

- Tres respetadas entidades de California, como el Centro de Excelencia para la Investigación y Capacitación en Salud Integrativa, la Fundación Chopra y la Universidad Bastyr, realizaron una exhaustiva revisión de estudios relacionados con las propiedades del *triphala* que fue publicada en 2017 por la *Journal of Alternative and Complementary Medicine*. En esta se señala que, en la medicina ayurvédica, el *triphala* es una piedra angular del tratamiento gastrointestinal y rejuvenecedor. Además de la acción laxante, distintas investigaciones han encontrado que los polifenoles en el *triphala* modulan el microbioma intestinal humano y, por tanto, promueven el crecimiento de

Té de *triphala* para combatir el estreñimiento y mejorar la digestión

PARA 1 PERSONA

INGREDIENTES:
1 taza de agua tibia
½ cucharadita de *triphala* en polvo
1 cucharadita de miel
1 cucharadita de *ghee*
Gotas de zumo de limón

PREPARACIÓN:
Mezcla el *triphala* en polvo con el agua tibia. Agrega la miel y el limón para suavizar el sabor, ya que el *triphala* puede ser un poco amargo. Puedes agregar *ghee* y mezclarlo, o bien comerte la cucharadita y de inmediato beber el té. Hazlo antes de acostarte o media hora antes de comer.

bifidobacterias y lactobacilos beneficiosos, al tiempo que inhiben el crecimiento de microbios intestinales.

- Basándose en el hecho de que el *triphala* (TLP) es uno de los suplementos ayurvédicos más importantes, el cual se cree que tiene un efecto beneficioso en todo el tracto gastrointestinal, la Universidad Médica de Lodz, en Polonia, dio a conocer en 2018 un estudio sobre los distintos usos de esta formulación. El objetivo fue resumir la literatura disponible centrada en sus componentes y analizar su efectividad y valor terapéuticos para mejorar los síntomas gastrointestinales inferiores, en particular el síndrome del intestino irritable (que incluye estreñimiento y diarrea). El resultado destacó que los componentes de TLP causan la restauración del revestimiento del epitelio del tracto digestivo y, al exhibir propiedades laxantes leves, facilitan el paso de las heces en el colon. El TLP es también rico en polifenoles, vitamina C y flavonoides, los cuales proporcionan efectos antioxidantes y antiinflamatorios.

- Otra revisión de estudios, realizada en India y publicada en la *Chinese Journal of Integrative Medicine* en 2012, valida el uso terapéutico del *triphala*, no solo como tratamiento intestinal, sino para distintas aplicaciones. De hecho, señala que se considera una panacea en el sistema tradicional indio de medicina ayurveda. Los médicos ayurvédicos usan *triphala* para muchas dolencias, pero destaca para tratar diversos trastornos gastrointestinales. Los estudios científicos realizados en las últimas dos décadas han validado al menos 16 de sus propiedades, entre las que se encuentran la antioxidante, antiinflamatoria y analgésica. Y se descubrió que tiene una buena propiedad laxante, para mejorar el apetito y reducir la hiperacidez gástrica.

11

SISTEMA INMUNITARIO
Nuestro batallón de defensas, en pie de guerra permanente

Llevo más de 20 años dedicado a la medicina y cerca de una década compartiendo con ustedes mi experiencia y conocimiento sobre cómo mejorar la salud a través de los medios masivos de comunicación, especialmente la televisión. A lo largo de todos estos años, muchas veces me han escuchado hablar sobre las defensas y el sistema inmunitario, pero creo que nunca he logrado captar la atención de tanta gente como lo hizo el COVID-19. Cuando comenzó a hablarse de la pandemia, se alertaba especialmente a las personas con más de 65 años, con enfermedades preexistentes o con un sistema inmunitario deprimido. ¿Qué significaba eso? ¿Podríamos estar en ese grupo sin saberlo? Y si no teníamos un sistema defensivo fuerte, ¿cómo apoyarlo y fortalecerlo? Fue entonces cuando todo el mundo quiso aprender y entender bien de qué se trata este "batallón", el cual fue decisivo para quienes lograron darle la pelea a este virus y salir victoriosos; incluso, para quienes la siguen dando. Por eso, si todavía no entiendes bien de qué se trata y cómo puedes impulsarlo de manera natural, aquí te quiero dar una mano y aclarar todas tus dudas.

¿QUÉ ES EXACTAMENTE EL SISTEMA INMUNITARIO?

Imagina que tu cuerpo es como una ciudad medieval completamente amurallada. Ahí dentro, hay distintos trabajadores y sistemas que hacen sus respectivas labores para que toda la urbe funcione, tal como lo hacen los distintos órganos dentro de ti. Sobre esas murallas, hay todo un ejército a cargo de resguardar los límites de la ciudad, protegiéndola de cualquier invasión enemiga e, incluso, de cualquier rebelión interna que pueda acabar con el buen funcionamiento de ese pequeño universo. El sistema inmune de tu cuerpo vendría a ser ese ejército, a cargo de protegerte de cualquier invasión en forma de virus, bacterias, parásitos y otros patógenos que están constantemente acechándote.

Es curioso que, tras la pandemia global, muchos se hayan preocupado por primera vez en sus vidas de su sistema inmunitario, pues la verdad es que a diario somos atacados por una inmensidad de enemigos invisibles. Seguramente, al pensar en gérmenes, de inmediato te viene a la cabeza el inodoro o el cesto de la basura en la cocina como posibles criaderos de estos. Pero te cuento que hay numerosos estudios que demuestran que el lápiz que cargas en tu cartera, las llaves de tu automóvil, el contenedor donde llevas la comida al trabajo, el teclado de tu computadora y el teléfono celular —uno de los depósitos más abundantes— son un criadero de gérmenes. ¡No te imaginas la cantidad de virus, bacterias y todo lo que puede caber en la palma de tu mano! Un estudio realizado por la Universidad de Barcelona demostró que, en promedio, solo la pantalla de nuestro celular puede contener 600 bacterias, el equivalente a treinta veces lo que se encuentra en la tapa de un inodoro. Y prácticamente el 80 % de estas terminan en nuestro cuerpo.

Si nuestro organismo recibe tal cantidad de bacterias, ¿cómo es posible que no nos enfermemos? Pues no lo hacemos gracias a la acción de ese ejército que nos defiende a diario: nuestro sistema inmunitario. A diferencia de los órganos internos, este no ocupa un lugar específico en nuestro cuerpo, sino que conforma una compleja red de tejidos, órganos, células y otros sistemas que están en alerta permanente. De esa manera, cada vez que algún agente patógeno intenta atacar tu organismo, infectándolo, él responde y se anticipa, poniendo todo el arsenal de guerra necesario para ganarle cada batalla. Si no contaras con ese refuerzo, pasarías la mayor parte de tu vida enferma, víctima de cualquier germen y sería prácticamente imposible llevar una vida normal, interactuar con otras personas y compartir en espacios públicos, como tristemente les ocurre a muchas personas con problemas inmunológicos. Hasta cierto punto, algo así como lo que nos ocurrió también a todos durante la pandemia del COVID-19, pues debimos dejar nuestras vidas regulares durante semanas para poder "controlarlo".

Entre los principales órganos, tejidos, sistemas y partes que forman el sistema inmunitario se encuentran:

- El **bazo**, un pequeño órgano del tamaño de un puño que está ubicado al lado izquierdo, bajo las costillas, pertenece al sistema linfático y contiene glóbulos blancos, especialistas en combatir infecciones. A pesar de su tamaño, tiene varias tareas además de defender al organismo, pues también debe equilibrar los líquidos y controlar la cantidad de sangre del cuerpo, entre otras funciones.
- El **timo** es un pequeño órgano ubicado frente al corazón y detrás del esternón. En él crecen los linfocitos o células T, que son las encargadas

de "adaptar" al organismo o ponerlo en modo de defensa cuando hay infecciones para poder combatirlas.

- Los **ganglios linfáticos** son como racimos de pequeños frijolitos dispersos por distintas áreas de nuestro cuerpo: en las axilas, en el cuello, debajo de la barbilla, en la ingle, etc. Son los encargados de filtrar o limpiar el líquido que pasa a través de nuestro organismo y, por supuesto, también se encargan de defenderlo de infecciones, pues atrapan y expulsan a los patógenos antes de que se dispersen y lleguen a otras áreas. Normalmente, cuando los sentimos inflamados y hay fiebre, es que están haciendo su tarea con un virus que está dando pelea.

- El **tracto gastrointestinal**, conformado por el estómago, el intestino delgado y el intestino grueso, si bien es el encargado de descomponer y absorber los alimentos para nutrir al resto del organismo, también tiene importantes tareas en materia de inmunidad, pues, a través de su flora gastrointestinal, contribuye al mantenimiento del sistema inmunitario y genera las condiciones internas para que los distintos elementos se produzcan y preparen. Es como una especie de "almacén de armamento".

- La **médula ósea** o tuétano es un tejido esponjoso que hay dentro de los huesos, como en la cadera y el muslo. Allí está lo mejor de nuestro arsenal personal, nuestras células madre, con las cuales hoy en día se pueden hacer verdaderos milagros en materia de salud. Esas células madre pueden convertirse en glóbulos rojos para transportar oxígeno o en blancos para combatir una infección.

- Los **macrófagos** son los protagonistas de la película cuando combatimos una infección. Son un tipo de glóbulos blancos que se encargan de contrarrestar el ataque de agentes patógenos.

- Los **linfocitos** son una especie de célula que se forma en la médula ósea precisamente para combatir enemigos del organismo. Unos son **linfocitos B**, que generan anticuerpos; y otros, **linfocitos T**, que se encargan de controlar la respuesta inmunitaria, de destruir posibles células tumorales y de controlar las respuestas inmunitarias.

- Los **anticuerpos**, de los que seguramente tanto oíste hablar durante la pandemia, son proteínas que circulan a través de la sangre y que tienen la especial habilidad de reconocer cualquier microorganismo potencialmente peligroso para nosotros y neutralizarlo. Otra de las habilidades de los anticuerpos es que, una vez que han entrado en contacto con esos patógenos o antígenos, crean una especie de memoria que les ayuda a defendernos de ellos si vuelven a atacarnos o si se quedan en nuestro organismo. Por eso se menciona que muchos de nosotros podemos desarrollar "anticuerpos" contra el COVID-19, al igual que lo hemos hecho a lo largo de nuestra historia con cientos de virus y gérmenes.

¿POR QUÉ SE DEPRIME O AFECTA EL SISTEMA INMUNITARIO?

Nuestro sistema inmunitario es realmente asombroso. Está diseñado y preparado para reaccionar a la brevedad posible y para darlo todo por mantenernos saludables. Sin embargo, como en toda batalla, hay ocasiones en que el enemigo es más fuerte, más peligroso o está mejor preparado y, lamentablemente, nuestro sistema de defensas sucumbe a su poderío: es entonces cuando nos enfermamos. Pero eso no significa que nuestras defensas bajan la guardia, pues el sistema sigue funcionando y viendo por dónde contraatacar. Esa es la manera en que nos saca adelante de una gripe, influenza, infección intestinal o enfermedades más complejas, pues sigue batallando día y noche para que nos recuperemos. Ahora bien, eso ocurre en condiciones normales. Pero a veces, nuestro sistema inmunitario no está preparado como debería, ya que las condiciones no son las mejores. Eso puede ocurrir por distintas razones, pues hay ciertos factores que ayudan a deteriorar el sistema inmunitario:

Enfermedades autoinmunes. Hay ocasiones en que nuestro sistema inmune se confunde, se altera y, en vez de hacer su trabajo defendiéndonos de los enemigos o patógenos, comienza a pelear contra nosotros mismos. Es como cuando un futbolista se equivoca de arco y marca un autogol. Por supuesto que nuestro organismo no lo hace con ese propósito, es simplemente un daño o deterioro de "nuestro *software* interno", que provoca que las defensas ataquen a las células sanas y no a las enfermas, ya sea de un órgano, de un tejido, de un conjunto de estos o de un sistema completo.

La mayoría de estas enfermedades presenta un gran porcentaje de factores genéticos, aunque también tiene que ver con las condiciones ambientales y de conducta. Por ejemplo, si no hay cuidado por mantener el peso, hay más tendencia a empeorar algunas condiciones.

Enfermedades como resfríos y gripe. Lo habrás oído en los últimos meses: las personas que han padecido recientemente una gripe tienen mayor probabilidad de contraer el COVID-19, pues han estado ocupadas en combatir los virus y eso ha debilitado sus defensas.

Infecciones respiratorias como la neumonía dejan secuelas en nuestro sistema, pues debe dar el mil por ciento para combatirlas sin dejar secuelas.

Alimentación inadecuada. Las personas asiduas a la comida rápida y poco amigas de los vegetales y las frutas, por supuesto, tienden a tener un sistema de defensas bastante menos saludable. Recuerda que estar bien de peso o robusta no significa que estás saludable. Por eso sigo diciéndoles, día tras día, que, mientras más conscientes seamos de nuestra alimentación, mejor preparados estaremos para enfrentar cualquier problema de salud.

La contaminación también influye. Sobre todo en aquellas personas que viven o trabajan en ciudades densamente pobladas, con miles de automóviles y fábricas funcionando, pues tienden a presentar más problemas de salud debido a toda la polución que reciben a diario.

La edad o los cambios hormonales también pueden afectar temporalmente el sistema inmunitario debido a las fluctuaciones de salud que se presentan. Por ejemplo, frente a los virus, los bebés o niños más pequeños, así como los ancianos, tienden a contar con sistemas inmunitarios menos desarrollados o más deprimidos.

El estrés, como siempre, es un pésimo aliado, pues debilita nuestro sistema. Como te he explicado en otras ocasiones, al entrar nuestro organismo en modo de alerta permanente, como lo hace con el estrés, desencadena una serie de procesos químicos que necesitan cesar a la brevedad para mantener el organismo en balance. Cuando no lo hace, se rompe ese equilibrio y se inician una serie de problemas, como el descontrol del cortisol, aumento de colesterol y presión arterial, etc. De esa manera, nuestro cuerpo está ocupado tratando de defenderse de una situación ficticia, creada solo por el estrés o el miedo, y no se percata de que los virus o bacterias han entrado en juego. Es como si el ejército encargado de defender la ciudad fortificada, usando el ejemplo que mencioné al principio, estuviera tratando de apagar pequeños incendios creados por los propios ciudadanos y no se diera cuenta cuando un poderoso enemigo real entra por un costado iniciando una dura batalla.

Malos hábitos como el cigarrillo y la falta de ejercicio. No me cansaré jamás de repetir que tú tienes el poder de dejar actuar estos dos aceleradores de problemas en tu vida y tu salud o eliminarlos de la lista de factores de riesgo.

Aparte de tomar el control de los factores mencionados, ¿cómo puedes mejorar tu sistema inmunológico?

Es mi deber como médico ser claro y dejarte ver que siempre pueden ocurrir situaciones como las que acabamos de experimentar con la pandemia, pues llega un punto en que no podemos hacer mucho para asegurarnos de que no seremos escogidos por un virus agresivo y despiadado. Eso es una lotería. Pero siempre hay formas de prepararnos de antemano para apoyar nuestro sistema inmunitario, de manera que, cuando deba defendernos, se encuentre en la mejor forma posible. O al menos, no seamos nosotros, con nuestros hábitos y comportamientos, quienes le hayamos quitado el poder y las herramientas para dar la pelea.

*Aprende a nutrirte y a alimentarte más que a comer

Algo que pudimos comprobar durante la reciente pandemia es que, mientras mejor alimentados estemos, contamos con un poco más de posibilidades de pelear contra el virus. Durante décadas, hemos podido comprobar la relación que existe entre una alimentación adecuada (y no hablo de cantidad ni de calidad de los productos, sino de buenas opciones) y una buena salud. Mientras más mal nutrida está una persona, más vulnerable es frente a las enfermedades infecciosas y más posibilidades tiene de contraerlas y alcanzar una condición crítica. Hay estudios en animales que muestran que cuando existe deficiencia de minerales como hierro, selenio, zinc, cobre y ácido fólico, por ejemplo, así como de vitaminas A, B y C, entre otras, el sistema inmunitario no logra responder de la mejor manera. Si quieres potenciar tus defensas, la alimentación es lo primero a lo que debes recurrir.

*Opta por un estilo de vida saludable

Para mí no existe mejor receta que aquella que nosotros mismos podemos "automedicarnos" al hacer buenas elecciones en materia del cuidado de nuestra salud: como optar por dejar de fumar, realizar ejercicio de manera regular, trasnochar lo menos posible, mantener un horario de sueño regular y controlar nuestro peso; es decir, hacer todo lo posible para que nuestros hábitos nos conduzcan a la calidad de vida con la que soñamos y nos merecemos.

*Controla tus emociones, estado anímico y estrés a toda costa

Sé que es difícil mantenerlo a raya, pero definitivamente hay que buscar las maneras de hacerlo si queremos fortalecer nuestro sistema inmunitario y tener una mejor calidad de vida. Cada día son más los estudios que prueban que, cuando nuestra mente no está en calma, el cuerpo se va en picada.

*Mención especial merece el alcohol

Me reí muchísimo con muchos memes durante la cuarentena que decían que, si usar alcohol para desinfectarse por fuera eliminaba el virus, ¡bebérselo lo eliminaría por completo! Pero estamos claros de que, como broma, dentro de la gravedad del momento, pasaba. Lo cierto es que el alcohol no es un buen aliado de nuestro sistema inmunitario. Al contrario, tiende a deprimirlo. Tampoco quiero ser un aguafiestas. Si tienes una reunión familiar o una celebración importante, un trago no te causará mayor daño.

*Duerme

Es increíble lo subvalorado que está el sueño. Puedes buscar mi libro *Mejora tu salud de poquito a poco* para que revises la importancia de dormir bien y el tiempo suficiente, además de las técnicas que pueden ayudarte a mejorar tu ciclo de sueño y a terminar con el insomnio. Hacerlo es una inyección de energía para tu sistema inmunitario.

*Revisa y mantén medidas de higiene

Si hay algo positivo de toda la experiencia del coronavirus para todos nosotros, es haber puesto la mirada en la importancia de las medidas de higiene que mantenemos A DIARIO. No se trata solo de lavarnos las manos por 20 segundos y cada vez que tocamos una superficie en épocas altamente virulentas. Lamentablemente, se nos olvida que a diario interactuamos con cientos de personas en diversas situaciones y eso nos convierte en objetivos fáciles de los patógenos. Debemos mantener frescos esos consejos de limpieza y aseo personal, así como la higiene de los objetos que usamos, como los celulares o las llaves; y de las superficies de nuestro hogar, como es el caso de la cocina, el baño y la oficina, por ejemplo. A ello debemos sumar cambiarnos la ropa al llegar a la casa y usar mascarilla si estamos enfermos, no solo para protegernos a nosotros mismos, sino por conciencia social, por responsabilidad con nuestro círculo familiar y por todos esos detalles que aprendimos en ese momento tan duro. Que no sea una experiencia sin sentido. Aprendamos a ser más cuidadosos y conscientes para darle una mano a nuestro propio ejército defensivo.

A continuación, comparto contigo los mejores productos que he encontrado, sobre la base de la evidencia científica, que pueden ser considerados un **santo remedio** para apoyar tu sistema inmunitario.

Ajo
garlic (*Allium sativum*)

PARA QUÉ SIRVE:
- ✔ Apoyar el sistema inmunitario.
- ✔ **Combatir resfríos y gripe.**
- ✔ Antibiótico natural.
- ✔ Reducir el colesterol.
- ✔ Inhibir el crecimiento de células tumorales.
- ✔ Bajar la presión arterial.

CUÁNDO USARLO:
- ✔ Cuando las defensas están bajas.
- ✔ En temporada altamente virulenta.
- ✔ Frente a los primeros síntomas de gripe, influenza o cualquier enfermedad respiratoria.

CÓMO CONSUMIRLO:
- ✔ Crudo y fresco: masticar un diente de ajo 2 veces al día.
- ✔ Diariamente, como suplemento de ajo añejo, entre 600 y 1200 mg.

Seguramente, si intentas recordar tu platillo favorito de la infancia, preparado por tu abuela o tu mamá, el aroma de una preparación al ajillo te viene de inmediato a la memoria. Pero el uso de este bulbo es mucho más amplio.

En medicina se usa desde siempre junto con las cebollas, el jengibre, el romero, el orégano, el tomillo y la equinácea por sus propiedades antibacterianas. De hecho, históricamente, se sabe que, en la época de la construcción de las pirámides de Egipto, se les daba a los esclavos para que se mantuvieran sanos y fuertes. Durante las terribles pandemias de tuberculosis y peste, a lo largo de la historia, fue uno de los remedios naturales más usados para combatirlas. En la Primera Guerra Mundial, el ejército británico lo usó como antibiótico. En la Segunda Guerra Mundial, fueron los soldados soviéticos quienes usaron de forma masiva el ajo macerado. No en vano, desde entonces, en gran parte de Europa, se le conoce como la "penicilina rusa".

Por qué sí funciona

- En Inglaterra se realizó un estudio, publicado en *Advances in Therapy* en 2001, en el que se evaluó la capacidad del ajo para potenciar la salud, así como para prevenir y disminuir los síntomas del resfrío común. Ciento cuarenta y seis voluntarios fueron asignados al azar para recibir un placebo o un suplemento de ajo con alicina, una cápsula al día, durante un período de 12 semanas entre noviembre y febrero. El grupo de tratamiento activo sufrió significativamente menos resfriados que el grupo de placebo. En consecuencia, también lograron recuperarse más rápido si estaban infectados.
- La propiedad más importante del ajo proviene de su contenido de alicina, una sustancia que puede prevenir el ataque del virus del resfriado común y

Jarabe casero para combatir problemas respiratorios y apoyar el sistema inmunitario

PARA 1 O 2 PERSONAS

INGREDIENTES:

20 dientes de ajo
1 trozo de jengibre pelado
½ cucharadita de romero
½ cucharadita de tomillo
½ cucharadita de orégano
2 tazas de vinagre orgánico de manzana
2 tazas de agua
Miel cruda
1 frasco de vidrio con tapa hermética
1 colador de tela

PREPARACIÓN:

Pela y corta los ajos y el jengibre en trocitos pequeños. Ponlos en el frasco. Agrega el tomillo, romero y orégano. Vierte el agua y el vinagre. Mezcla todo muy bien. Tápalo y déjalo macerar unos tres o cuatro días dentro de la alacena, donde no le llegue luz y haya un ambiente seco. Mueve el frasco diariamente para que se mezcle bien. Pasado ese tiempo, filtra la mezcla para obtener solo el líquido. Mézclalo con la miel y ponlo en el frasco nuevamente. Guárdalo en la nevera por una semana como máximo. Puedes tomar tres o cuatro cucharadas al día, diluidas en agua.

de otras enfermedades de tipo infeccioso, como la tuberculosis, al fortalecer el sistema inmunitario. Así lo muestra un estudio realizado por distintas entidades académicas de Estados Unidos, Sudáfrica e India, publicado por la *Journal of Ethnopharmacology* en 2019. Este señala que, históricamente, se sabe que el ajo mata las cepas de micobacterias y que su compuesto activo, la alicina, mata varios microorganismos. El estudio demostró que la alicina no solo reduce la carga bacteriana en los pulmones de los ratones infectados con *Mycobacterium tuberculosis*, sino que también induce una fuerte inmunidad antituberculosa.

- El azufre es otro compuesto importante del ajo. Así lo demostró una revisión de estudios realizada en la Universidad de Gainesville, en Florida, publicada en 2019. Esta señala que el extracto de ajo envejecido y el glutatión, gracias al azufre, desempeñan importantes funciones protectoras y reguladoras dentro del sistema inmunitario y en los procesos oxidativos. En esta revisión se resumen las funciones principales de los derivados del ajo, su papel en la respuesta inmune y el impacto en la salud y las enfermedades.

Andrografía

androgaphis, green chiretta, kalmegh (*Andrographis paniculata*)

PARA QUÉ SIRVE:
- ✔ Apoyar el sistema inmunitario.
- ✔ Tratar enfermedades infecciosas.
- ✔ Calmar el dolor de garganta de origen viral.

CUÁNDO USARLA:
- ✔ Si hay manifestación de los primeros síntomas de malestar por gripe o catarro.
- ✔ Cuando hay molestias en la garganta.
- ✔ Si hay tos.

CÓMO CONSUMIRLA:
- ✔ En té, infusión o en gotas.
- ✔ Como suplemento, en dosis de 3 a 6 g al día, durante 5 o 10 días, cuando hay un cuadro infeccioso respiratorio. Tómalo apenas sientas los primeros malestares o dolor de garganta.

Conocida también como la "equinácea india", a esta planta, originaria de Sri Lanka, los ayur-védicos la denominan "el rey de los amargos". Tanto en la medicina tradicional india como en la china, y en países como Tailandia y Malasia, se le conoce desde hace miles de años, especialmente por su éxito tratando infecciones del tracto respiratorio.

Tradicionalmente, se ha usado con mayor frecuencia al inicio de un resfriado o dolor de garganta, ya que se ha demostrado que acorta la duración de estos problemas. De hecho, en la actualidad, es el suplemento natural más recomendado para tratar y prevenir los resfriados en los países escandinavos. Además, ese sabor amargo que la caracteriza eleva los niveles de glutatión en las células, ayudando a protegerlas. Pero no solo ayuda en eso, pues se ha comprobado que sus efectos antimicrobianos, antiprotozoos y antiinfecciosos, ayudan, por un lado, a combatir los patógenos y, por otro, a estimular el sistema de defensas.

Por qué sí funciona

- Las propiedades de apoyo al sistema inmunitario de la planta *Androgaphis paniculata* quedaron descritas en una revisión sistemática de estudios realizada por la Universidad de Benín, en Nigeria, junto con la Universidad de Rostock, en Alemania, y la Universidad de Mississippi, en Estados Unidos, publicada por la *Asian Pacific Journal of Tropical Disease* en 2014. En esta se describe el uso medicinal, la fitoquímica, las acciones farmacológicas, el perfil de toxicidad y el uso terapéutico de esta planta. También se informa que el extracto y los compuestos puros de la misma son antimicrobianos,

Té de andrografía y eleutero para apoyar las defensas

PARA 1 PERSONA

INGREDIENTES:
1 taza de agua recién hervida
10 a 12 g de andrografía
   fresca o 1 cucharadita de
   hojas secas
4 gotas de extracto líquido
   de eleutero
Zumo de limón
Miel (opcional)

PREPARACIÓN:
Pon las hojas o las partes de la hierba en un infusor; luego, colócalo dentro de una taza. Agrega el agua recién hervida. Deja reposar por cinco minutos. Agrega el zumo de limón, el extracto de eleutero y la miel, si deseas. Bébelo de inmediato. Puedes tomar hasta cuatro tazas diarias.

citotóxicos, antiprotozoarios, antiinflamatorios, antioxidantes, inmunoestimulantes, antidiabéticos, antiinfecciosos, antiangiogénicos, protectores hepato-renales, moduladores de la función hormonal/sexual, moduladores de enzimas hepáticas, con actividades insecticidas, entre otras propiedades.

- Varios estudios se han enfocado en demostrar el uso tradicional de la andrografía para mejorar el sistema inmunitario, así como para reducir la gravedad del resfriado común y prevenir la aparición de un resfriado en personas sanas. Por ejemplo, el extracto de *Andrographis* demostró, en un ensayo doble ciego, que reduce con éxito la gravedad del resfriado común. Se cree que estas causas se deben a las acciones de mejora del sistema inmunitario de los componentes activos conocidos como andrografólidos. Así lo prueba un estudio realizado por universidades de China e Italia, publicado en la *Acta Pharmacologica Sinica* en 2010. La investigación concluyó que los andrografólidos pueden modular las respuestas inmunes innatas y adaptativas mediante la producción de anticuerpos específicos, entre otros mecanismos.

- En tanto, una revisión de estudios realizada en conjunto por organizaciones académicas de Inglaterra, China y Francia, publicada en 2017, analizó la efectividad de esta planta para aliviar los síntomas de infecciones respiratorias comparada con otras hierbas y con un placebo. Por otro lado, diversos estudios, como uno realizado en India en 1993, se han enfocado en explicar estos efectos, debido a que los compuestos de la *Andrographis paniculata*, como los andrografólidos, inducen la estimulación significativa de anticuerpos y la respuesta inmune, lo que mejora el sistema de defensas del cuerpo.

Astrágalo
*astragalus, huáng qí (**Astragalus membranaceus**)*

PARA QUÉ SIRVE:
- ✔ Fortalecer el sistema inmunitario.
- ✔ Fortalecer los pulmones.
- ✔ Manejar el estrés.
- ✔ Combatir la fatiga y ganar más energía.
- ✔ Reducir la inflamación.

CUÁNDO USARLA:
- ✔ En época de alta virulencia ambiental.
- ✔ Cuando las defensas están bajas.
- ✔ Cuando hay cuadros de estrés.

CÓMO CONSUMIRLA:
- ✔ En infusión, una taza, 3 veces al día.
- ✔ Dosis de 30 g de raíz seca o 1000 mg de tintura.
- ✔ Úsala como método preventivo, pero no en el contexto de una infección activa con COVID-19 o si eres paciente con medicación inmunosupresora.

Es poco conocida en Occidente, pero en Oriente es una de las más importantes dentro de la medicina tradicional china, en la que se valora su amplio espectro de beneficios; en especial, para eliminar tumores y apoyar la salud del corazón, así como para proteger el organismo del daño oxidativo y del estrés mental y físico. De hecho, es llamada una planta "líder".

Originalmente es de Mongolia y el noreste de China. Aunque es una leguminosa, es su raíz la que se utiliza con propósitos medicinales y debe tener cuatro años para ser cosechada.

Es tanto el éxito que tiene en sus usos tradicionales, que es precisamente eso lo que la ha hecho conocida en otras latitudes y ha incentivado a los científicos a ponerle atención; especialmente a sus componentes como saponinas, polisacáridos, flavonoides y aminoácidos, pues han demostrado una impresionante capacidad inmunológica.

Por qué sí funciona

- El Instituto de Cuidado Integral del Cáncer de Evanston, en Illinois, Estados Unidos, realizó una completa revisión de los efectos en el sistema inmunitario del astrágalo, el *ginseng* y la equinácea, publicada por la revista *Integrative Cancer Therapies* en 2003. En esta se reconoce que la medicina tradicional china proporciona varios remedios para fortalecer la resistencia del cuerpo a las enfermedades a través de sus efectos sobre los componentes del sistema inmunitario. El artículo examina estos tres estimulantes inmunitarios herbales populares que a menudo son de interés para los

Infusión de astrágalo y otras hierbas para apoyar las defensas
PARA 1 PERSONA

INGREDIENTES:
4 tazas de agua
Un trocito de raíz de astrágalo
seca o 1 cucharadita en polvo
Un trocito de raíz de *ginseng* seca
o fresca o ½ cucharadita en
polvo
1 bolsita de té de *schisandra*
o 1 cucharada de bayas secas
de esta o en polvo
Miel o endulzante natural
(opcional)

PREPARACIÓN:
Pon todos los ingredientes en una olla y
agrega el agua. Hiérvela por unos cinco minutos. Apaga y deja reposar. Cuela una taza y
bébela. Bebe el resto durante el día.

pacientes con cáncer. El astrágalo es el menos estudiado de todos en Occidente. Sin embargo, las tres hierbas parecen tener perfiles de seguridad
satisfactorios y se señala que los pacientes con cáncer pueden usarlas para
aumentar la resistencia a las infecciones.

- Las propiedades inmunorreguladoras del extracto de *Astragalus membranaceus* durante muchas enfermedades, así como sus efectos en el mecanismo
de liberación del mediador de la respuesta inmune de nuestro organismo,
fueron estudiados ampliamente por la Universidad de Fudan, en Shanghái,
China, en una investigación publicada en 2012. Los resultados sugieren que
el astrágalo genera ciertos mecanismos que aumentan la respuesta inmune,
en general, y activa la respuesta inmune de los macrófagos, que se encargan de eliminar los virus y bacterias.

- De acuerdo con un estudio realizado por la Universidad de Medicina China
de Zhejiang junto con otras entidades académicas y médicas de China, y
publicado en *Phytomedicine* en 2019, "el *Astragalus membranaceus* y el
Panax ginseng son dos hierbas tónicas utilizadas en la medicina tradicional china como refuerzo inmunológico y ayudan a controlar enfermedades
con su efecto sinérgico saludable sobre el sistema inmunitario". El estudio
investigó el efecto de promoción y los mecanismos moleculares de ambas
raíces en el sistema inmunitario, como refuerzo y para controlar las enfermedades, mediante el estudio sistemático computacional y animal. Los
resultados mostraron, simultáneamente, la capacidad de fortalecer la función del sistema inmunitario —apoyando distintas partes de este, incluida la
mejora del índice de bazo y timo—, la proliferación de linfocitos esplénicos
y la actividad citotóxica de algunas células.

Comino

comino negro, *cumin* (*Cuminum cyminum, Bunium bulbocastanum*)

PARA QUÉ SIRVE:
- ✔ Estimular el sistema inmunitario.
- ✔ Combatir la gripe y otros problemas respiratorios.
- ✔ Promover un sistema digestivo saludable.
- ✔ Disminuir el dolor de estómago, la indigestión y las diarreas.

CUÁNDO USARLO:
- ✔ Al sentir los primeros síntomas de gripe o resfrío.
- ✔ Como prevención, agregarlo constantemente a las comidas.

CÓMO CONSUMIRLO:
- ✔ Agregándolo a cualquier platillo en carnes, vegetales, aderezos, etcétera.
- ✔ En gárgaras, cuando hay dolor de garganta.
- ✔ Como suplemento, en dosis de 2000 a 5000 ui, a diario, con comidas.

Griegos, romanos, egipcios, sirios, indios, mexicanos, sudamericanos y portugueses han sucumbido al peculiar aroma, sabor y textura del comino.

En hebreo, su nombre significa "condimento" y es el principal encanto de esta pequeña planta, originaria de Medio Oriente. Los arqueólogos han encontrado referencias a esta especia en las tablillas con lineal A, la antigua escritura de Creta, así como en excavaciones del antiguo Egipto y en las apoteósicas momias, pues era una de las plantas que usaban para el proceso de embalsamamiento de los faraones.

En la Biblia se le menciona en varias ocasiones, mostrando incluso que los escribas y fariseos pagaban sin demora sus impuestos por esta semilla, la menta y el eneldo. Era, sin duda, un producto muy apetecido, no solo por su aporte en la cocina tradicional, sino como un tratamiento en infinidad de problemas. De hecho, se le menciona como capaz de curar todas las enfermedades, excepto la muerte.

Por qué sí funciona

- Un estudio realizado en ratones por el Departamento de Farmacología del Instituto Indio de Medicina Integrativa, en Jammu Tawi, India, publicado en 2010, exploró los efectos moduladores de la salud del *Cuminum cyminum* e identificó el compuesto activo y sus propiedades inmunomoduladoras. Las dosis orales (25, 50, 100, 200 mg/kg) de comino, en días consecutivos, mejoraron la respuesta inmune de los ratones con sistemas inmunes comprometidos debido al estrés inducido por la restricción. Estos efectos se caracterizaron por una reducción del cortisol y la glándula suprarrenal, un aumento en el peso del timo y el bazo, y la reposición de células T agotadas. Hubo una respuesta dependiente de la dosis, pero todas ellas tuvieron

Jarabe de comino para ayudar a fortalecer las defensas y aminorar el dolor de garganta

PARA 1 O 2 PERSONAS

INGREDIENTES:

4 tazas de agua
4 cucharaditas de semillas de comino
2 cucharadas de zumo de limón
Miel cruda
1 frasco limpio y con tapa hermética
1 colador fino

PREPARACIÓN:

En una olla pequeña, pon las semillas y el agua. Hiérvela a fuego medio, de quince a veinte minutos, revolviendo constantemente. Apágala y espera a que enfríe. Cuela la mezcla y agrégale la miel y el zumo de limón. Mezcla bien y ponla en el frasco. Toma una cucharadita cada tres o cuatro horas cuando sientas malestar de gripe. Y una o dos al día para prevenir. Guárdalo en la nevera.

efectos beneficiosos. Sobre esos datos, la investigación concluyó que el comino es un inmunomodulador potente y puede desarrollarse como una ventaja para recuperar la inmunidad de los individuos inmunocomprometidos.

- La Facultad de Medicina de la Universidad Thammasat, en Pathum Thani, Tailandia, realizó un estudio con el propósito de analizar la capacidad de elevar la inmunidad mediante los efectos antioxidantes de 19 plantas en la preparación de la medicina tradicional tailandesa para tratar resfriados, asma y fiebre. El resultado fue publicado en 2010 por la *Journal of the Medical Association of Thailand*. Se obtuvieron tres extractos de cada planta. Uno de estos se hizo hirviendo cada planta en agua de forma similar a la práctica de la medicina tradicional tailandesa. Los resultados mostraron coherencia con el uso dado por la medicina tradicional para tratar la fiebre, resfriado y enfermedades alérgicas e inflamatorias.

- El mecanismo de acción que posee el comino (*Cuminum cyminum* L.) para incrementar la respuesta inmunitaria y combatir enfermedades infecciosas respiratorias está expuesto en diversos estudios. Así lo refleja una amplia revisión sistemática realizada por el Centro de Biotecnología de la Universidad de Sfax, en Túnez, publicada en 2015. En esta se señala que el comino se ha utilizado ampliamente en la medicina tradicional para tratar gran variedad de enfermedades, incluidas la hipolipidemia, el cáncer y la diabetes. Existe amplia evidencia de las actividades biológicas y biomédicas del comino que, generalmente, se han atribuido a sus componentes activos, como terpenos, fenoles y flavonoides.

Equinácea

**echinacea, american coneflower (*Echinacea angustifolia,
E. pallida, E. purpurea*)**

PARA QUÉ SIRVE:
- ✔ Reforzar el sistema inmunitario.
- ✔ Prevenir y tratar resfríos e infecciones respiratorias.
- ✔ Calmar la tos y aliviar el dolor de garganta.

CUÁNDO USARLA:
- ✔ Al primer síntoma de gripe o resfrío.
- ✔ Durante toda la temporada altamente virulenta.

CÓMO CONSUMIRLA:
- ✔ En té o extracto líquido.
- ✔ Como suplemento: busca equinácea purpúrea y toma 300 mg, 3 veces al día.

Uno de los santos remedios orgullosamente norteamericanos es, precisamente, la equinácea, la cual fue bautizada por distintas tribus nativas como *snakeroot* o "raíz de serpiente" porque su uso para tratar las mordeduras de ese reptil era muy común entre ellas. No en vano, el "aceite de serpiente" contenía mayormente esta hierba.

Se sabe que los cheyenes, por ejemplo, la usaban para calmar el dolor de garganta, igual que los *kiowas* y los comanches. Los primeros preparaban las raíces en forma de té; los segundos, simplemente, masticaban sus hojas para que el jugo les sirviera de tónico para calmarles la molestia y disminuirles la tos. Pero también la usaban para mitigar el dolor de muelas, fortalecerse durante los crudos inviernos, tratar infecciones y hasta para problemas de la piel. De hecho, fueron los nativos quienes les enseñaron a los primeros colonos las bondades de esta planta autóctona. Y en 1887, John Uri Lloyd, un famoso farmacéutico, comenzó a recomendarla y a hacerla famosa entre sus colegas y pacientes.

Por qué sí funciona

- El Centro Nacional de Salud Complementaria e Integral, dependiente del Departamento de Salud y Servicios Humanos de Estados Unidos, se refiere a la equinácea como un suplemento dietético para el resfriado común y otras infecciones, debido a que puede estimular el sistema inmunitario para combatir las infecciones de manera más efectiva. También lo acredita la Clínica Mayo, pero la efectividad del tratamiento depende de la concentración que se utilice de dicha hierba.
- Tomando como punto de partida que la medicina herbal tradicional proporciona varios remedios para fortalecer la resistencia del cuerpo a las enfermedades, el Instituto de Cuidado Integral del Cáncer de Evanston, Illinois, publicó en 2003 un artículo en la revista *Integrative Cancer Therapies* donde

Té para apoyar las defensas y combatir resfríos
PARA 1 PERSONA

INGREDIENTES:
4 tazas de agua recién
  hervida
4 cucharaditas de equinácea
  purpúrea
1 cucharadita de menta
  seca o fresca (o una
  bolsita de té)
2 cucharaditas de semillas
  de hinojo
1 trozo de raíz de jengibre
1 trozo de raíz de cúrcuma
2 rodajas de limón
Miel cruda al gusto

PREPARACIÓN:
Pon todos los ingredientes en una jarra de vidrio resistente al calor. Agrega el agua recién hervida. Revuelve y deja reposar por diez minutos. Bebe una taza de inmediato y el resto durante el día, caliente o a temperatura ambiente.

se revisa la evidencia científica de tres estimulantes herbales populares que a menudo son de interés para los pacientes con cáncer, entre los cuales destaca la equinácea. En este artículo se señala que los estudios preclínicos otorgan reconocimiento a la idea de que la equinácea funciona a través de mecanismos inmunes. Explica que se han realizado numerosos ensayos clínicos sobre preparaciones de esta hierba, los cuales demuestran que sus extractos acortan la duración y gravedad de los resfriados y otras infecciones de las vías respiratorias superiores si se administran cuando apenas aparecen los síntomas. Entre otras conclusiones, sostiene que esta hierba parece tener un perfil de seguridad satisfactorio y, por lo tanto, puede ser una posibilidad de uso para los pacientes con cáncer, quienes cuentan con un sistema inmune deprimido, al aumentar la resistencia a las infecciones.

- Otra revisión sistemática realizada por la Escuela de Medicina de la Universidad de Wisconsin, publicada en 2003 por *Phytomedicine*, señaló que las preparaciones de *Echinacea purpurea* se encuentran entre las más utilizadas por sus propiedades inmunológicas significativas, constatadas en una serie de experimentos. Esta hierba posee gran cantidad de componentes químicos (alquilamidas, polisacáridos, glucoproteínas y derivados del ácido cafeico) que destacan por ser potentes estimulantes del sistema inmunitario. Detalla que estos resultados se deben a que promueven autoestimulación inmunológica celular. Los datos más sólidos provienen de ensayos que prueban los extractos de *E. purpurea* en el tratamiento de la infección aguda de las vías respiratorias superiores.

Geranio africano
Umckaloabo, kalwerbossi, EPs 7630 (*Pelargonium sidoides*)

PARA QUÉ SIRVE:
- ✓ Mejorar la respuesta del cuerpo a las infecciones, apoyando las defensas.
- ✓ Matar las bacterias o evitar que estas se adhieran a las superficies internas del cuerpo.
- ✓ Tratar infecciones de las vías respiratorias superiores, como bronquitis, sinusitis, dolor de garganta, amigdalitis y resfriado común.

CUÁNDO USARLO:
- ✓ Ante los primeros síntomas de infección respiratoria, como fiebre y dolor de garganta.
- ✓ A diario, en temporada de influenza, como prevención.

CÓMO CONSUMIRLO:
- ✓ Como suplemento, en pastillas o, idealmente, líquido, en dosis de 30 gotas cada 4 o 6 horas al inicio de los síntomas, por 10 días como mínimo. En caso de bronquitis severa, tomar por al menos 24 semanas.

Durante siglos, fue uno de los secretos de la medicina tradicional de los pueblos Zulu y Nama, en el sur de África; por esa razón, era subestimada erróneamente en gran parte del mundo. Sin embargo, alrededor de 1773, algunos científicos y herbolarios, como el naturalista sueco Karl Peter von Thunberg, llegaron a Ciudad del Cabo, Sudáfrica, y se fijaron que los nativos utilizaban esta planta completa para tratar, con éxito, desde la diarrea hasta la anemia, debilidad, fiebre y disentería.

Varios científicos comenzaron a documentar y estudiar su uso y la dieron a conocer en Europa, especialmente en Suiza, y en 1897 se dio a conocer en Inglaterra como tratamiento para la tuberculosis. Durante años, se comercializó como "Stevens' cure", por el apellido de quien estaba a cargo (Charles Henry Stevens) del protocolo médico europeo para muchas enfermedades infecciosas, hasta que cayó en el olvido por la aparición de los antibióticos químicos a mediados del siglo XX.

Por qué sí funciona

- La *Journal of Ethnopharmacology* publicó en 2008 un artículo que resume toda la historia y evidencia científica del *Pelargonium sidoides*, avalado desde hace más de dos siglos por investigaciones europeas. El escrito contiene una revisión detallada de su etnobotánica, historia comercial y resultados científicos preclínicos y clínicos que respaldan el uso de la planta en fitomedicinas modernas basadas en evidencia, las cuales muestran, entre otros beneficios, un aporte al sistema inmunitario. Se incluyen los artículos científicos modernos, así como documentos y libros antiguos. Revisa la evidencia científica de

Té de *umckaloabo*, tomillo y limón para apoyar las defensas y combatir síntomas de resfrío

PARA 1 PERSONA

INGREDIENTES:

4 tazas de agua

4 goteros completos de extracto de *umckaloabo*

2 cucharaditas de tomillo seco

4 rodajas de limón

Miel cruda de eucalipto

PREPARACIÓN:

En una olla, pon el tomillo y el agua. Hierve por cinco minutos. Déjalo reposar unos diez minutos. Luego, cuélalo y pon el líquido en una jarra de vidrio resistente al calor. Agrega el limón y la miel. Sirve una taza y ponle un gotero completo de *umckaloabo*. Vierte un gotero en cada taza que bebas durante el día. Si quieres, puedes poner las hojas de tomillo en un difusor y dejarlo dentro de la jarra para mayor concentración.

la eficacia del producto, principalmente como tratamiento para la bronquitis aguda y para diversas dolencias, incluida la disentería y la tuberculosis.

- Un estudio realizado por la Universidad Nacional de Medicina de Kiev, en Ucrania, y otras organizaciones académicas de Alemania, publicado en 2010, evaluó la capacidad del extracto de *umckaloabo*, *Pelargonium sidoides* o EPs 7630 para apoyar el sistema inmunitario y tratar los síntomas de la bronquitis en adultos y niños. Los resultados mostraron que, tomándolo dentro de las primeras 48 horas, luego de sentirse enfermo, se tienen menos síntomas después de 7 días de tratamiento. Algunos estudios también han utilizado extractos en forma de tableta que parecen funcionar en los adultos. Esto probó su eficacia para tratar la bronquitis aguda en pacientes de 6 a 18 años con una dosis diaria de 60 mg o 90 mg. También reduce significativamente la gravedad de los síntomas de la bronquitis aguda, conduce a un curso más favorable de la enfermedad y a una recuperación más rápida.

- El Departamento de Medicina Familiar de la Universidad de Chicago realizó un ensayo controlado aleatorio, publicado en *The Journal of Family Practice* en 2008, para verificar las propiedades inmunorreguladoras de la hierba *Pelargonium sidoides* y como tratamiento para el resfriado común. Se administró a los pacientes (hombres y mujeres de entre 18 y 55 años de edad) *Pelargonium sidoides* (30 gotas, 3 veces al día) para reducir la gravedad y la duración de los síntomas del resfriado común y hacer que los pacientes volvieran a trabajar lo antes posible. El tratamiento alternativo se aplicó con éxito en pacientes con dolor de garganta, congestión nasal y tos seca que buscaban un antibiótico.

Rábano picante
horseradish (*Armoracia rusticana*/*Cochlearia armoracia*)

PARA QUÉ SIRVE:
- ✔ Estimular el sistema inmunitario.
- ✔ Evitar y combatir problemas respiratorios.
- ✔ Tratar el dolor de garganta.
- ✔ Disminuir los síntomas de la sinusitis y bronquitis.
- ✔ Desinflamar.

CUÁNDO USARLO:
- ✔ Si hay debilidad o problemas de defensas bajas.
- ✔ Cuando empiezan los primeros síntomas de un problema respiratorio.

CÓMO CONSUMIRLO:
- ✔ Como condimento en cualquier platillo.
- ✔ En té, con 3 a 5 g de raíz rallada, 3 veces al día.
- ✔ Como infusión, de 2 a 3 ml diariamente.

No tiene nada que ver con el rabanito tradicional, aunque ambos son tubérculos pertenecientes a la familia *Brassicaceae*, como el brócoli y el repollo. Es originario del sudeste de Europa y de Asia Occidental, pero su peculiar sabor lo ha hecho popular en la cocina de muchas partes del mundo. En países como Alemania o en Escandinavia, se utiliza para aderezar las carnes, pero lo curioso es que, antes de ser famoso como condimento, lo fue como medicina natural, y desde hace siglos.

Ya durante la Edad Media, se utilizaba la planta completa, con raíz incluida, porque todas sus partes parecen tener valor medicinal. Se trataban diversas afecciones, especialmente las de tipo respiratorio y del tracto urinario. Ha demostrado tener asombrosas capacidades antibacterianas, disminuye la congestión por sinusitis o gripe, elimina las mucosas y combate la bronquitis, la inflamación e, incluso, el dolor de garganta.

Por qué sí funciona

- La Comisión E de Alemania, equivalente a la FDA en Estados Unidos, aprueba el uso del rábano picante para el tratamiento de infecciones respiratorias, como bronquitis, resfriados, entre otros usos relacionados con el sistema inmunitario. Esto se basa en su uso tradicional y en el hecho de que esta planta tiene más componentes antimicrobianos que cualquier otra especia. Sus propiedades para fortalecer el sistema inmunitario se deben, en parte, al poderoso efecto antimicrobiano de un compuesto que posee llamado isotiocianato de alilo (*allyl isothiocyanate*). Esta sustancia, además de brindarle ese fuerte sabor picante, tiene el poder de combatir un amplio espectro de patógenos. Así se ha podido comprobar en varios estudios, muchos de ellos incluidos en una revisión realizada por el Departamento de

Infusión casera de rábano picante para apoyar el sistema inmunitario y aminorar los resfriados

PARA 1 PERSONA

INGREDIENTES:
½ taza de agua recién hervida
10 o 15 g de raíz de rábano picante recién rallada (o su versión en polvo)
½ taza de zumo de limón
1 frasco de vidrio con tapa hermética
Miel cruda (opcional)

PREPARACIÓN:
En un contenedor resistente al calor, pon la raíz de rábano picante y agrega el agua caliente recién hervida. Deja reposar hasta que se enfríe. Luego, ponla en la licuadora hasta que quede bien molida. Pásala por un colador muy fino (si no te molesta la textura, puedes dejarla así). Agrégale el zumo de limón, la miel, si gustas, y mezcla muy bien. Toma una o dos cucharaditas y guarda el resto en la nevera durante uno o dos días. El rábano tiene más efecto cuando está fresco.

Prevención y Control del Cáncer del Instituto del Cáncer Roswell Park, en Nueva York, Estados Unidos, publicada en 2010. En esta se señala, entre otras cosas, que dicho compuesto muestra actividad antimicrobiana contra un amplio espectro de patógenos y actividad anticancerígena.

- Otro estudio que probó los efectos del isotiocianato de alilo, el antibiótico natural contenido en el rábano picante que genera apoyo inmunológico, se realizó en el Centro de Investigación del Cáncer Amala, en Kerala, India, publicado en 2003. En este se descubrió que la administración de isotiocianato de alilo y de isotiocianato de fenilo estimulan la respuesta inmunológica en ratones. El tratamiento probado con cinco dosis de los compuestos mejoró el recuento total de glóbulos blancos a los 9 días de uso. Además, el número de células alfa-esterasas positivas también aumentó después del tratamiento, corroborando las actividades inmunomoduladoras.

- Otro de los mecanismos de acción que explica los efectos favorables de la raíz de rábano picante para combatir infecciones y como apoyo del sistema inmunitario se debe a que favorece a los fagocitos, un tipo de célula cuya función es neutralizar y absorber a los agentes patógenos. Este mecanismo ha sido estudiado por el Instituto de Lepra del Ministerio de Salud de Rusia, en Astrakhan, Rusia, y publicado en 2002. Para este, se realizó un tratamiento experimental de la lepra en ratones con raíz de rábano picante seca y rallada, administrada por vía oral en dosis de 300 mg/kg. Los resultados mostraron, entre otras cosas, mejoramiento de las funciones antimicrobianas de los fagocitos y un recuento total normalizado de células sanguíneas, además de no producir efectos adversos sobre el estado funcional del hígado en los roedores.

Vitaminas A, D3 y C

PARA QUÉ SIRVEN:
- ✔ Apoyar al sistema inmunitario.
- ✔ Prevenir y apoyar las defensas en infecciones respiratorias.
- ✔ Reducir los síntomas de gripe, resfrío y otras infecciones respiratorias.

CUÁNDO USARLAS:
- ✔ Regularmente, para mantener un organismo saludable.
- ✔ En dosis mayores cuando hay época de virus y si el sistema inmunitario está debilitado.

CÓMO CONSUMIRLAS:
- ✔ De preferencia, obtener las vitaminas de los alimentos, como frutas y vegetales crudos.
  Vit. A: espinacas, zanahorias, brócoli.
  Vit. C: cítricos como el limón y la mandarina, frutas como kiwi y fresas, y vegetales como las espinacas.
  Vit. D3: la luz solar ayuda a producir la vitamina D en la piel.
- ✔ Como suplemento:
  Vit. A: debe usarse junto con la vitamina D en dosis de 10 000 ui al día (no excedas este nivel).
  Vit. C: dosis de 250 a 2000 mg al día.
  Vit. D3: dosis de 2000 a 5000 ui diariamente, con comida (no exceder los 50 a 80 ng/ml).

La mayor parte de los adultos tenemos deficiencia de ciertas vitaminas, por lo que, en casos como el de un ataque viral potente, tenemos que recurrir rápidamente a estas sustancias que el cuerpo necesita para cumplir bien sus funciones, especialmente cuando se trata del sistema inmunológico. Estas tres vitaminas que menciono son vitales para hacerlo. La vitamina A ayuda a prevenir y a dar batalla a las infecciones al ayudar a crear glóbulos blancos, es un soldado de primera línea cuando se trata de protección inmunológica y también es importante para mantener la integridad de todas las superficies mucosas. La C, que lamentablemente no la producimos, es la más poderosa de todas para enfrentar los problemas respiratorios, desde un resfriado común hasta aquellos más graves como el asma. Colabora en la producción de una proteína llamada interferón, la cual protege a las células de una infección. Mientras que la D es clave en la regulación de nuestra capacidad inmulógica, ya que afecta ciertas células como las T y B, que son aniquiladoras de patógenos.

Por qué sí funciona

- La Universidad Médica de Guilin, en China, realizó una revisión de estudios científicos, publicada por la *Journal of Clinical Medicine* en 2018, con el objetivo de comprender mejor la relación entre la vitamina A y el sistema inmunológico, así como su aplicación clínica en el tratamiento de varias

> **Jugo de vegetales para apoyar el sistema inmunitario**
> PARA 1 PERSONA
>
> **INGREDIENTES:**
> 8 onzas de agua
> 8 hojas de espinaca
> 1 naranja
> 1 taza de zanahoria cruda
> 1 trozo de remolacha cruda
>
> **PREPARACIÓN:**
> Pon todo en la licuadora. Si no te gusta sentir la pulpa, cuélalo. Luego, bébelo de una vez.

enfermedades infecciosas. Esta señala que la vitamina A está involucrada en el desarrollo del sistema inmunitario y juega un papel regulador en las respuestas inmunes celulares y los procesos inmunes humorales al participar en la creación de glóbulos blancos que se encuentran en la sangre y ayudan al cuerpo a luchar contra las infecciones. Sostiene, además, que ha demostrado tener un efecto terapéutico en el tratamiento de diversas enfermedades infecciosas.

- La Universidad de Otago, en Christchurch, Nueva Zelanda, realizó una amplia revisión de estudios y literatura, publicada en 2017, sobre el impresionante papel que tiene la vitamina C en el sistema inmunitario. Entre una larga lista de acciones, es un potente antioxidante y cofactor para una familia de enzimas biosintéticas y reguladoras de genes. Contribuye a la defensa inmune al apoyar diversas funciones celulares del sistema inmune innato y adaptativo. Además, la suplementación con vitamina C parece ser capaz de prevenir y tratar infecciones respiratorias y sistémicas. Esta investigación señala que el tratamiento de infecciones requiere de dosis mucho más altas que las sugeridas a modo de prevención (es decir, de 100 a 200 mg diarios) para compensar el aumento de la respuesta inflamatoria y la demanda metabólica.

- Por último, otra revisión de estudios, realizada por el Departamento de Medicina Interna de la Universidad Médica de Graz, en Austria, y publicada en 2013, sobre el rol de la vitamina D en el sistema inmunitario señala que las enzimas metabolizadoras de esta y los receptores de vitamina D están presentes en muchos tipos de células, incluidas varias células inmunes, como las de antígeno, las células T, las B y los monocitos, las cuales ayudan a combatir a los patógenos. También es muy importante para ayudar a equilibrar el sistema inmunitario, de acuerdo con la capacidad que tiene de defendernos naturalmente y su adaptación a determinadas circunstancias o enfermedades. De igual forma, su rol es vital para protegernos del desarrollo de enfermedades autoinmunes.

AGRADECIMIENTOS

Este libro no hubiese sido posible sin el trabajo en equipo. Gracias a la Dra. Karen Koffler, directora del Centro Osher para la Medicina Integrativa de la Universidad de Miami, por brindarme su conocimiento y asesoría. Me siento agradecido con Dániza Tobar, quien ha sido cómplice ayudándome a organizar mis pensamientos desde mi primer libro. *Santo remedio para mujeres* no hubiese sido posible sin la confianza que me han brindado siempre Silvia Matute y Rita Jaramillo, de Penguin Random House Grupo Editorial, junto con Omar Fajer y Javier Páez de Univision.

BIBLIOGRAFÍA

He consultado numerosas fuentes que respaldan científicamente cada uno de los remedios que forman parte de este libro. La relación de los cientos de documentos, estudios y artículos científicos y especializados resulta muy extensa para incluirla en este volumen. Por lo tanto, invito a los lectores interesados en revisar las fuentes consultadas a descargar la bibliografía completa en el siguiente enlace: <www.santoremedioparamujeresbibliografia.com>.

SOBRE EL AUTOR

El doctor Juan Rivera es médico internista, con especialidad en cardiología, y estudios realizados en el prestigioso Hospital Universitario Johns Hopkins. Es autor de los bestsellers *Mejora tu salud de poquito a poco*, *Santo remedio* y *Santo remedio edición ilustrada*.

Su credibilidad, experiencia y carisma lo han convertido en el líder indiscutido en temas de salud entre la comunidad hispana. Es médico experto para la cadena Univision en programas como *Primer Impacto*, *Despierta América*, *Noticiero Univision* y *Al punto con Jorge Ramos*. Fue cocreador y conductor del exitoso programa *Strange medicine* (Medicina desconocida), que se transmitió por las cadenas FUSION y Univision, y a través del circuito interno de los vuelos de Delta Airlines. Su columna en *People en Español* se encuentra entre las más leídas en temas de salud. Fue asesor médico de la cadena Telemundo, al participar en programas como *Al rojo vivo con María Celeste Arrarás*, *Un nuevo día* y *Noticiero Telemundo*.

En la actualidad, está al frente de su propio Centro de Salud, Prevención y Bienestar Cardiovascular en el prestigioso Hospital Mount Sinaí, en Miami Beach, Florida, donde también es director de Prevención Cardiovascular en la División de Cardiología.

www.drjuan.net

⬛ ⬛ @drjuanr

🐦 @drjuan